现代学徒制医药卫生健康职业教育系列教材

●芜湖医药卫生学校组织编写●

中医基本理论

（供中医、中药、中医康复技术、中医养生保健等专业用）

主　编◎岳广欣　徐　征

全国百佳图书出版单位
中国中医药出版社
·北　京·

图书在版编目（CIP）数据

中医基本理论 / 岳广欣，徐征主编 .—北京：中国中医药出版社，2021.12（2024.8 重印）
现代学徒制医药卫生健康职业教育系列教材
ISBN 978 – 7 – 5132 – 6321 – 4

Ⅰ.①中… Ⅱ.①岳… ②徐… Ⅲ.①中医医学基础—职业教育—教材 Ⅳ.① R22

中国版本图书馆 CIP 数据核字（2020）第 132903 号

中国中医药出版社出版
北京经济技术开发区科创十三街 31 号院二区 8 号楼
邮政编码 100176
传真 010-64405721
北京盛通印刷股份有限公司印刷
各地新华书店经销

开本 787×1092 1/16 印张 18.5 字数 368 千字
2021 年 12 月第 1 版 2024 年 8 月第 4 次印刷
书号 ISBN 978 – 7 – 5132 – 6321– 4

定价 59.00 元
网址 www.cptcm.com

服务热线 010–64405510
购书热线 010–89535836
维权打假 010–64405753

微信服务号 zgzyycbs
微商城网址 https://kdt.im/LIdUGr
官方微博 http://e.weibo.com/cptcm
天猫旗舰店网址 https://zgzyycbs.tmall.com

如有印装质量问题请与本社出版部联系（010–64405510）

专家指导委员会

编纂委员会

总主编

樊新荣（中国中医科学院）

编　委（按姓氏笔画排序）

井夫杰（山东中医药大学）
付　勇（江西中医药大学）
张　弛（成都中医药大学）
陈小永（河南中医药大学）
岳广欣（中国中医科学院）
荆志伟（中国中医科学院）
袁立霞（南方医科大学）
夏丽娜（成都中医药大学）
徐　征（南京中医药大学）
黄　青（北京中医药大学）
彭　锦（中国中医科学院）

学术秘书

侯　颖（中国中医药出版社有限公司）

《中医基本理论》

编委会

主　编
岳广欣（中国中医科学院）
徐　征（南京中医药大学）

副主编
崔姗姗（河南中医药大学）
马淑然（北京中医药大学）
贺松其（南方医科大学）
吴建林（山东中医药大学）
王自润（山西大同大学）

编　委（以姓氏笔画为序）
马　晖（成都中医药大学）
王科军（滨州医学院中西医结合学院）
区绮云（广东江门中医药职业学院）
尹　淼（哈尔滨卫生学校）
邓　亮（山西大同大学）
刘雁云（湖北中医药大学）
闫玉慧（贵州毕节医学高等专科学校）
许筱颖（北京中医药大学）
杨　芳（辽宁中医药大学）
张国华（南方医科大学）
陈中秋（四川至道堂）
姜　涛（四川中医药高等专科学校）
聂　娅（湖南中医药大学）
贾小强（中国中医科学院西苑医院）
黄树林（芜湖医药卫生学校）
黄敬文（黑龙江中医药大学佳木斯学院）
蒋　筱（广西中医药大学）
滕　晶（山东中医药大学）

实践是检验真理的唯一标准。从目前情况看，在今后相当长的时期内，院校教育仍将是中医药学人才培养的主要形式。抓好院校教育，提高院校教育的质量和水平，关键在于理清不同教育层次的目标和职能，做到定位准确，分清职能。对于院校教育中的中等职业教育，其人才培养单位犹如“一个工厂”，其“产品”即毕业生。产品的价值最终是在销售和使用中体现的，能够顺畅实施销售的前提是供销对路，高品质的产品亦是关键，任何违背市场需求的产品或残次产品都难以在市场上寻得自己的位置。随着我国经济和社会的迅速发展，人民生活水平的普遍提高，对健康服务的需求也不断增长，社会需要更多的实用技术型健康服务人员，而融合现代职业教育与传统师承教育于一体的现代学徒制恰好是培养此类人才的特色之路。

中医学发展史上，师承教育是其得以延续和发展的主要形式，在几千年绛帐传薪的过程中，形成了独具特色的人才培养模式。“师带徒”的培养形式造就了一代又一代中医药人才，中医学两千多年的累累硕果几乎全是靠这种教育方式传承下来的，即使是在院校教育普及的今天，这种方式仍有着不可替代的积极意义。师承教育是中医学特色得以保持的一大优势，是一种“个体化教育”。中医的许多个人经验和体会难以写入著作或教材而广为传播，有些甚至只可意会不可言传。对于中医学的这种直觉顿悟式思维和经验的学习与把握，不是只凭听几次课、抄几回处方就能解决的，而需要师徒朝夕相处，长期地潜移默化，集思维、经验、做人、做事于一体才能学得到。这种全方位的学习既有利于保存许多卓有成就师傅的个人经验，又有利于学生的成长。在这一学习过程中，老一辈中医学家们对中医学的热爱与执着，以及中医的神奇疗效和实践操作都可以坚定学习者的信心与决心，十分有利于继承发扬中医学精华。这种继承与发扬是主动的、发自内心的，经历这样一个过程，这批人才能够真正学有所成，成为坚定地走中医药之路的中坚力量。例如，自 1990 年开展全国老中医药专家学术经验继承工作以来，在国家中医药管理局的组织和指导下，各批继承人通过三年跟师学习，在理论基础、实践能力、创新意识和医德医风上均有显著提高，有的甚至已经成为新一代名中医，有效地加速了中医药人才的培养，推动了中医药学术的研究、继承与发展。

“师带徒”的培养方式是培养和塑造优秀中医药临床实践人才的重要途径，应当渗透到整个中医药教学过程中。职业教育的低年级时期，应当加强综合知识学习，增强文化底蕴，熟读乃至背诵中医学经典著作及西医学基础知识，为日后的跟师实践打下坚实的基础。高年级时期，安排跟师学习，专注做好健康服务实践。师傅在实践教学中可根据每个学生的特点和知识水平因人制宜，制定不同的跟师计划。特别强调一点，这种融合院校教育和师承教育方式为一体的教学方式，需要新的考核方式与之相匹配，除考核适当的理论知识外，也要加大对实践环节的考核。

众所周知，目前我国已基本建立了多形式、多层次、多专业的医药院校教育体系。至此，医药教育形成了院校教育、师承教育和继续教育三种模式并存的局面，而院校教育和师承教育是医药学初级教育的主要形式。列宁说："自然界的统一性显示在关于各种现象领域的微分方程式的'惊人的类似'中。""正是由于自然界的这种统一性，使得不同性质的现象可以类比，进行数学模拟和建立数学模型才有可能。"显然，现代学徒制医药卫生健康职业教育也不例外。至此，加强将医药卫生健康理论与实践操作有机结合，让学生能够在学到理论的同时将已有知识正确、合理地运用到企业岗位、服务单位中，达到"学以致用、知行合一"的目的，提高学生的创新精神和实践能力，培养高素质技术技能型人才的社会需求实为必要与迫切！通过此，像恩格斯说："一切差异都在中间阶段融合。""当我们深思熟虑地考察自然或人类历史或我们自己的精神活动的时候，首先呈现在我们眼前的，是一幅由种种联系和相互作用无穷尽地交织起来的画面，其中没有任何东西是不动的和不变的，而是一切都在运动、变化、产生和消失。""恰好辩证法对今天的自然科学来说，是最主要的思维形式，因为只有它才能为自然界中所发生的发展过程，为自然界中的普遍联系，为从一个研究领域到另一个研究领域的过渡提供类比，并从而提供说明方法。"进而使理论与实践牢牢融为一体，建立一种有别于现代院校与传统师承的现代学徒制医药卫生健康职业教育体系结构。

诚然，不可否认的是，现代学徒制医药卫生健康职业教育仍有诸多的理论、方法或技术细节问题，有待于长期深入研究与探讨。特别指出的是，面对人们对健康的新需求，在现代学徒制医药卫生健康职业教育开展过程中，中西医当统筹兼顾，中医不能厚古薄今，西医也不能厚今薄古，要相互渗透，相互借鉴，取其所长，补己之短。本系列教材编委会正是立足"传承精华，守正创新"，从理念到技术，从理论到实践，从预防保健到治疗方法，从学术到产业等不同角度进行设计，结合现代学徒制相关要求进行了创新，编写了本系列教材。即将付梓，邀我为序，谨志数语，共为勉励。

中国科学院院士、国医大师　陈可冀

2021 年 5 月

张序

随着经济社会的进步、中医药的发展，人们对健康的需求日益迫切，越来越多的有识之士立足于“传承精华，守正创新”，积极投身于中医药事业，以期更好地发挥中医药的优势与特色。

目前，我国提倡“开展校企联合招生、联合培养的现代学徒制试点”，开展中职现代学徒制试点工作具有重大意义。建设现代学徒制系列创新教材是开展教育改革、创新教育模式的基础。现代学徒制试点的开展及系列创新教材的应用，将会进一步深化中职教育创新改革，进一步深化产教融合、校企合作，进一步完善校企合作育人机制，培养一批“学以致用，知行合一”的创新性技术技能型人才，以期更好地发挥中医药的优势，满足人们对健康的巨大需求。

事业要发展，关键在人才。现代学徒制医药卫生健康职业教育系列教材牢牢把握国家开展现代学徒制试点的有关要求，能够体现中职教育特点，预期能够实现教材的科学性、规范性、可读性、普及性，以更好地促进我国健康服务业的发展。立足国情，中医药具有悠久的历史，在历代先贤的努力下不断发展，在防病治病方面具有独特优势，为中华民族的繁衍昌盛作出了巨大贡献，同时孕育了丰富的中医药文化，是中华民族的宝贵财富，因其特有的疗效，逐渐走上了世界舞台，成为中国对外交流的重要名片。作为后学，应积极继承与发扬中医药，兼容新知，努力满足人们日益增长的健康需求。当然，医药卫生健康职业人才的培养不能脱离我国的国情和中医药的特色，更离不开党和政府对中医药政策上的支持。中医药要发展，特色需保留；中医药要前进，教育须先行。遵循教育的基本规律，不急躁冒进，操之过急。中医药人才培养还应兼顾中医药本身的特点，立足传统与经典，鼓励改革与创新，全面权衡，全方位、多层次、多角度地探索最佳的中医药人才培养模式，加强被培养者与实践和社会的联系，以开阔视野，培养其专业素养和社会服务能力。

现代学徒制教育是国家基于经济社会发展的需要而开展的中职教育改革，现代学徒制医药卫生健康职业教育系列教材是其重要组成部分，同时也是传承与创新中医药的重要举措。本系列教材的建设融合了众多专家、学者的智慧，实现了现代学徒制教育模式与中医药传统教育的有机结合，是针对特定的学生层次而编撰的创新性教材，是在传统中职教育、中医药学徒教育基础上的传承与创新，具体编撰内容不求大而全，体现了知识与技能并重、传承与创新并举，同时做好了中医药中职教育与高职教育的有效衔接，有助于发挥现代学徒制教育与中医药教育的协同优势，能够使学生学以致用，为培养更高层次的技能型人才奠定基础。

“创新是一个民族的灵魂，是一个国家兴旺发达的不竭动力”。茫茫宇宙，浑然一体，你中有我，我中有你，斗则俱损，和则两利，故人类与自然应和，人类本身应和，每个人的身心也应和，学科之间更应和，唯此才是顺应自然法则之正道。在中华文化的浩瀚巨流中，那亘古不绝、一脉相承的精魂就是“和”，它上应天理，下合人俗，贯穿于万事万物。“和”是和平、和解、和睦、和谐、和美、和合、和祥、统一之意，这种“和”的思想，在传统中华文化中，无论哲学、医学、文学、农学、商学、社会学、伦理学，还是各种艺术，都以“和”为一贯之主流，最高之境界。“和”，不仅是数学上 1+1=2 之和，而且是生物、哲学上 1+1=3 之和，即《素问・上古天真论》曰男女“阴阳和，故能有子”。《管子・内业》曰：“和乃生，不和不生。”亦即老子曰：“一生二，二生三，三生万物，万物负阴而抱阳，冲气以为和。”这个“和”是生生之和，创新之和，发展之和。近代李大钊先生在《东西文明根本之异点》有言：“东方文明为与自然和解与同类和解之文明。”根于“和”之事物，应是开放的、运动的、兼容的、发展的，而不是封闭的、静止的、排外的、保守的。中医理论之基础——《黄帝内经》在《素问・上古天真论》言：“阴阳和，故能有子。”《素问・六微旨大论》言：“夫物之生从于化，物之极由乎变，变化之相薄，成败之所由也，成败倚伏生乎动，动而不已则变作矣。”正是“和”“动”之体现，也正说明我们中医药真正的先贤、大家是怎样的。中医药学是一门实践经验科学，其基本理论来源于实践，它回答实践提出的问题，有效地指导着实践，并接受实践结果的检验。实践－理论－实践的循环往复，形成了较为完整的理论体系。《黄帝内经・灵枢》和《黄帝内经・素问》，其各种理论都是从丰富的临床实践经验中升华而来的；藏象学说，也是历代医家通过长期的生活观察、反复的医疗实践和解剖实验而形成的，其他如诊断、证候、治则、方药功效的确立也是同样产生的，所以说中医药学绵绵不断、薪火相传，始终是以实践作为基础的。

现代学徒制医药卫生健康职业教育系列教材将医药卫生健康理论与实践操作有机结合，让学生能够在学到理论的同时将已有知识正确、合理地运用到实践岗位中，使“学中干、干中学”不断良性互动，更有利于工匠精神的传承，更利于满足高素质技术技能型人才的社会需求。

国医大师　张学文
2021 年 5 月

前言

现代学徒制是教育部提出的一项旨在深化产教融合、校企合作，健全德技并修、工学结合的育人机制，创新技术技能人才的培养模式。结合人力资源社会保障部、财政部《关于全面推行企业新型学徒制的意见》(人社部发〔2018〕66号)和《教育部办公厅关于全面推进现代学徒制工作的通知》(教职成厅函〔2019〕12号)文件精神，为推动职业院校、本科高校与企业共同实施全流程协同育人，全面推进现代学徒制试点工作，深入推进职业教育集团化办学，我们开始探索现代学徒制职业教育的模式。

现代学徒制有利于促进行业、企业参与职业教育人才培养全过程，实现专业设置与产业需求相对接，课程内容与职业标准对接，教学过程与生产过程对接，毕业证书与职业资格证书对接，职业教育与终身学习对接，提高人才培养质量和针对性。建立现代学徒制是职业教育主动服务当前经济社会发展要求，推动职业教育体系和劳动就业体系互动发展，打通和拓宽技术技能人才培养和成长通道，推进现代职业教育体系建设的战略选择；是全面实施素质教育，把提高职业技能和培养职业素养高度融合，培养学生社会责任感、创新精神、实践能力的重要举措。

现代学徒制医药卫生健康职业教育系列教材建设工作是医药类职业学校的一项基本建设工作。教材是体现教学内容和教学方法的依据，也是教学活动的依据，如何将医药卫生健康理论与实践操作有机结合，让学生能够在学到理论的同时将已有知识正确、合理地运用到工作岗位中，达到“学以致用，知行合一”的目的，提高学生的创新精神和实践能力，培养高素质技术技能型人才，满足社会需求，使得编写现代学徒制医药卫生健康职业教育系列教材刻不容缓。由此，一直勇于坚持对现代学徒制试点工作探索的芜湖医药卫生学校，为回应社会需求，加快现代职业教育人才培养模式创新，在中国中医药出版社的大力支持下，组建现代学徒制医药卫生健康职业教育系列教材编写委员会，研究制定《现代学徒制医药卫生健康职业教育系列教材编写方案》，定位本系列教材适用于现代学徒制：中医养生保健、中医康复技术、中医护理、中药、康复技术、护理、医学影像技术、医学检验技术、药剂、营养与保健等专业教学使用。编委会专家来自中国中医科学院、陕西中医药大学、湖南中医药大学、河南中医药大学、安徽中医药高等专科学校、芜湖医药卫生学校等多所院校，充分利用院校资源优势，根据国家职业教育教学需求及现代学徒制专业人才培养方案，打造现代学徒制医药卫生健康职业教育系列教材精品。本套教材特点如下。

1. 科学性

教材编写以国家课程标准为指针，以现代教学思想为指导，以强化技能建设为支撑，邀请专家学者进行审校，同时根据具体教学情况及专业发展需求适时调整，保证课程及教材的科学性、实时性。

2. 实用性

教材编写将严格坚持实用性原则，做到教材内容的实用性，教学方法的实用性，教学资源的实用性。

3. 可行性

在确立教材编写目标时，充分考虑教师队伍的整体实力、科研水平，根据现有条件最大限度地挖掘、充分利用校企双方及其合作单位课程资源，努力使课程及教材开发、实施、推广均具有较强的可行性。

4. 开放性

在教材本身实施中，教师将进一步灵活地创造性地使用教材并不断反思出现的各种问题，对教材随时予以补充、调整，以完善教材。

现代学徒制医药卫生健康职业教育系列教材适用于全国已开展现代学徒制试点专业的医药卫生学校的师生及其他计划开展的院校。第一批包括基础类课程:《中医基本理论》《中医方药学》《中医综合素养》《中医康复保健导论》《西医诊疗基础》; 应用类课程:《艾灸调理》《中医食养与药膳调理》《小儿推拿学》《贴敷疗法》《中医美容》，在第一批编写基本完成的基础上，编委会会陆续启动第二批教材的编写，内容主要涉及应用方面。

本系列教材体系的构建和各本教材的组织编写工作得到了中国科学院院士、国医大师陈可冀，国医大师张学文的悉心指导，在此表示衷心的感谢！由于现代学徒制医药卫生健康职业教育系列教材涉及面较广，是一项全新的、复杂的系统工程，有相当一部分课程设计是探索和创新，加之我们的知识水平与编写时间所限，难免存在不足之处，恳请各教学单位、教学人员及实践单位在使用中多提宝贵意见，发现问题，及时提出，以便再版时修订提高，使本系列教材质量不断提高，使之科学性更强、实践性更佳、教学效果更好，真正地促进现代学徒制医药卫生健康职业教育的持续健康发展。

《现代学徒制医药卫生健康职业教育系列教材》

总主编　樊新荣

2021 年 5 月

编写说明

《中医基本理论》是学习中医药学及相关技术方法的入门课程和主干课程。本教材从实用性和通俗性出发，兼顾中医药行业传统性、系统性编写相关的中医基本术语、基本知识内容，尽量减少文言文的表达形式，既体现中医药的文化特色，又体现学徒制职业教育特点，以达到提高学员中医素养的目的。

本教材参照了西学中、职业教育相关教材，具体内容包括绪论，阴阳五行，藏象，精、气、血、津液，经络，病因，发病与病机，诊法，辨证，养生、治未病与治疗原则，体质学说，又增加了与中医学徒制职业教育关系密切的“十四经脉循行”“中医对生命过程的认识”两个附篇，以便扩展知识面，加深学员对中医学科特点的认识，充分体现职业教育特点。鉴于舌诊在临床中应用广泛，结合本教材特点，在第七章诊法部分，单列“舌诊”一节。

本教材每章前有“学习目标”，体现教学大纲要求；每章或节前有“案例导入”或“文化导读”，力争用简洁的实例或文化故事，引出本章节的学习关键点和应用要点。每章后“小结”部分，对本章内容做提纲挈领的总结，以便对全章内容有整体性把握；“复习思考题”因篇幅限制，仅为示例，各位学员可触类旁通，加以复习。

本教材的编写团队吸纳了全国高等中医药院校和职业教育一线的行业专家，同时又有行业应用的企业技术专家参与，加强了教材内容与一线岗位需求的紧密结合，体现了学徒制教育的职业性和实用性。全体编委树立质量意识、精品意识，精心编撰，字斟句酌，力争编出学徒制教育的经典教材。在使用过程中，诚恳希望各院校的同道及学员提出宝贵意见，以便进一步修订完善。

《中医基本理论》编委会

2021 年 3 月

目录

绪 论

【学习目标】

掌握中医学的基本特点。

熟悉中医学不同时代的主要医著、重要人物及其学术成就。

熟悉中医学在不同时代的发展概况。

熟悉取象思维和中和思维。

能够将整体观念、辨证论治理论应用于中医学课程的学习。

第一节　中医学概念与发展简史

中医学是中华民族在长期的生产、生活和医疗实践中逐渐积累形成的，专门研究人体生命现象、病理变化、疾病的诊断与治疗，以及养生防病与康复的医学科学。中医学以自然科学知识体系为主体，与人文社会科学相交融，具有独特的理论体系、丰富的诊疗手段和原创的思维方法。中医药作为我国独特的卫生资源、潜力巨大的经济资源、具有原创优势的科技资源、优秀的文化资源和重要生态资源，在经济社会发展的全局中有着重要的意义。

一、中医学理论体系的形成

中医学理论体系是在诸多因素的综合影响下形成的。远古时代的祖先为了生存，在与大自然、猛兽及疾病的斗争中，逐步积累了医药卫生知识和治疗疾病经验。春秋战国时期，人们对疾病已有比较深刻而广泛的认识，积累了较为丰富的医疗实践经验和药物治疗知识，为医学规律的总结、理论知识的积累、医学概念的抽象提供了丰富的资料，奠定了扎实可靠的基础。如《左传》多次记载扁鹊、医缓、医和等当时著名专职医生的诊疗事迹;《周礼·天官》记载，周代已有了食医（营养医）、疾医（内科医）、疡医（外科医）、兽医的不同分科;《淮南子·修务训》记载“神农尝百草……一日而遇七十毒”等。

春秋战国到秦汉时期，古人已经有了初步“解剖”的方法，并将这一技术运用于医学研究，成为中医学理论体系形成的主要条件之一。《黄帝内经》提出“心主血脉”，认识到血液在脉管内“流行不止，环周不休”，这比英国哈维氏在 1628 年发现血液循环早 1000 多年。

同时，春秋战国时期，社会发生了急剧变革，各种学术思想比较活跃，出现各种文化学术流派如儒家、道家、墨家、法家等，为中医学理论体系的确立奠定了坚实的社会科学和人文科学基础。自然科学如天文、历法、气象、地理、物候、数学等多学科知识，相互渗透、相互促进，与医学知识有机联系在一起，为中医学理论体系的形成奠定了丰厚的科学技术基础。中医学在形成的过程中，受到中国古代哲学思想的深刻影响，古代医学家有意识地将哲学理论引入中医学领域，如精气学说（也称气一元论）、阴阳学说、五行学说，把分散的、初级的医疗实践经验，归纳总结为比较完整而系统的医学理论体系。

战国到秦汉时期，相继问世了中医经典著作，如《黄帝内经》《难经》《伤寒杂病论》和《神农本草经》等，标志着中医理论体系的形成与确立。

《黄帝内经》是我国现存最早的一部医学典籍，分为《素问》和《灵枢》两部分，共 18 卷，162 篇。主要论述了脏腑、经络、气血津液、病因病机、诊法、辨证论治、防治原则、针灸、养生康复等中医理论，由此确立了中医理论的基本框架，是中医理论形成的标志。

《难经》以问难答疑的方式讨论了八十一个医学理论难题，并首创独取寸口和三部九候的切脉方法，首先提出了奇经八脉等名称，补充了《黄帝内经》的不足。

《神农本草经》是我国现存最早的一部中药学专书。全书收载 365 味中药，并简要论述了君臣佐使、四气五味、有毒无毒、配伍法度、服药方法及多种剂型等药物学的基本理论，为中药学的全面发展奠定了理论基础。

《伤寒杂病论》是东汉末年张仲景所著，后世分为《伤寒论》和《金匮要略》两书。书中以六经论伤寒，用脏腑论杂病，总结了许多常见病证的诊断、治则和方药，创造性地提出了较为系统的辨证论治规范，对后世中医临床产生了非常深远的影响，因此，张仲景享有“医圣”之称。

二、中医学理论体系的发展

秦汉后约两千年，随着经济和社会的发展，疾病种类的不断变化，以及古代医学家们的不断总结积累，中医学呈现出不断发展的趋势。

两晋隋唐时期，基础理论和临床学科都有了较大发展，出现了《脉经》《针灸甲乙经》

《诸病源候论》《备急千金要方》等著名医书。晋代王叔和的《脉经》在总结前人脉诊知识的基础上补充了新的内容，详述了二十四脉法，使诊脉方法具体化。东晋葛洪所著《肘后备急方》，记载了口对口人工呼吸、清创、引流、导尿、灌肠等多种急诊治疗技术，被后世誉为“简便廉验”的方书和实用的“急救手册”。晋代皇甫谧所著《针灸甲乙经》，是现存最早的针灸学专著，该书论述了脏腑经络学说，确定了349个腧穴，在针灸发展史上起着承前启后的作用。隋代巢元方的《诸病源候论》，对病源、症状及其形成机制的论述达到了较高水平。唐代官方组织苏敬等撰写的《新修本草》，是我国由政府颁行的第一部药典，也是世界上最早的药典。孙思邈著有《备急千金要方》和《千金翼方》，合称《千金方》，书中“大医习业”与“大医精诚”两篇，专论医德，要求医生做到对患者不分贵贱贫富，一视同仁，要有高度的责任感和同情心，全力救护。孟诜的《食疗本草》是药膳学的第一部专著，对药膳（食疗学）的发展有较大的推动作用。

两宋金元时期，思想活跃，学术争鸣，产生了陈无择的“三因致病学说”和金元四大家等学术流派，中医学理论有了突破性进展。宋代政府几次组织医官与医学家编制专著，如《太平圣惠方》，是我国第一部政府组织编著的方书，载方16834首。《太平惠民和剂局方》载方788首，是我国历史上由政府编制的第一部成药药典。王惟一考订针灸经络，编撰了《铜人腧穴针灸图经》，主持铸造针灸铜人两具，开创了经穴模型直观教学的先河。宋代医学分科更加精细，相关著作大量增加。钱乙的《小儿药证直诀》，首创儿科五脏辨证体系，被称为“儿科之圣”。金元时代涌现了各具特色的学术流派，如“寒凉派”刘完素以火热立论，用药以寒凉为主；“攻下派”张从正对汗、吐、下的祛邪之法有所发挥；李杲“补土派”重视脾胃；“滋阴派”朱震亨提出“阳常有余，阴常不足”的重要观点，治病以滋阴降火为主。四位医家被尊为“金元四大家”，金他们从不同的角度丰富了中医学术内容，促进了中医学理论体系的发展。

明清时期，中医学的发展进入学科分化与医学集成并存的阶段；《本草纲目》巨著问世，温病学派兴起，中医学理论体系得到了进一步深化和完善。明清时期形成的温病学，是研究急性发热性疾病的发生、发展及其辨证论治的一门临床学科，它的出现标志着中医传染病学的突破性发展。明代李时珍的《本草纲目》是一本不朽的世界科学巨著，记载中药1892种，不仅总结了我国16世纪以前的药物学知识，而且还广泛介绍了植物学、动物学、矿物学、冶金学等多学科知识。叶天士著《温热论》，倡导“温邪上受，首先犯肺”观点，创立了温病的卫气营血辨证方法。吴鞠通著《温病条辨》，创立了温病的三焦辨证方法。

明清时期综合性医书大量出现，明代王肯堂的《证治准绳》、张景岳的《景岳全书》，清代张璐的《张氏医通》、程钟龄的《医学心悟》等。由清政府组织，吴谦等编撰的医学教科书《医宗金鉴》，内容丰富，理论清晰，通俗易懂，流传较广。清代王清任的《医林改错》，纠正了前人对人体解剖结构的某些错误认识，创立了逐瘀系列方。明代设有按摩科，形成了小儿推拿的独特体系。杨继洲的《针灸大成》中所载《小儿按摩经》，是我国现存最早的推拿专著，对整个推拿学也产生了较大影响。

1840年鸦片战争以后，随着西方医学的传入，中医学受到了前所未有的冲击，一批仁人志士积极吸纳西方医学成就并有所发展，具有代表性的如张锡纯所著《医学衷中参西录》。

三、中医学术现代进展

近现代时期，中医学理论在自身发展的同时，逐步结合现代科技手段和西医学知识，将局部与整体、宏观与微观相结合，走上了新的发展道路。

中华人民共和国成立以后，全国各地成立了各级中医临床和科研机构，兴办中医教育院校，抢救整理了名老中医经验，大量地整理出版了中医药古典书籍，制订中医诊疗国家标准和规范，培养和壮大了中医专业人才队伍。广大中医药工作者围绕国家战略和社会需求，开展中医药多学科研究，在中医药基础理论和重大疾病防治关键技术等方面取得了一批具有重大影响的科技成果，如20世纪50年代中医药治疗乙脑的经验；20世纪60年代对肾脏象的系统研究、通里攻下法治疗急腹症的研究、小夹板治疗骨折的研究；20世纪70～80年代针刺麻醉及对血瘀证的系统研究、青蒿素的发现；20世纪90年代开展的中医药现代化研究的突出成果，如砷制剂治疗白血病、毒损脑络、血脉络病理论、醒脑开窍针法、体质分类、组分中药、经穴特异性、治未病理论和方法等。2015年10月，屠呦呦因发现了青蒿素，有效降低疟疾患者的死亡率而获得诺贝尔生理学或医学奖，成为我国首获科学类诺贝尔奖的中国人。2016年12月25日，《中华人民共和国中医药法》发布，明确了“国家大力发展中医药事业，实行中西医并重的方针”的政策，由此中医药振兴发展迎来天时、地利、人和的大好时机，广大中医药工作者要切实把中医药这一祖先留给我们的宝贵财富继承好、发展好、利用好，在建设“健康中国”、实现中国梦的伟大征程中谱写新的篇章。

第二节　中医学的基本特点

一、整体观念

（一）人体自身的整体性

1. 五脏一体观

中医学强调人是一个有机整体，人体各部分的结构及功能相互联系、协调统一。中医学认为，人体是以五脏为中心，通过经络系统，将人体各脏腑、孔窍以及皮毛、肌肉、筋骨等组织紧密联结成一个统一整体，并通过精、气、血、津液的流通，完成机体统一的活动。五脏配五腑、五体、五窍等，分别构成五个系统，即心与小肠、脉、舌的心系统，肝与胆、筋、目的肝系统，脾与胃、肉、口的脾系统，肺与大肠、皮、鼻的肺系统，肾与膀胱、骨、二阴的肾系统。生理系统中的任何局部变化，都与整体变化密切相关。人体正常的生命活动，在各脏腑正常地发挥的功能的同时，还需要五个生理系统间的相互配合，完成各项生理功能。

中医分析病理变化时，重视局部变化所反映的整体病理状态及局部变化对整体的影响，把局部病理变化与整体情况统一起来考虑。某一局部的变化，往往与全身脏腑、气血、阴阳的虚实、盛衰有关，如目赤肿痛多归咎于肝火上炎，鼻塞流涕多为肺气失宣，舌尖生疮多为心火亢盛等。

2. 形神一体观

“形”是指有形实体，它包括组织结构、脏腑形体，以及人体生命有形物质等。“神”的概念非常广泛，这里是指主宰人体生命的意识活动，包括人对外界的感知、反应和思维。中国古代哲学认为，形与神不可分离，如《灵枢·天年》中说“血气已和，荣卫已通，五脏已成，神气舍心，魂魄毕具”，生动地刻画了人的形体和精神思维活动是一个统一的整体。

在人体形神一体当中，神对人体生命起主导作用。在机体的整体生命活动中，人的意识活动是生命活动的先导，肉体的生命活动是实现意识活动的手段。《灵枢·本脏》说：“志意者，所以御精神，收魂魄，适寒温，和喜怒者也……志意和则精神专直，魂魄不散，悔怒不起，五脏不受邪矣。”明确指出人的意识可以统御精神活动，收摄魂魄，调节人体对冷热刺激的适应能力和情志变化。形神一体观反映了中医学的整体观念，对中医诊断、治疗、预后、养生康复等均具有重要的意义。

（二）人与环境的整体性

1. 人与社会环境的统一

社会环境因素主要包括政治、经济、文化、宗教、法律、人际关系、风俗习惯等。这些因素通过影响人的生活条件、生产方式、思想意识以及精神状态等方面，导致人体生理病理的变化。

通常良好的社会环境，可使人的精神振奋，情绪稳定，心情舒畅，有利于身心健康，而不利的社会环境或动荡变化的社会环境可使人精神压抑，或紧张，或恐惧，或焦虑，从而影响身心功能，危害身心健康。所以，《素问·疏五过论》说富贵之人失势，虽然没有感受病邪，也会因精神沮丧，身体必然衰败；明代李时珍《本草纲目》说：“衣食足则形乐而外实，思虑多则志苦而内虚。”说明社会经济地位和生活条件的变化常常会引起情志变化，从而导致疾病的产生。

在预防和诊治疾病时，要充分考虑社会因素对人体的影响，尽可能创造有利的社会环境，通过精神调摄，预防疾病的发生和促使疾病好转乃至痊愈。

近年来，随着人们工作、生活节奏日益加快，由精神、心理因素造成的疾病也日益增多，心理、性格、环境、生活因素等不但参与了疾病的发生、发展，贯穿于病程始终，并影响着疾病的预后。

2. 天人合一

中医学认为，万物来源于气，人体之气与大自然之气相通。当自然环境发生变化，如昼夜交接、寒暑更替时，人体受其影响也会相应地发生改变。天地之间，人的一切生命活动都与自然息息相关，即天人合一的整体观。

自然界四时气候的变化有一定规律性，所谓春温、夏热、秋凉、冬寒，万物顺应这一自然规律而有春生、夏长、秋收、冬藏的生长变化过程。人体生命也因此进行适应性的调节，如夏天气候炎热，阳气旺盛，人体气血运行较快，脉象多浮大，皮肤汗孔开张而多汗；隆冬天气严寒，阳气内藏，人体气血运行稍缓，脉象多沉小，皮肤汗孔闭合，体内津液趋下而多尿。当气候剧烈变化，超过了人体的适应和调节能力，就会引起疾病发生。如春季多风病，夏季多暑病，秋季多燥病，冬季多寒病等。

昼夜阴阳的变化可以影响人体阳气的表里趋向。白天人体的阳气多趋于表，脏腑的功能活动比较活跃；夜晚人体的阳气多趋于里，人就需要休息和睡眠。正是由于人体阳气具有昼夜周期变化的规律，故人体病理变化也与之相应。如《灵枢·顺气一日分为四时》说："夫百病者，多以旦慧、昼安、夕加、夜甚……"白天阳气旺盛，病情多稳定或转轻；夜晚阳气衰，病情往往加重或恶变。五运六气学说则根据自然变化的周期性规律探讨对人体健康和疾病影响，形成的一套气候变化与疾病发生的预测体系，在疾病预防和养生保健中均有应用。

另外，不同的地理环境，可导致人的体质差异。如东南地势平坦，气候温暖潮湿，体格多瘦弱；西北海拔较高，气候寒冷干燥，体格多壮实。由于长期的环境作用和饮食的偏嗜，也造成了各地区的人有不同的体质和特殊的地方病与多发病。人欲得健康长寿，就必须因地制宜，施以符合自己居处环境的养生方法。

二、辨证论治

辨证论治是中医认识疾病和治疗疾病的基本原则，是中医对疾病独特的研究和处理方法，也是中医学的基本特点之一。

（一）病、症、证的概念

任何疾病的发生、发展，都能通过症状、体征等疾病的现象而表现出来，人们正是通过疾病的现象才能认识疾病的本质。

病，是“疾病”的简称，是指有一定病因、发病形式、发病机制以及预后转归的完整规律病变过程的总称，如感冒、中风、痢疾等。疾病的临床表现以症状和体征为其基本组成要素。

症，即症状和体征的总称，症状是患者异常的主观感觉和行为表现，如头痛、咳嗽、发热、恶心、呕吐等。体征是客观检查获得的患病机体异常变化所引起的现象，如腹部硬满、舌苔黄、脉象洪大。

证，是中医学特有的概念，是病证发展过程中一定阶段病理状态的概括，包括病因、病性、病位、病机和机体的抗病反应能力等信息。“证”所表现的一组特定的具有内在联系的、反映疾病过程中一定阶段病理变化本质的症状和体征，称为证候。

“症”，是患病机体表现出来的可以被感知的疾病现象，是构成疾病和证候的基本要素。证候是一组具有内在联系的、反映疾病阶段本质的症状与体征的集合。疾病反映了疾病发生、发展和转归的全部过程和基本规律。“症”是疾病的个别或部分本质的反映，证候则是疾病阶段性本质的反映。“病”是由“症”组成，“证”也是由“症”组成。每一种疾病因发病原因、病理变化和病理阶段不同，可产生不同的证候。同一疾病所表现出来的证候又因人、因时、因地而异。

（二）辨证论治的基本概念与原则

1. 辨证论治的基本概念

辨证，是将中医检查所收集的资料、症状和体征，通过分析、综合，辨清疾病当前状态的原因、性质、部位及邪正关系，概括、判断为某种性质的证。论治，又称施治，是根据辨证的结果，确定相应的治疗原则和方法。

辨证是决定治疗的前提和依据，论治是治疗疾病的手段和方法。辨证和论治是诊治疾病过程中相互联系、不可分割的两个方面，是理、法、方、药在临床上的具体运用，是指导中医临床诊治的基本原则。

2. 辨证论治的使用原则

辨证论治的使用原则有同病异治、异病同治、病证结合。

（1）同病异治　是指相同的疾病，因发病原因、患者体质及所处病理阶段等不同，反映出不同的证候，所以治疗也随之而异，即证异则治异。如有风寒感冒、风热感冒，相应治法有辛温解表、辛凉解表的不同。

（2）异病同治　是指不同的疾病，在其发展过程中，由于体质、病性、病位等的错综变化，可出现基本相同或相似的证候，所以采用也相同治疗方法。如许多慢性胃肠道疾病，腹泻、胃脘痛、腹痛、腹胀等均可能出现脾气虚证，治疗均可健脾益气法治疗。

（3）病证结合　即辨病与辨证的结合。辨病与辨证是中医诊断、治疗疾病的两种方法。临床上往往辨病在先，从病辨证，即通过辨病，将辨证局限于某一疾病之中。辨病可以获得对疾病的整体本质和全过程病变规律的认识，由此进一步辨证，又可以获得对疾病中不同阶段病理状态的具体认识；这样既有全局观念和整体认识，又有灵活机动和阶段性认识。辨病重点在全过程；辨证有助于辨病的个体化，重点在现阶段。对病的治疗有专方专药，其针对性强；对证的治疗为辨证论治，其灵活性强。因此，辨病与辨证，病证结合，相互补充，不可偏废。

第三节 中医基本理论的主要内容和学习方法

一、主要内容

中医学内容广泛，可以概括为基本理论、中药方剂临床知识、诊疗技术，以及治未病和养生康复等几个方面。中医基本理论是中医学的基础，内容涉及中医学的哲学基础、藏象学说、病因病机学说、诊法、辨证、防治原则等。

阴阳五行学说是中医学的哲学基础，是中医学认识人体的世界观和方法论，以此为工具解释人体的结构、生理、病因、病变机理，并指导疾病的诊断和防治。

藏象学说是中医基础理论的核心和根基，主要阐释脏腑功能变化通过相联系的经络、形体、五官九窍、气、血和津液完成各种生理过程，以及表现出各种征象。

中医学对病因的认识，是通过对患者的症状、体征进行分析推求而得出的理性认识，即审证求因或辨证求因。疾病发生、发展和变化机制，称为病机。

诊法是获取病情资料的重要途径，包括望、闻、问、切四种诊察手段，简称“四诊”。对四诊收集到的病情资料进行辨别、分析、综合，判断其证候类型，称为辨证。两者构成了中医诊断的主要内容。

中医学重视整体调节，治病求本、扶正祛邪、调整阴阳、调和气血、三因制宜等，是中医治疗疾病的基本治疗原则。在治则指导下所确定的具体治疗措施为治法。防止疾病的发生与发展，中医称为“治未病”，而养生是最积极的预防措施，对增进健康、延年益寿、提高生命质量，具有普遍意义。

二、中医思维的主要特点

学习中医基本理论，首先应理解中医独特的思维特点。中医思维有系统思维、整体思维、变异（恒动、变化）思维、取象思维、中和思维等，有别于西医学思维方法的主要是取象思维和中和思维。

（一）取象思维

“象”最初是作为事物的相似性而衍生出来的，和殷周两代龟卜与筮占相关。在中国传统文化中，凡山川风物、日月星辰 乃至人的气色脉息，都可称为象。象可分为物象（物态之象）、意象（物象的抽象与概括）、道象（规律之象）3 个层次。

取象思维，是在观察事物获得直接经验的基础上，运用客观世界具体的形象及其象征性符号进行表述，依靠比喻、象征、联想、推类等方法进行思维，反映事物普遍联系及其规律性的一种思维方法。取象思维的突出特点是整个思维过程都在于取“象”与观“象”，以“象”为基础，思维的运动表现为“象”的转换与流动。

取象思维是中医获取知识、经验，建构理论体系及进行诊疗实践的重要思维方式。在藏象理论中，应用取象思维的首要过程是认识事物的形象，即“物象”。古人认识到单纯靠语言描绘脏腑的形象无法将脏腑的生理联系、功能表现、病因、病机等充分表达清楚，因此又进一步借助“意象”思维，运用五行为归类依据，将五音、五味、五色、五化、五气、五方、五季、五脏、五腑、五官、形体、情志、五声、变动等与脏腑功能联系起来，形成了天人相应的统一系统。

风、寒、暑、湿、燥、火是自然界六种正常的气候变化，中医运用取象思维对其致病特点进行归纳、类比，从而推断何种气候异常导致发病。如自然界的风有善行数变、动摇不居的特点，因此，游走多变、动摇震颤等类似自然界风的特点的病证，其病因统归为风邪。中医还借助大量的物象对脉象进行形象的描述，来诊断疾病。如用“往来流利，如珠走盘，应指圆滑”来形容滑脉的特点，用“脉来绷急弹指，状如牵绳转索”来形容紧脉的特点。清代医学家吴鞠通采用象数思维形象地阐明了外感温热疾病的三焦辨证治疗法则，其曰：“治上焦如羽，非轻不举；治中焦如衡，非平不安；治下焦如权，非重不沉。”

中医学对药物性能的认识很多来源于取象思维。如民间流传的采药歌：“生毛能消风，黏泥拔毒功；中空能利水，有刺能排脓；叶缺能止痛，蔓藤关节通。”形象地总结了药物形象特征与功能主治间的联系。核桃补脑，“以脏补脏”也是取象思维的典型应用。

（二）中和思维

中和思维，主要指在观察、分析和研究、处理问题时，注重事物发展过程中各种矛盾的和谐、协调、适度的思维方式。“中”为中正、适中、不偏不倚、无过不及等。“和”为和谐、协调等。中和思维一直贯穿于中医学理论体系的构建及具体的诊疗实践中，是有别于西医学对抗思维的主要思维特点。

阴阳和合是阴阳二气运动变化的最佳状态，也是宇宙万物的本质及天地万物生存的基础。《素问·生气通天论》说：“阴平阳秘，精神乃治；阴阳离决，精气乃绝。”阴阳之间既各自处于正常状态，也具有相互平衡协调、配合关系。若阴阳之间的关系遭到了破坏，就会导致疾病，甚至死亡。

疾病的发生，是各种致病因素作用于机体，导致天、人之间失于和谐统一，人体有序的生命活动遭到破坏，表现为阴阳失调、形神失和、形质损伤或功能障碍等。自然界有四时更替、六气的不同，人类生活有饮食、劳逸及七情变化，当这些因素超过了一定程度，违反了固有的规律，便会导致人的脏腑气血阴阳失调，机体功能失常而发生疾病。

在诊疗过程中，调和是中医重要的治疗目的，如《素问·至真要大论》说："谨察阴阳所在而调之，以平为期。"在治疗机制上，注重调动人的自和能力及药物的调和之力。在调整阴阳、调和脏腑、调理气血等原则指导下，利用、调动、激发人体的自我调和能力，以纠正失和状态。在处方用药上强调药物之间配伍，不仅充分利用单味药的药性药效，并且注重运用方剂中各药群体的和合之效，以发挥调和人体的作用。

三、学习方法

（一）学习中医思维方法

中医学将长期医学实践中积累的经验与古代哲学有机整合，形成了独特的思维方法，与西医学有明显区别。中医基本的思维方法有取象思维和中和思维，其他的思维方法还有天人合一、整体（系统）思维、辨证思维、养生康复的治未病思维等。上述思维方法需要在学习和实践中，细心揣摩，反复训练，才能融会贯通，达到熟练运用的程度。

（二）学习中医经典理论

学习中医，除了中医基本理论、中药学、方剂学等学科的必修课程外，还要学习《黄帝内经》《难经》《神农本草经》《脉经》等经典著作。这些经典著作是中医理论的载体，是经过千百年临床实践检验的经验结晶，是提高中医素养的必由之路。可通过诵读经典著作原文，同时对重要及关键经文段落进行背诵，为以后实践中随机应变地运用打下基础。

（三）跟名师，多实践

中医学根植于实践、验之于实践，是实践性极强的学科。疗效是迄今为止一切医学的核心问题，也是中医学强大生命力之所在。跟师和实践，是中医学习、提高疗效的两个重要途径。

选择经验丰富的导师进行跟诊学习，可以学习名师的思维方法与经验，拓展对于疾病与健康状态认识的思路。跟师学习是将中医药专家的学术思想传承下来的最佳途径，学习众家之所长，也是造就中医大家的必由之路。

初期独立实践中，认真地运用中医药基本理论和相关医药知识，做到理、法、方、药（术）一致，逐渐将基本理论和中医药知识和各种治疗技术连贯起来。有了扎实的基础理论后，再经过大量独立诊治经验的积累，才能辨证准确，立法精当，组方施术，疗效才能不断提高。

另外，中医在发展的过程中，与中国传统文化相互交融，相得益彰，并在各家思想精髓的基础上，形成了天人相应、辨证论治的基本理论。中国传统文化强调人与自然的和谐关系，认为人是自然界的一部分，要融入其中。和中也是传统文化的重要思想，对待疾病治疗上，中医多用调整、调和，而少用对抗、抑制，这种思想在方剂的组方配伍中体现尤其突出。由此可见，在学习中医学的过程中，要想更好、更准确地理解中医学，还要广泛而深入地学习中国传统文化思想。

小结

中医理论体系形成并确立于战国到秦汉时期，千百年来，中医学呈现出不断发展的趋势，明清时期温病学的形成，标志着中医传染病学的突破性发展。近现代时期，结合现代科技手段取得了一批具有重大影响的科技成果。

中医学的基本特点是整体观念和辨证论治，整体观念强调五脏一体观、形神一体观，强调人与社会的统一和天人合一。辨证论治有同病异治、异病同治、病证结合等原则。中医学独特的思维方法有取象思维和中和思维，学习首先应学习这种思维方法，广泛涉猎经典理论，跟名师，多实践，与中国传统文化相互交融，才能更好地理解中医理论，用好中医诊治技术。

复习思考题

一、选择题

1. 我国现在最早的一部医学典籍是（　　）

A.《神农本草经》　B.《甲乙经》　C.《伤寒论》

D.《黄帝内经》　E.《难经》

2. 被称为“医圣”的医家是（　　）

A. 黄帝　B. 扁鹊　C. 张仲景

D. 孙思邈　E. 华佗

3. 我国第一位获得科学类诺贝尔奖的科学家是（　　）

A. 陈竺　B. 杨振宁　C. 屠呦呦

D. 丁肇中　E. 莫言

4.《中华人民共和国中医药法》颁布的时间是（　　）

A. 1956 年 10 月　B.1980 年 7 月　C.2003 年 12 月

D. 2008 年 5 月　E. 2016 年 12 月

5. 金元四大家中“滋阴派”代表医家是（　　）

A. 朱丹溪　　B. 李杲　　C. 张从正

D. 张元素　　E. 李东垣

6. 在国内外药学界影响最深远、成就最大的药学著作是（　　）

A.《中国药典》　　B.《本草纲目》　　C.《中药大辞典》

D.《神农本草经》　　E.《黄帝内经》

7. 辨证论治不包括（　　）

A. 同病异治　　B. 异病同治　　C. 病证结合

D. 专病专方　　E. 先辨病后辨证

8. 下列哪项不是取象思维（　　）

A. 以脏补脏　　B. 震颤属于内风　　C. 黄连治疗腹泻

D. 治上焦如羽　　E. 肝为将军之官，谋虑出焉

9. 中医养生注重顺应自然，不包括（　　）

A. 春夏养阳　　B. 日出而作，日入而息　　C. 每天锻炼，快走 10000 步

D. 冬季服用膏方　　E. 冬吃萝卜夏吃姜

10. 中医学习方法，不包括（　　）

A. 打好中医理论功底　　B. 跟随导师　　C. 多独立实践

D. 学习传统文化知识　　E. 学习西医学知识

二、思考题

1. 简述中医在不同历史时代的学术成就及代表人物。

2. 中医整体观念包括哪些内容？

3. 简述辨证论治 的使用原则。

4. 举例说明中医的思维特点。

第一章 阴阳五行

【学习目标】

掌握阴阳、五行的基本概念，掌握事物阴阳、五行属性的归类。

掌握阴阳间相互关系、五行的相互关系。

熟悉阴阳五行在中医学中的应用。

阴阳五行是中国古代哲学的核心，可分为“阴阳学说”与“五行学说”，两者相辅相成。我国古代医学家在长期医疗实践的基础上，将阴阳五行学说广泛地运用于医学领域，用以说明人类生命起源、生理现象、病理变化，指导临床的诊断和防治，已成为中医理论的重要组成部分，对中医学理论体系的形成和发展，有着非常深刻的影响。

第一节 阴阳学说

案例导入

赵某，女，40岁，面色苍白，体倦嗜卧，四肢逆冷，口淡不渴，畏寒喜热，易腹泻，月经多推迟，舌淡苔白，脉沉迟无力。

李某，女，39岁，两颧潮红，易急躁，手足心发热，口燥咽干，畏热喜凉，易便秘，月经多提前，舌红少苔，脉细数。

问题：上述二人的症状表现特点，为何一个喜热怕寒，一个喜寒怕热？

阴阳学说，是研究阴阳的性质、相互关系，以及运动变化规律，并用以阐释宇宙间事物的发生、发展和变化规律的哲学理论。

阴阳学说认为，宇宙间一切事物不仅其内部存在着阴阳的对立统一，而且其发生、发展和变化都是阴阳二气对立统一的结果。

阴阳学说作为中医学独特的思维方法，广泛用来阐释生命的起源和本质、人体的生理功能和病理变化、疾病的诊断和防治规律，贯穿于中医的理、法、方、药，一直有效地指导着医疗实践。

一、阴阳的概念

阴阳，是对自然界相互关联的事物或现象对立双方属性的概括。阴和阳，既可以表示两个相互对立的事物，又可以表示同一事物内部所存在的相互对立的两个方面。

阴阳最初的含义是指日光的向背而言，面向日光为阳，背光者为阴。中国古人在观察天地运转规律时进一步发现，宇宙间既相互关联、又相互对立的事物与现象普遍存在，如天与地、日与月、昼与夜、明与暗、热与寒、火与水、上与下、男与女、动与静、兴奋与抑制等，古代哲学家对这些既相互关联、又相互对立的事物与现象的属性，以哲学的思维进行归纳，从而形成了阴阳的概念。

凡属温热的、上升的、明亮的、兴奋的、轻浮的、活动的、功能的、亢进的事物和现象，统属于阳的范畴；凡属于寒冷的、下降的、晦暗的、抑制的、沉重的、相对静止的、物质的、衰退的事物和现象，统属于阴的范畴。例如，从事物的位置来看，天在上为阳，地在下为阴。从事物的性质来看，水有形，性寒而走下属阴，火无形，性热而炎上属阳。从事物的运动变化来看，静为阴，动为阳。阳能化气，阴能成形，故事物表现为气化状态时便属阳，当事物成为有形物体时便属阴，以此类推。

可见阴阳是一对关系范畴，是事物或现象对立双方属性的概括，具有对立统一的含义。阴阳是抽象的属性概念，而不是具体事物的实体概念。

阴阳引入中医学领域，用以阐释医学中的诸多问题以及人与自然界的关系，成为中医学的重要思维方法之一。

二、阴阳属性的划分

阴阳既代表两种对立的物质属性，又表示两种对立的特定的运动趋向或状态。无论是天体日月的运行、昼夜四时的交替、气候寒热的变化，还是人体组织结构和功能状态等诸般事物，都是在相互对立和相互联系中发展变化的，而且大多可以按其一定的属性，分别归属于或阴或阳两类范畴。

阴和阳的概念引入医学领域，将人体中具有中空、外向、弥散、推动、温煦、兴奋、升举等特性的事物和现象统属于阳，而将具有实体、内守、凝聚、宁静、滋润、抑制、沉降等特性的事物和现象统属于阴。如脏为阴而腑为阳，精为阴而气为阳，营气为阴而卫气为阳等。见表 1-1。

表 1-1　事物阴阳属性归类表

属性	空间（方位）				时间	季节	温度	湿度	重量	性状	亮度	事物运动状态				
阳	上	外	南	天	昼	春夏	温热	干燥	轻	清	明亮	化气	上升	动	兴奋	亢进
阴	下	内	北	地	夜	秋冬	寒凉	湿润	重	浊	晦暗	成形	下降	静	抑制	衰退

三、阴阳的特性

（一）普遍性

阴阳的对立统一是天地万物运动变化的总规律,《素问·阴阳应象大论》说:“阴阳者，天地之道也，万物之纲纪，变化之父母，生杀之本始。”不论是空间还是时间，从宇宙间天地的回旋到万物的产生和消失，都是阴阳作用的结果。凡属相互关联的事物或现象，或同一事物的内部双方，都可以用阴阳来概括，分析其各自的属性，如天与地、动与静、水与火、出与入等。

（二）关联性

阴阳的关联性指阴阳所分析的事物或现象，应在同一范畴、同一层次，即在相关的基础之上。只有相互关联的一对事物，或一个事物的两个方面，才能构成一个统一体，才能用阴阳来说明，如天与地、昼与夜、寒与热等。如果不具有这种相互关联性的事物，并不是统一体的对立双方，就不能用阴、阳来说明。

（三）阴阳的无限可分性（相对性）

阴阳的无限可分性即阴阳的相对性，阴中有阳、阳中有阴，阴阳之中复有阴阳，不断地一分为二，以至无穷。如昼为阳，夜为阴，而上午为阳中之阳，下午则为阳中之阴；前半夜为阴中之阴，后半夜则为阴中之阳。随着对立面的改变，阴阳之中又可以再分阴阳。自然界任何相互关联、相互对立的事物都可以概括为阴和阳两类，任何一种事物内部又可分为阴和阳两个方面，而每一事物中的阴或阳的任何一方，还可以再分阴阳，理论上是无穷无尽的。

四、阴阳的相互关系

阴阳之间错综复杂的关系和作用，主要表现在阴阳的对立制约、互根互用、消长平衡和相互转化 4 个方面。

（一）对立制约

对立制约，是指属性相反的阴阳双方在一个统一体中相互抑制、相互约束。

阴阳学说认为，自然界一切事物或现象都存在着相互对立的阴阳两个方面，这两个方面的属性和作用是相反的、相互对立的。如上与下、左与右、天与地、动与静、出与入、升与降、昼与夜、明与暗、寒与热、水与火等，皆有相互对立的属性。阴阳双方既是对立的，又是统一的，统一是对立的结果，是两者之间相成的一面。没有上，也就无所谓下，没有升，也应没有降，上是为了下，升是为了降。没有对立也就没有统一，没有相反也就没有相成。

阴阳的对立制约是宇宙间普遍存在的规律，是促进事物运动发展的内在动力。正是由于阴阳的这种相互对立制约，才推动着事物的运动、发展和变化，才维持了阴阳之间的动态平衡，称之为“阴平阳秘”。如四季寒热温凉的气候变化，即是自然界阴阳相互制约、相互消长的结果。

阴阳的对立制约也是生命现象的主要矛盾，是生命活动的动力，贯穿于生命过程的始终，维持着机体内外的平衡统一。人体中的阴气和阳气之间的动态平衡，也是阴阳双方相互对立、相互制约的结果。反之，其对立制约关系失调，动态平衡被破坏，则标志着疾病的发生。可表现为制约太过的阴气胜造成阳气消耗、阳气胜则阴气消耗，或表现为制约不及的阳气虚弱则阴气偏盛、阴气虚少则阳气亢奋等。

可见，对立制约是自然界阴阳相互作用维持协调平衡的基本规律。只有阴与阳之间相互制约、相互消长，事物才能发展变化，自然界才能生生不息。

（二）互根互用

阴阳互根，是指相互对立着的阴阳两个方面，具有相互依存、互为根本的关系。即阴和阳任何一方都不能脱离另一方而单独存在，每一方都以对方的存在作为自己存在的前提和条件。如上为阳，下为阴，没有上就无所谓下，没有下也就无所谓上。热为阳，寒为阴，没有热就无所谓寒，没有寒也就无所谓热等。所以说阳依存于阴，阴依存于阳。阴阳这种相互依存关系，称之为“互根”。

阴阳互用，是指阴阳双方具有相互资生、相互促进和助长的关系。《素问·阴阳应象大论》说：“阴在内，阳之守也；阳在外，阴之使也。”指出阳以阴为基，阴以阳为使；阴为阳守持于内，阳为阴役使于外，阴阳相互为用，不可分离。《素问·生气通天论》说：“阴者，藏精而起亟也；阳者，卫外而为固也。”说明藏于体内的阴精，不断地化生为阳气；保卫于体表的阳气，使阴精得以固守于内。正如王冰注《素问·生气通天论》说：“阳气根于阴，阴气根于阳，无阴则阳无以生，无阳则阴无以化。”

阴阳学说运用阴阳互根互用关系，广泛地用来解释自然界的气候变化和人体的生命活动。就自然界而言，天气、地气的升降和云雨的形成，就是阴阳相互资生、相互促进的过程。《素问·阴阳应象大论》认为：“地气上为云，天气下为雨。”地气的上升可夹带水汽蒸腾而为云，雨水之生成有赖于云的凝聚；天气之下降，可致云凝聚之雨水下降，形成降雨过程，从而使大地复得水湿。就人体而言，其相互资生、为用的关系，则体现于相对物质之间、相对功能之间，以及物质与功能之间等方面。如就组成人体和维持人体生命活动的基本物质而言，气和血分属于阳和阴，气能生血、行血和统血，故气的功能正常，有助于血的生化和正常运行；血能载气、养气，血的充沛则又可资助气，以充分发挥其生理效应。

如果人体阴阳之间的互根互用关系遭到破坏，就会出现“阳损及阴”或“阴损及阳”的病理变化，进而导致“孤阴不生，独阳不长”，甚则“阴阳离决，精气乃绝”（《素问·生气通天论》）而死亡。

（三）消长平衡

阴阳消长，是指对立互根的阴阳双方处于不断地增长和消减的变化之中。阴阳双方在彼此消长的运动过程中保持着动态平衡。

阴阳消长是阴阳运动变化的一种形式，多指数量上的变化。所谓“消”，意为减少、消耗；所谓“长”，意为增多、增长。导致消长变化的根本原因在于阴阳之间存在着对立制约与互根互用的关系。由对立制约关系导致的消长变化主要表现为阴阳的互为消长，或阴长阳消，或阳长阴消；由阴阳互根互用关系导致的阴阳消长变化主要表现为阴阳的皆消皆长，或此长彼长，或此消彼消。

1. 互为消长

在阴阳双方彼此对立制约的过程中，阴与阳之间可出现某一方增长而另一方消减的互为消长的变化，称为阳长阴消、阴长阳消或阳消阴长、阴消阳长。如以四时气候变化而言，从冬至春及夏，气候从寒冷逐渐转暖变热，这是“阳长阴消”的过程；由夏至秋及冬，气候由炎热逐渐转凉变寒，这是“阴长阳消”的过程。四时气候的变迁、寒暑的更易，反映了阴阳消长的过程，但从一年的总体来说，阴阳还是处于相对的动态平衡状态。以人体的生理活动而言，白天阳气盛，故机体的生理功能以兴奋为主；夜晚阴气盛，故机体的生理功能以抑制为主。子夜至日中，阳气渐升，阴气渐衰，日中阳气盛，机体的生理功能由抑制逐渐转向兴奋，这是“阳长阴消”的过程；日中至黄昏，阴气渐生，阳气渐衰，机体的生理功能也由兴奋逐渐转向抑制，这是“阴长阳消”的过程。

2. 皆消皆长

在阴阳双方互根互用的过程中，阴与阳之间会出现某一方增长而另一方亦增长，或某一方消减而另一方亦消减的皆消皆长的消长变化。前者称为阴随阳长或阳随阴长，后者称为阴随阳消或阳随阴消。如四季气候变化中，随着春夏气温的逐渐升高而降雨量逐渐增多，随着秋冬气候的转凉而降雨量逐渐减少，是阴阳皆长与皆消的消长变化。人体生理活动中，饥饿时出现的气力不足，即是由于阴（精）不足不能化生阳（气）而导致阳的不足，属阳随阴消；而补充营养物质（阴），产生能量，增加了气力，则属阳随阴长。

客观事物纷繁多变，性质各异，因而各类事物中的阴阳关系亦各有侧重。某些事物中的阴阳关系以互根互用为主，如精与气、气与血等，多表现为此消彼亦消、此长彼亦长；另一些事物中的阴阳关系却以对立制约为主，如寒与热、水与火等，多表现为此消彼长、此长彼消。

阴与阳之间的互为消长是不断进行着的，是绝对的；但阴阳双方的消长变化又是在一定范围、限度内的，阴与阳之间维持着相对的平衡。也就是说，在绝对的运动之中包含着相对的静止，在相对的静止之中又蕴含着绝对的运动。这反映了事物之间对立制约和互根互用关系的协调平衡。若阴阳的消长变化超越了正常的限度，在自然界表现为异常的气候变化，在人体则导致疾病的发生。如“阳胜则阴病”“阴盛则阳病”及“阳虚阴盛”“阴虚阳亢”，都属于对立制约关系失常而出现的超过正常限度的此长彼消或此消彼长；而“精气两虚”“气血两亏”，则属阴阳互根互用关系失常而出现的异常的阴阳皆消。

（四）相互转化

阴阳转化，是指事物的阴阳属性，在一定的条件下，可以向其对立面转化。阴阳的相互转化，是阴阳运动的另一种基本形式。当阴阳两方面的消长运动发展到一定的阶段，达到一定的程度，就可能导致阴阳属性的转化，即阴可以转化为阳，阳也可以转化为阴。事物阴阳对立双方之所以能够相互转化，是由于阴阳对立双方共处于一个统一体中，双方已经蕴藏着向其对立面转化的因素和趋势。

阴阳的转化，必须具备一定的条件。《素问·阴阳应象大论》则说：“寒极生热，热极生寒。”《素问·六元正纪大论》也说：“动复则静，阳极反阴。”也就是说，事物发展到一定阶段，达到了极限或顶点，则具备了促进转化的条件。阴阳有了“重”这个条件即可以相互转化，寒热到了“极”这个阶段即会互相转化，即所谓“物极必反”。如果说，在一个事物的发展过程中，阴阳的消长是一个量变过程的话，则阴阳的转化往往表现为量变基础上的质变。

阴阳的消长（量变）和转化（质变）是事物发展变化全过程的密不可分的两个阶段，阴阳的消长是其转化的前提。而阴阳的转化，则是其消长运动的结果。

阴阳的相互转化，既可以表现为渐变形式，又可以表现为突变形式。如一年四季之中的寒暑交替、一天之中的昼夜转化等，即属于“渐变”的形式；夏季酷热天气的骤冷和暴雨冰雹，急性热病中由高热突然出现体温下降、四肢厥冷等，即属于“突变”的形式。

人的生理活动，抑制过程属阴，兴奋过程属阳，抑制和兴奋的转变体现着阴阳转化的规律。在机体物质与功能之间的新陈代谢过程中，营养物质（阴）不断地转化为功能活动（阳），而功能活动（阳）又不断地促进着营养物质（阴）的生成。物质与功能之间，其本身就是阴阳消长和转化的统一，即量变与质变的统一。

五、阴阳学说在中医学中的应用

阴阳学说作为一种基本的思维方法，贯穿在中医学理论体系的各个方面，广泛用来阐释人体的组织结构、生理功能、病理变化，并指导疾病的诊断、治疗以及养生康复。

（一）说明人体组成

人体是一个对立统一的有机整体，组成人体的所有脏腑经络形体组织，既彼此相互联系、密切配合，又都可以根据其部位、功能特点划分出不同的阴阳属性。

1. 说明脏腑形体组织的阴阳属性

人体的部位与脏腑组织结构，外为阳，内为阴；背为阳，腹为阴；上为阳，下为阴；体表为阳，体内为阴；皮肤为阳，肌肉筋骨为阴；六腑能消化、传导饮食水谷为阳，五脏主藏精气为阴；五脏之中心肺居上焦为阳，肝脾肾居中下焦为阴。而具体到每一个脏腑，则又有阴阳可分，如心阳、心阴，肾阳、肾阴等。这些阴阳属性的划分，是由脏腑组织所在的位置、生理功能特点等决定的。

2. 说明气血津液的阴阳属性

气血津液是构成人体和维持人生命活动的基本物质。就气与血而言，气是无形的物质，具有推动、温煦的生理功能，为阳，而血是有形的液态物质，具有滋养、濡润的生理作用，为阴。在气中，则卫气为阳，营气为阴。至于津液，根据其性态，则津清稀而薄，属阳；液稠厚而浊，属阴。

3. 说明经络的阴阳属性

经络系统中，循行于人体四肢外侧及背部者属阳（如手足三阳经），而循行于人体四肢内侧及腹部者多属阴（如手足三阴经）。

人体各部位、各种组织结构、各脏腑阴阳属性不是绝对的，而是相对的，它们常根据一定条件的改变而改变。如以胸背关系来说，则背属阳，胸属阴；若以胸腹上下关系来讲，则胸又属阳，腹则属阴。同样，五脏阴阳属性，若以上下来分，则心肺在上属阳，心为阳中之阳脏，肺为阳中之阴脏；肝脾肾在下属阴，肝为阴中之阳脏，肾为阴中之阴脏，脾为阴中之至阴。见表 1–2。

表 1–2　人体部位结构阴阳属性归类表

分类	人体部位				组织结构		
阳	表	上	背	四肢外侧	皮毛	六腑	手足三阳经
阴	里	下	腹	四肢内侧	筋骨	五脏	手足三阴经

（二）说明人体生理功能

人体正常的生理功能，主要表现为脏腑、经络、气血津液、精的相互为用、对立统一的阴阳平衡。

1. 划分物质与功能

脏腑经络的功能，是以贮藏和运行于其中的精与气为基础的。精藏于脏腑之中，主内守而属阴，气由精所化，运行于全身而属阳。凡属气的运动所体现的功能活动则属阳，而产生这些功能活动的脏器和精微物质则属阴。例如，心有推动血液循环和主持精神意识思维活动的功能，此种功能属阳，而心血、心脏器质则属阴；胃有受纳和腐熟水谷之功能，属阳，而胃中津液及胃腑器质则属阴。

2. 判别不同功能

人体之气，以其不同的功能作用而分为阴气与阳气。阴气主滋润、宁静、抑制、沉降，阳气主温煦、推动、兴奋、升发。正是由于人体内阴阳二气的交感、相互作用，推动着人体内物质与物质之间、物质与能量之间的相互转化，推动和调控着人体的生命进程。

不同的阳气、阴气所决定的人体的功能状态不同，功能兴奋为阳，功能抑制为阴；功能亢进为阳，功能减退为阴。而在正常的生理活动中，兴奋与抑制、亢进与减退等都是相互拮抗的，并保持着相对的动态平衡状态。

其中，人体的阳气运动向外，具有保护机体内部组织器官的防卫功能。阴精在内，是阳气的物质基础，并为阳气的不断储备提供能量补充，即《素问·生气通天论》所说："阴者，藏精而起亟也；阳者，卫外而为固也。"

3. 区分物质走向

人体的精微物质及其功能，可根据性质和运动趋势的不同划分阴阳。如《素问·阴阳应象大论》说："清阳出上窍，浊阴出下窍；清阳发腠理，浊阴走五脏；清阳实四肢，浊阴归六腑。"即轻清的物质则属阳，重浊的物质则属阴，属阳的轻清之气，它既可以营养和充实四肢，又可以经由皮肤、肌腠或上窍（口、鼻）而发散；而属阴的较为重浊的物质，既可以贮藏于五脏，也可以经由六腑，通过下窍（尿道、肛门）而排出体外。

（三）说明人体病理变化

中医学用阴阳来分析病因病机、说明病理变化的，认为阴阳失调是基本的病理变化之一。

1. 分析病因的属性

疾病是病邪作用于人体，造成邪正相争，导致机体阴阳失调、脏腑组织损伤和生理功能失常的结果。而病邪可以分为阴、阳两大类。一般而言，风邪、暑邪、火（热）邪为阳，寒邪、湿邪为阴。

2. 说明病机的变化

从阴阳的角度而言，疾病的发生是人体的阴阳失去相对的平衡协调，从而出现偏盛偏衰的结果。疾病的发生，关系到正气和邪气两方面。所谓正气，即人体的功能活动和抗病功能；所谓邪气，即致病因素。正气与邪气，以及它们相互作用、相互斗争的关系，都可以用阴阳加以概括说明。

正气包括阴精与阳气两部分，病邪有阴邪、阳邪之分。所以，病理上的阴阳失调，多表现为某一方面的偏盛偏衰，且影响到另一方面。例如，阳邪致病，可导致阳偏盛而伤阴，因而出现热证；阴邪致病，则可导致阴偏盛而伤阳，因而出现寒证；阳气虚损，不能制阴，可出现阳虚阴盛的虚寒证；阴液亏耗，不能制阳，则可出现阴虚阳亢的虚热证。故《素问·阴阳应象大论》说："阴胜则阳病，阳胜则阴病。"机体阴精阳气任何一方虚损到一定的程度，亦常导致对方不足，即所谓"阳损及阴"或"阴损及阳"，最后导致"阴阳两虚"。因此，尽管疾病的变化错综复杂，但就阴阳状态来说，不外阳盛、阴盛、阳虚、阴虚四大类病变。

（四）用于临床辨证

《素问·阴阳应象大论》说："善诊者，察色按脉，先别阴阳。"可见，阴阳在临床诊断与辨证过程有重要的指导作用。一方面用阴阳来分析四诊所收集的临床症状与体征，另一方面，以四诊为依据，用阴阳来概括证候。

1. 分析四诊资料

将望、闻、问、切四诊所收集的症状和体征，用阴阳理论辨析其阴阳属性。

例如，一般面色光滑润泽者为阳，面色沉浊晦暗者为阴；凡见青色、白色、黑色，其证多属阴寒；而见黄色、赤色，则其证多属阳热。又如凡气粗声高属阳，气弱声低属阴。浮、大、滑、数等脉象归属为阳脉；沉、涩、细、迟等脉象归属为阴脉。

2. 概括证候

辨别阴证、阳证是辨证的关键所在，只有分清阴阳，才能抓住疾病的本质，做到执简驭繁。如八纲辨证中，表证、热证、实证属阳；里证、寒证、虚证属阴。阴阳是八纲辨证的总纲。在脏腑辨证中，脏腑精气阴阳失调可以表现出许多复杂的证候，但概括起来，也无外乎阴阳两大类。如肺热证属阳，心血虚证属阴等。

（五）指导临床防治用药

调整阴阳，使之恢复相对平衡，达到阴平阳秘，是防治疾病的基本原则。

1. 指导养生

养生是保持身体健康的重要手段，而其最根本的原则就是要"法于阴阳"，即遵循自然界阴阳的变化规律来调理人体之阴阳，使人体中的阴阳与四时阴阳的变化相适应，以保持人与自然界的协调统一。《素问·四气调神大论》说"春夏养阳，秋冬养阴"，对"能夏不能冬"的阳虚阴盛体质者，夏用温热之药预培其阳，则冬不易发病；对"能冬不能夏"的阴虚阳亢体质者，冬用滋润之品预养其阴，则夏不得发病。此即所谓"冬病夏治""夏病冬养"之法。

2. 确定治则

由于阴阳失调是疾病的基本病机，而阴阳的偏胜偏衰和互损是其基本的表现形式，运用药物或针灸等方法调整偏胜偏衰和互损，恢复其阴阳的平衡协调，是治疗疾病的基本原则。

如阳偏盛而导致的实热证，则用“热者寒之”的治疗方法；阴偏盛而导致的实寒证，则用“寒者热之”的治疗方法。阴偏衰产生的是“阴虚则热”的虚热证，治疗当滋阴制阳。阳偏衰产生的是“阳虚则寒”的虚寒证，治疗当扶阳抑阴。

总之，通过调整阴阳，使阴阳的偏盛偏衰得以纠正，恢复其相对平衡。

3. 归纳药物性能

中医学用阴阳来概括药物的性能，作为临床用药的根据。药物的四气、五味，以及升降浮沉等一般性能，都具有阴阳的不同属性。以四气来说，则寒、凉性质的药物属阴，温、热性质的药物属阳。以五味来说，则酸、苦、咸味药物属阴；辛、甘、淡味药物属阳。至于升降浮沉，则是指具有重镇敛降作用的药物属阴，具有轻浮升散作用的药物属阳。所以，临床用药必须注意病证阴阳与药物阴阳的关系，正确运用药物的阴阳偏性，以改善或调整机体失调的阴阳关系。见表 1–3。

表 1–3 药物阴阳属性归类表

分类	阴	阳
药性	寒、凉	热、温
五味	酸、苦、咸	辛、甘（淡）
升降浮沉	沉、降	升、浮

第二节 五行学说

案例导入

李某，女，58 岁，先有咳嗽、痰多、气喘、自汗等痰浊阻肺、肺气虚的症状，后又出现了不思饮食、便溏、脘腹胀满等脾胃失健的症状。

问题：中医学是如何解释“肺病及脾”的？

五行学说，是我国古人通过观察天地自然的运动变化规律总结而来的。古人总结了黄河流域的春温、夏热、长夏湿、秋燥、冬寒的气候变化规律和与之相应的春生、夏长、长夏化、秋收、冬藏的物候变化规律，以木、火、土、金、水这五种概念来比类抽象，便升华形成了五行学说。

五行学说是以五行的相生、相克规律，来说明世界万物的形成及其相互关系。它强调整体，旨在描述事物的运动形式以及转化关系。五行学说被引入中医学领域，与中医学的基本理论和临床实践相结合，成为中医学理论体系的重要组成部分。

一、五行的概念与特性

（一）五行的概念

五行中的“五”，是指木、火、土、金、水所代表的五个特性和按照五个特性归类的五类事物与现象；“行”指其运动变化。

以“木”升发条达的特性，来代言春风的温暖和万物多于此时生机勃发的物候特点。以“火”炎热向上的特性，来代言夏气的炎热和万物多于此时长大茂盛的物候特点。以“土”孕育变化万物的特性，来代言长夏之气湿润和万物多于此时由禾茎变化为秀实的物候特点。以“金”沉降清肃的特性，来代言秋气的凉燥肃杀和万物多于此时收敛凋零的物候特点。以“水”性为寒、渗藏于地下的特性，来代言冬气的寒冷和万物多于此时闭藏的物候特点。

可见，木、火、土、金、水并不是具体物质的名称，而只是春、夏、长夏、秋、冬气候与物候特点的一个抽象用语，是五类物质和现象的形象描述。木、火、土、金、水分别代表了其所类比的万物之于五时所表现的生、长、化、收、藏的生化特点，当然也代表春风温暖、夏气炎热、长夏湿润、秋气凉燥、冬气寒冷的气候特点。

木、火、土、金、水，首先是属性的概念，分别代表五个不同的属性、特性。同时，木、火、土、金、水也代表按照五个属性特性进行归类的五类事物与现象。

（二）五行的特性

《尚书·洪范》中说：“水曰润下，火曰炎上，木曰曲直，金曰从革，土爰稼穑。”是对五行特性的高度概括。

1. 木的特性

“木曰曲直”。“曲”，指弯曲、曲折隐秘；“直”，指伸直、畅达；“曲直”是指随着春天的温暖，万物由弯曲而伸直，由弯曲隐秘之处而伸达于外的生长过程。“木曰曲直”，是说“木”有春天的温暖和万物随着而生的特点，进一步引申为生长、升发、条达、舒畅的特性。凡具有生长、升发、条达、舒畅等特性的事物和现象，其属性均归属于木。

2. 火的特性

“火曰炎上”。“炎”，为火光向上、盛大的样子；“上”，意即上升、盛大；“炎上”是说随着夏天的炎热，万物盛大繁茂生长的过程。“火曰炎上”，是指“火”有夏天炎热和万物随之而盛长的特点，进一步引申为温热、上升、升腾的特性。凡具有温热、上升、升腾特性的事物与现象，均归属于火。

3. 土的特性

“土爰稼穑”。禾木之秀实为稼，谷物可收为穑。稼穑指植物随着长夏雨水增多，植物秀实成熟的过程。“土爰稼穑”，是说“土”有温暖湿润和秀实收获变化的特点，进一步引申为生化、承载、受纳的特性。凡具有生化、承载、受纳等特性的事物和现象，均归属于土。

4. 金的特性

“金曰从革”。“从”，顺从、跟随。“革”，改变、变革。“从革”，是自然的变革。“金曰从革”，是说“金”有秋季凉燥向下和万物随着收敛沉降的特点。引申为肃降、收敛、清洁的特性。凡具有清洁、肃降、收敛等特性的事物和现象，均归属于金。

5. 水的特性

“水曰润下”。“润”，滋润、濡润。“下”，向下、下行。“润下”，即向下和闭藏。“水曰润下”，是说“水”代表冬天的寒冷和万物于此时闭藏的特点，引申为寒凉、闭藏、滋润、向下的特性。凡具有寒凉、闭藏、滋润、向下运行等作用或性质的事物和现象，均归属于水。

（三）事物属性的五行归类

1. 取象比类法

古人运用五行学说，将自然界各种事物和现象，以及人体的脏腑组织、生理病理现象，进行了广泛的联系和归纳，并用“取类比象”的方法，按照事物的不同性质、作用与形态，分别将其归属于木、火、土、金、水“五行”之中，借以阐述人体脏腑组织间生理、病理的复杂联系，以及人体与外界环境之间的关系。以方位配属五行为例，旭日东升，与木的升发特性相类似，故东方属木；南方炎热，与火的炎上特性相类似，故南方属火；日落于西，与金的肃降特性相类似，故西方属金；北方寒冷，与水的寒凉特性相类似，故北方属水；中央地带土地肥沃，万物繁茂，与土的生化特性相类似，故中央属土。又如五脏配属五行，肝主升发疏泄故属木，心主行血温煦全身故属火，脾主运化精微故属土，肺主清肃之性故属金，肾主闭藏精气故属水。

2. 推演法

五行学说对事物属性的归类推演法则，是以天人相应为指导思想，以五行为中心，以空间结构的五方，时间结构的五季，人体结构的五脏为基本构架，将自然界的各种事物和现象，以及人体的生理病理现象，按其属性进行归纳，如秋季万物萧条，类似于金之肃降，故属金，而秋季气候干燥，故燥也就归属于金。再以人体为例，已知肝属木，由于肝合胆、主筋、其华在爪，开窍于目，故经推演，胆、筋、爪、目皆随之属于木。同理，心属火，小肠、脉、面、舌等均与心有密切生理联系，亦属于火。脾属土，胃、肌肉、唇、口与脾相关，故亦属于土。肺属金，大肠、皮肤、毛发、鼻与肺相关，故亦属于金。肾属水，膀胱、骨发、耳及二阴与肾相关，故亦属于水。

就人体自身而言，中医学根据五行特性，运用上述方法，将人体的各种组织器官和功能，分别归属以五脏为中心的五个生理、病理系统。见表1–4。

表1–4 事物属性的五行分类

自然界								五行	人体						
五音	五时	五味	五色	五化	五气	五方	五季		五脏	五腑	五官	五体	五志	五液	五脉
角	平旦	酸	青	生	风	东	春	木	肝	胆	目	筋	怒	泪	弦
徵	日中	苦	赤	长	暑	南	夏	火	心	小肠	舌	脉	喜	汗	洪
宫	日西	甘	黄	化	湿	中	长夏	土	脾	胃	口	肉	思	涎	缓
商	日入	辛	白	收	燥	西	秋	金	肺	大肠	鼻	皮毛	悲	涕	浮
羽	夜半	咸	黑	藏	寒	北	冬	水	肾	膀胱	耳	骨	恐	唾	沉

二、五行的相互关系

古人认识到宇宙间木、火、土、金、水五类基本物质并非单独孤立存在，而是相互依存、相互为用的。如水能使草木生长，称为水生木；木能燃烧，称为木生火；草木燃烧后的灰烬可以化为泥土，称为火生土；土中多埋藏金石及各种矿物，称为土生金；金属又能熔化成液体，称为金生水。

同时，五行各行之间又是彼此制约的，如水能灭火，称为水克火；火能使金属熔化，叫火克金；金石能制成刀斧砍伐树木，所以叫金克木；树木的根茎能钻入泥土之中，使土质疏松，因而称为木克土；土能筑堤防水，故称土克水。

（一）五行的正常关系

五行生克是事物运动变化的正常规律，在自然界属于正常现象，在人体则属于生理现象。

1. 相生

“生”即滋生、助长、促进。五行相生，指五行之间存在着有序的依次递相资生、助长、促进的关系。

五行相生的次序：木生火，火生土，土生金，金生水，水生木。并依次资生，循环无端。见图1–1。

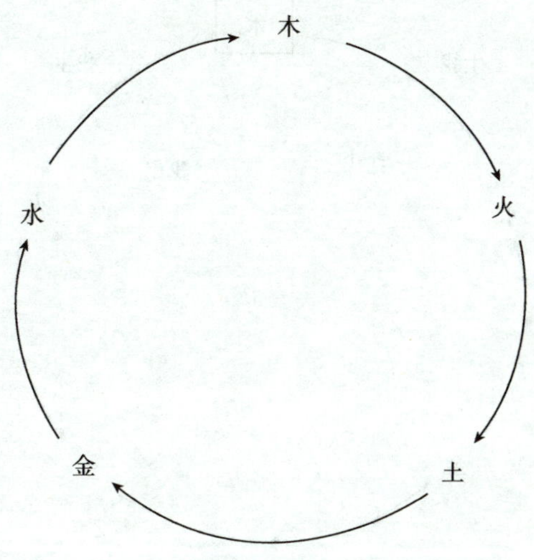

图1–1 五行相生示意图（“→”表示相生）

在五行相生关系中，任何一行都具有“生我”和“我生”两方面的关系。《难经》将此关系比喻为母子关系：“生我”者为母，“我生”者为子。以火为例，由于木生火，故“生我”者为木，木为火之“母”；由于火生土，故“我生”者为土，土为火之“子”。木与火是母子关系，火与土也是母子关系。

2. 相克

“克”即克制、制约、抑制。五行相克，指五行之间存在着有序的间隔递相克制、制约的关系。

五行相克的次序是：木克土，土克水，水克火，火克金，金克木。这种相克关系也是往复无穷的。见图1–2。

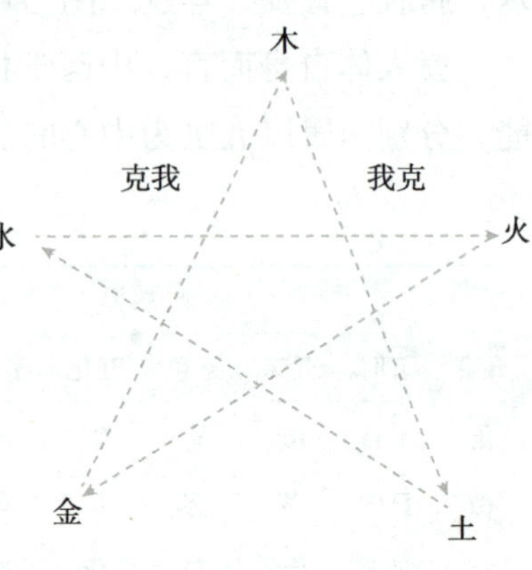

图 1–2　五行相克示意图

在五行的相克关系中，任何一行都具有“克我”和“我克”两方面的关系。《黄帝内经》称之为“所不胜”和“所胜”关系；“克我”者，为我的“所不胜”，“我克”者是我的“所胜”。以木为例，由于金克木，故“克我”者为金，金是木的“所不胜”；由于木克土，故“我克”者为土，土是木的“所胜”。

3. 制化

制化属五行相生相克结合的自我调节，是指五行之间既有资助、促进，又存在着制约、拮抗的对立统一关系，从而维持事物间平衡协调，推动事物间稳定有序的变化和发展。由于五行中每一行都存在着“生我”“我生”和“克我”“我克”四个方面的联系。因此，对每一行来说都是克中有生、生中有克，形成五行间既相互生化，又相互制约的“制化”关系。见图1–3。

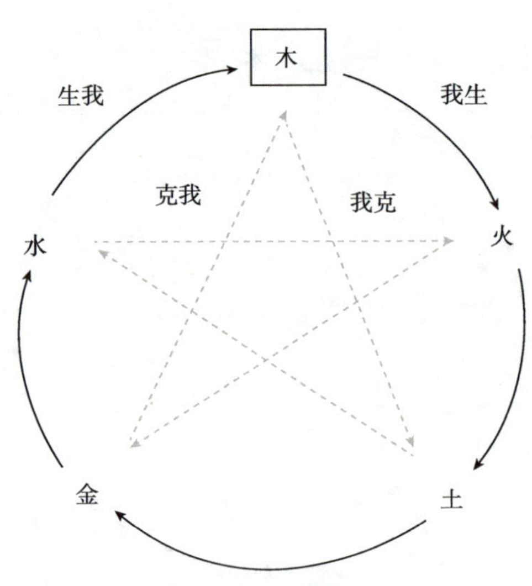

图 1–3　五行生克制化示意图

没有生则没有事物的发生发展；没有克则事物就过分亢奋而为害、为病。只有生中有克、克中有生，相反相成，协调平衡，事物才能生化不息，生命功能才能正常维持。以火为例，在正常情况下，水克火，但是火能生土，而土有克制水的作用，从而使水对火的克制不致太过而造成火的偏衰。同时，水生木，火生土，而土克水，削弱水对木的资生，从而使木对火的促进不会太过，以保证火不会发生偏亢。其他四行，依次类推。可见，五行学说是以生和克的关系来说明各子系统之间的复杂关系，从而防止任何一方太过或不及，以维持五行整体系统的动态平衡。

（二）五行的异常关系

五行的异常关系有相乘、相侮、母子相及，相乘和相侮是五行之间的异常相克关系，母子相及是五行之间的异常相生关系。

1. 相乘

相乘，是指五行中某一行对其所胜一行过度克制。

相乘的次序与相克的次序相同，即木乘土，土乘水，水乘火，火乘金，金乘木。引起相乘的原因有“太过”与“不及”两个方面。

太过导致的相乘，是指五行中的某一行过于亢盛，可对其所胜一行进行超过正常限度的克制，引起被克的一行虚弱，从而引起五行之间的协调关系异常。以木克土为例，若木气过于亢盛，则对土克制太过，可致土的不足，称为“木旺乘土”。见图 1–4。

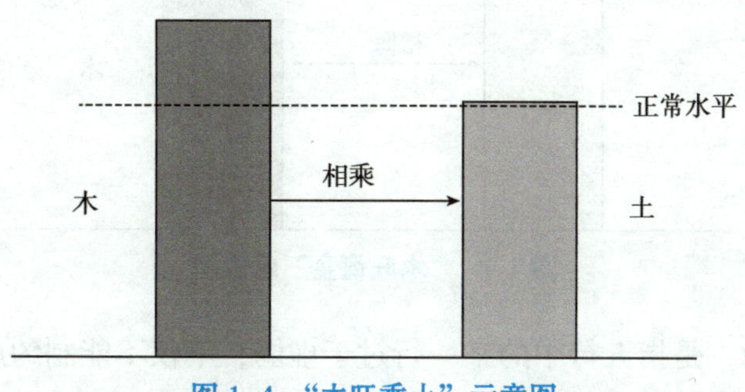

图 1–4 “木旺乘土”示意图

不及导致的相乘，是指五行中的某一行过于虚弱，难以抵御其所不胜一行正常限度的克制，使其本身更显虚弱。例如，由于土本身的不足，木虽然处于正常水平，土仍难以承受木的克制，因而造成木乘虚侵袭，使土更加虚弱，称为“土虚木乘”。见图 1–5。

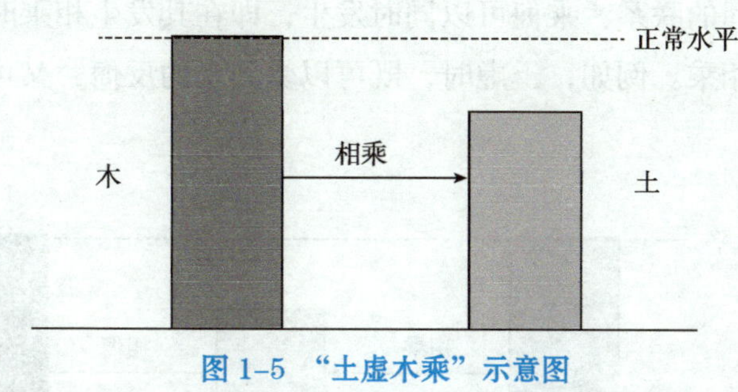

图 1–5 “土虚木乘”示意图

相乘与相克虽然在次序上相同，但本质上是有区别的。相克是五行之间的正常克制关系，而相乘是五行之间的异常制约现象。在人体，相克表示生理现象，相乘表示病理现象。

2. 相侮

侮，为欺侮、欺凌之意。五行相侮指五行中某一行对其所不胜一行的反向制约和克制，又称为“反克”或“反侮”。

五行相侮的次序与相克、相乘的方向相反，即木侮金、金侮火、火侮水、水侮土、土侮木。

导致相侮的原因，也有“太过”和“不及”两个方面。

太过所致的相侮，是指五行中的某一行过于强盛，使原来克制它的一行不仅不能克制它，反而受它的反向克制。例如，木行特别强盛，不仅不受金行的克制，反而对金行进行克制（即反克），这种现象称为“木旺侮金”。见图 1–6。

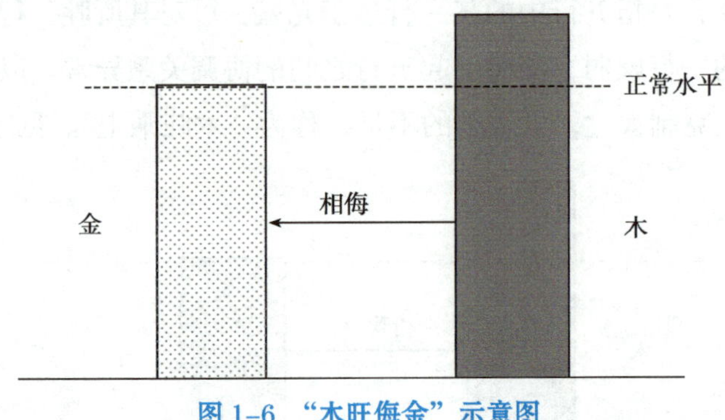

图 1–6 “木旺侮金”示意图

不及所致的相侮，是指五行中的某一行过于虚弱，不仅不能制约所胜的一行，反而受到所胜一行的反克。例如，当金行过度虚弱时，则金行不仅不能克制木行，反而被木行所克，称为“金虚木侮”。

相乘和相侮都是不正常的相克现象，两者之间既有区别又有联系。相乘与相侮的主要区别：前者是按五行的相克次序发生的过度克制；后者是与五行相克次序发生相反方向的克制现象。两者之间的联系：乘侮可以同时发生，即在其发生相乘时也可发生相侮，发生相侮时也可以发生相乘。例如，土虚时，既可以受到水的反侮，又可以受到木乘。见图 1–7。

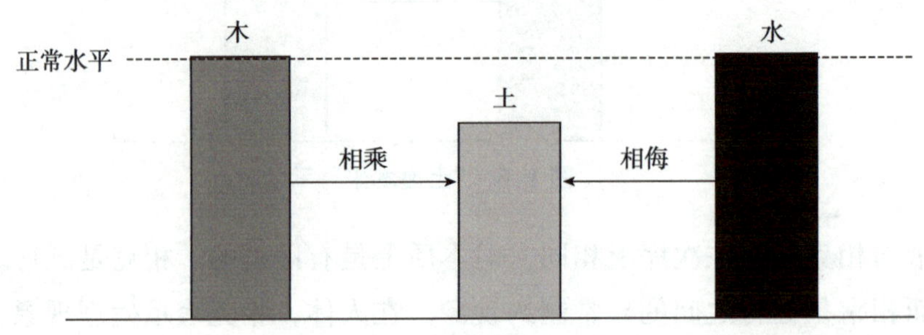

图 1–7 乘侮同时发生示意图

3. 母子相及

母子相及包括母病及子和子病及母两种情况。

母病及子指五行中作为母的一行异常，波及子的一行，导致母子两行皆异常。其发生顺序和方向与相生次序一致。如水生木，水为母，木为子，水不足无力生木，则水竭木枯而母子皆衰。

子病及母指五行中作为子的一行异常，影响母的一行，导致母子两行皆异常。其发生顺序和方向与相生关系相反。如木生火，木为母，火为子，火过旺，耗木过多致木不足，生火无力，结果母子均受损。

三、五行学说在中医学中的应用

五行学说在中医学领域中，主要是运用五行的特性来研究分析人体的形体结构及其功能；运用事物五行归类方法和生克乘侮规律，来阐述人体生理、病理现象，并指导临床诊断和治疗。

（一）在生理方面的应用

1. 确立天人合一的五脏系统

运用五行学说，构建了以五脏为中心、内外联系的天人合一的五脏系统。把人体与外界环境四时、五气，以及饮食五味等联系为一个整体，体现了天人相应的整体观念。

2. 说明五脏的生理功能

运用五行学说，将人体的内脏分别归属于五行，以五行的特性来说明五脏的生理功能。如木有生长、升发、舒畅、条达的特性，肝喜条达而恶抑郁，有疏通气血、调畅情志的功能，故肝属木。火有温热、向上、光明的特性，心阳有温煦之功，故心属火。土性敦厚，有生化万物的特性，脾主运化水谷，化生精微物质，以营养脏腑形体，为气血生化之源，故脾属土。金性清肃收敛，肺具清洁肃降之性，以清肃下降为顺，故肺属金。水具有滋润、下行、闭藏的特性，肾主闭藏，有藏精、主水等功能，故肾属水。

3. 说明五脏之间的相互关系

根据五行生克制化理论，说明五脏生理功能之间的某些相互资生和相互制约的关系。

五脏相互资生关系：木生火，即肝木生心火，如肝藏血的功能正常有助于心主血脉功能的正常发挥。火生土，即心火温脾土，如心主血脉功能正常，血能营脾，脾才能发挥主运化、生血、统血的功能。土生金，即脾土助肺金，如脾气健运，化生气血，转输精微以充肺，促进肺主气的功能，使之宣肃正常。金生水，即肺金养肾水，如肺气肃降有助肾藏精、纳气、主水之功。水生木，即肾水滋肝木，如肾之藏精可养肝之阴血，以助肝功能的正常发挥。

五脏相互制约关系：如肝属木，脾属土，木克土，即肝木能制约脾土，肝气条达可疏泄脾气之壅滞。脾属土，肾属水，土克水，即脾土能制约肾水，脾土的运化能防止肾水的泛滥。肾属水，心属火，水克火，即肾水能制约心火，肾水上济于心可以防止心火之亢烈。心属火，肺属金，火克金，即心火能制约肺金，心火之阳热可抑制肺气清肃之太过。肺属金，肝属木，金克木，即肺金能制约肝木，肺气清肃可抑制肝阳的上亢。

（二）说明五脏病变的传变规律

1. 母子相及的病理传变

母病及子是指疾病从母脏波及子脏的传变，即先有母脏的病变后有子脏的病变。如脾属土，肺属金，土能生金，故脾为母脏，肺为子脏，脾病及肺，即属母病及子。临床上常见的脾胃（土）虚衰日久，患者在长期食欲不振、脘腹疼痛不适、便溏或泄泻的基础上，反复感冒，进而出现咳嗽、咳痰、气喘等肺（金）病，即属于母（脾土）病及子（肺金）的病传过程。由于相生的关系，病情虽有发展，但相互资生作用不绝，故病情较轻。

子病犯母是指疾病从子脏波及母脏的传变，又称“子盗母气”，即先有子脏的病变，后有母脏的病变。如肾属水，肝属木，水能生木，故肾为母脏，肝为子脏，肝病及肾，即为子病犯母。临床上肝病日久，累及于肾，出现腰膝酸软、头晕耳鸣、夜梦遗精或月经不调的肾虚之证，这一病理传变过程即属于子（肝木）病犯母（肾水）的病传过程。

疾病按相生规律传变有轻重之分：“母病及子”为顺，其病轻；“子病犯母”为逆，其病重。

2. 相乘相侮的病理传变

相乘传变是五行过亢或过弱造成相克太过而致病。如以肝木和脾土两脏的相克关系来说，由于肝气郁结或肝气上逆，影响脾胃运化功能，临床表现既有眩晕头痛、烦躁易怒、胸胁苦满等肝气横逆症状，又有脘腹胀痛、厌食、大便溏泄或不调等脾虚表现，以及纳呆、嗳气、吞酸、呕吐等胃失和降症状，称之为“木旺乘土”，即肝木克伐脾胃，先有肝的病变，后有脾胃的病变。或者先有脾胃虚弱，不能耐受肝气的克伐，出现头晕乏力、纳呆嗳气、胸胁胀满、腹痛腹泻时，称为“土虚木乘”。

相侮传变又称反侮，是反向克制为害，其原因有过于强盛致反克，或过于虚弱被反克。如木火刑金，由于肝火偏旺，影响肺气清肃，临床表现既有胸胁疼痛、口苦、烦躁易怒、脉弦数等肝火过旺之证，又有咳嗽、咳痰，甚或痰中带血等肺失清肃之候。肝病在先，肺病在后，肝属木，肺属金，金能克木。今肝木太过，反侮肺金，其病由肝传肺。病邪从被克之脏传来，此属相侮规律传变。

一般认为，按相克规律传变时，相乘传变病情较重，而相侮传变病情较轻。需要指出的是，疾病的发生、发展与变化，与受邪的性质、患者体质的强弱，以及各个疾病本身的发生发展规律密切相关，所以疾病的五脏传变次序，并不完全符合五行的生克规律，临证切不可生搬硬套，应根据具体病情加以分析，灵活运用五行学说的原理。

（三）用于指导疾病的诊断

五行学说把五脏与五色、五音、五味等以五行分类归属联系起来，作为诊断疾病的理论基础。如面色青，喜食酸味，脉见弦象，其病多在肝。脾虚的患者，面见青色，为木乘土；心脏病患者，面见黑色，为水克火。古人早以五行生克关系从色脉来判断病情的预后，色脉相合，其病顺；若色脉不符，已见其色，不得其脉，得克则死，得生则生。如肝病色青见脉弦，为色脉相合，其病顺，若不得弦脉反见浮脉，则属克己之脉（金克木），为逆；若得沉脉则为生我之脉（水生木），为顺。

（四）用于指导疾病的防治

1. 控制疾病传变

运用五行生克乘侮关系可以推断和概括疾病的传变规律，并确定预防性治疗措施。疾病的传变，多见一脏受病，波及他脏或他脏波及本脏两种。治疗时，除对本脏病进行治疗外，同时根据五行的生克乘侮规律，来调整各脏腑之间的相互关系。如常见的肝气太过，木旺则必克脾土。根据木乘土规律，治疗时就可以先一步健运脾土，以防肝病传脾。

2. 确定治则治法

运用相生规律来治疗疾病，多适用于母子关系两脏失常的病证。就疾病性质来而言，主要有虚证和实证两类。遵循《难经·六十六难》中“虚则补其母，实则泻其子”的治疗原则。“虚则补其母”主要适用于母子关系的虚证，重点是补母。“实则泻其子”主要适用于母子关系的实证，重点是泻子。

运用五行相克理论指导疾病的治疗，主要针对五行之间属于相克关系失常的病证。无论是相克关系失常中的“相乘”或者“相侮”，都有一方太盛或者一方太弱的情况。因此，在治疗上必须抑制太盛的一方，扶助太弱的一方，才能使其复归正常的相克关系，此即为“抑强、扶弱”的治疗原则。

抑强用于相克太过引起的相乘和相侮。如肝气横逆，乘脾犯胃，出现肝脾不调、肝胃不和之证，称为木旺乘土，治疗应以疏肝、平肝为主。或者木本克土，若土气壅滞，脾胃湿热或寒湿壅脾，不但不受木克，反而侮木，致使肝气不得条达，称为土壅木郁，治疗当以运脾祛除湿邪为主。抑制其强者，则被克者的功能自然易于恢复。

扶弱用于相克不及引起的相乘和相侮。如脾胃虚弱，肝气乘虚而入，导致肝脾不和，称为土虚木乘，治疗应以健脾益气为主。又如土本克水，但由于脾气虚弱，不仅不能制水，反遭肾水的反克，出现水湿泛滥之证，称为土虚水侮，治疗应以健脾为主。扶助弱者，加强其力量，可以恢复脏腑的正常功能。

3. 指导脏腑用药

不同的药物，有不同的颜色与气味，色有青、赤、黄、白、黑“五色”，味有酸、苦、甘、辛、咸“五味”。五行学说理论认为，同一行的具有某种色、味的药物，常常与同一行的脏腑组织存在着某种“亲和”关系，并能调整同一行脏腑组织的功能失调状态。需要指出的是，临床用药，除色味外，还必须结合药物的四气、升降浮沉等理论综合分析，辨证应用。

4. 指导针灸取穴

在针灸疗法上，将手足十二经四肢末端的穴位分属于五行，即井、荥、输、经、合五种穴位。根据不同的病情以五行生克乘侮规律进行选穴治疗。

5. 指导情志疾病的治疗

人的情志活动属五脏功能之一，而情志活动异常，又会损伤相应的内脏。由于五脏之间有着相克关系，所以人的情志变化也存在着相互抑制的关系，临床上可以运用不同情志变化的相互抑制关系来达到治疗目的，称为“五志相胜”。如《素问·阴阳应象大论》所说：“怒伤肝，悲胜怒……喜伤心，恐胜喜……思伤脾，怒胜思……忧伤肺，喜胜忧……恐伤肾，思胜恐。”即所谓以情胜情的精神疗法。

临床上依据五行生克规律治疗疾病，确有其一定的实用价值。但是，并非所有的疾病都适用五行生克规律，切忌机械地生搬硬套。在实际运用中既要正确地掌握五行生克规律，又要根据具体病情进行辨证施治，灵活运用。

小结

阴阳，是中国古代哲学的一对范畴，是对自然界相互关联的事物或现象对立双方属性的概括。凡属温热的、上升的、明亮的、兴奋的、轻浮的、活动的、功能的、亢进的事物和现象，其性质则属阳；凡属于寒冷的、下降的、晦暗的、抑制的、沉重的、相对静止的、物质的、衰退的事物和现象，其性质则属阴。阴阳的特性包括普遍性、关联性、相对性。阴阳间有对立制约、互根互用、消长平衡、相互转化的关系。阴阳学说作为一种自然观和方法论，贯穿在中医学理论体系的各个方面，广泛用来说明人体的组织结构、生理功能、病理变化，并指导养生保健以及疾病的诊断和治疗。

五行是指木、火、土、金、水五种物质的运动。根据五行学说，凡是具有生长、升发、条达舒畅等作用或性质的事物，均归属于木；凡具有温热、升腾作用的事物，均归属于火；凡具有生化、承载、受纳作用的事物，均归属于土；凡具有清洁、肃降、收敛等作用的事物均归属于金；凡具有寒凉、滋润、向下运动的事物均归属于水。自然界事物可按属性进行五行分类。五行相生的次序：木生火，火生土，土生金，金生水，水生木。五行相克的次序：木克土，土克水，水克火，火克金，金克木。五行相生相克结合维持事物间平衡协调稳定有序的变化和发展。五行的异常关系有相乘、相侮、母子相及，相乘和相侮是五行之间的相克关系异常，母子相及是五行之间的相生关系异常。运用五行的特性来研究分析人体的形体结构及其功能，阐述人体生理、病理现象，并指导临床诊断和治疗。

复习思考题

一、单选题

1. “阴在内，阳之守也；阳在外，阴之使也”。说明了阴阳之间的哪一种关系（　　）

A. 对立　　B. 互根　　C. 消长
D. 转化　　E. 制约

2. 根据阴阳学说，下列哪一项的属性属阳（　　）

A. 面色苍白　　B. 小便清长　　C. 黄痰
D. 肢冷　　E. 口淡不渴

3. 在医学领域中，下列何项功能属阴（　　）

A. 推动　　B. 温阳　　C. 滋润
D. 兴奋　　E. 化气

4. 下列关于阴阳属性的描述错误的是（　　）

A. 四肢内侧为阴，外侧为阳
B. 舌红为阳，舌淡为阴
C. 面赤为阳，面暗为阴
D. 五脏为阳，六腑为阴
E. 痰黄黏稠为阳，痰白清稀为阴

5. 按照事物属性的五行归类法，属水行的是（　　）

A. 肺　　B. 心　　C. 脾
D. 肝　　E. 肾

6. 火的特性是（　　）

A. 曲直　　B. 稼穑　　C. 从革
D. 炎上　　E. 润下

7. 下列关于五行生克规律的叙述，错误的是（　　）

A. 木为水之子　　B. 火为土之母　　C. 水为火之所不胜
D. 金为木之所胜　　E. 木为土之所不胜

8. 五行调节事物整体动态平衡的是（　　）

A. 生我　　B. 我生　　C. 克我

D. 我克　　E. 制化

9. 属于“子病犯母”的脏病传变是（　　）

A. 心病及肝　　B. 心病及脾　　C. 心病及肺

D. 心病及肾　　E. 肝病及肺

10. 培土生金法的原理是（　　）

A. 五行相侮　　B. 五行相克　　C. 五行制化

D. 五行相乘　　E. 五行相生

11. 泻南补北法的原理是（　　）

A. 五行相生　　B. 五行相克　　C. 五行制化

D. 五行相乘　　E. 五行相侮

12. 五行学说指导诊断，若面色发黑，脉象为沉，则病位在（　　）

A. 肝　　B. 心　　C. 脾

D. 肺　　E. 肾

13. 下列情志相胜关系中，哪一项是错误的（　　）

A. 怒胜思　　B. 思胜恐　　C. 恐胜喜

D. 喜胜悲　　E. 惊胜怒

14. “见肝之病，知肝传脾”的病机传变是（　　）

A. 子病犯母　　B. 母病及子　　C. 木侮土

D. 木乘土　　E. 木克土

二、填空题

1. 阴阳是对自然界______的事物或现象对立双方______的概括。

2. 阴阳的特性有______、______、______。

3. 阴阳的相互关系主要表现在______、______、______、______4 个方面。

4. 概括五行的抽象特征：木曰______，火曰______，土爰______，金曰______，水曰______。

5. 五行相克的顺序是：木______。

6. 五味的五行归类，其中属于“金”的是_____味，属于“水”的是_____味，属于“木”的是_____味。

7. 引起乘侮的原因，有______和______两个方面。

三、问答题

1. 什么叫“阴阳互根”？

2. 何谓“阴阳相互转化”？

3. 简述阴阳学说在中医学中的应用。
4. 何谓“五行的制化”？
5. “相乘”与“相侮”有何异同？
6. 概述五行学说在中医学中的应用。

第二章 藏象

【学习目标】

掌握藏象、藏象学说的概念，五脏、六腑、奇恒之腑的概念、生理功能，五脏的系统联系。

理解藏象学说特点及脏与脏、脏与腑、腑与腑、脏腑与人体生命活动的关系。

了解心包络、命门、精室的概念及其主要功能。

文化导读

扁鹊来到虢国，虢国太子正好暴病而亡。扁鹊来到虢国王宫门下，问喜好方术的中庶子："太子得的什么病？"中庶子回答说："太子的病是血气不畅通，无法排泄，于是暴发成病而暴毙。"扁鹊问："死了多久？"回答说："从清晨到现在。"扁鹊又问："已入殓了吗？"回曰："还没，死亡还没半天，不可入殓。"扁鹊说："请你去禀告，说我是齐国渤海的秦越人，能够使他活起来。"虢国国君听了赶快出来见扁鹊，扁鹊说："太子的病称为'尸厥'。是因为阳入于阴中，百会之气闭塞不通畅，所以身体就像死了的样子，其实太子并未死。"扁鹊便叫弟子子阳磨针砥石，针刺百会、气会等穴，一会儿太子苏醒过来。又叫弟子子豹用灸熨穴道，使温暖的药气入肉五分，交替熨两肋胁下。太子坐了起来，继续调理阴阳之气，服用汤药20天后，整个人恢复了以前的模样。从此天下人都知道扁鹊能把死人治活。扁鹊说："我不是能把死人治活，而是这个人本来就没死，我只是能使他再起来罢了。"

问题：本例为什么扁鹊认为可以治好虢太子的'尸厥'病？

藏象，指藏于体内的脏腑及其表现于外的生理病理现象，以及与自然社会相通应的事物和现象。"藏"，即体内脏腑器官；"象"，指外在的现象和比象。脏腑虽然藏于体内，但其生理功能和病理变化均有征象表现于外。

藏象学说，即通过对人体生理病理现象的观察，研究人体各脏腑的生理功能、病理变化及其相互关系的学说。观察外在征象来研究内部脏腑的活动规律，其基本原理在于外在各种变化与内在脏腑的功能活动密切相关。通过“以象测脏”“取象比类”等方法认识人体内脏活动规律及其相互关系，对于阐明人体的生理、病理，指导临床实践具有普遍的指导意义。

根据脏腑的形态结构和功能特点，将内脏分为五脏、六腑和奇恒之腑。五脏，即心、肺、脾、肝、肾；六腑，即胆、胃、小肠、大肠、膀胱、三焦；奇恒之腑亦有六，即脑、髓、骨、脉、胆、女子胞。

脏腑各有其生理特点。五脏共同的生理特点是化生和贮藏精气；六腑共同的生理特点是受盛和传化水谷；从形态而言，五脏组织多致密；六腑组织多中空。正如《素问·五脏别论》所说:“所谓五脏者，藏精气而不泻也，故满而不能实；六腑者，传化物而不藏，故实而不能满也。”这里的“满”和“实”是针对精气和水谷的各自特点而言。五脏六腑的生理特点，对脏腑疾病的辨证论治具有重要指导意义。病理上“脏病多虚”“腑病多实”。因此，“脏病宜补”“腑病宜泻”“脏实者宜泻其腑”“腑虚者宜补其脏”。奇恒之腑在形态上中空与六腑相似，功能上贮藏精气与五脏相似，即形态似腑，功能似脏，与五脏、六腑均有区别，故称为奇恒之腑。

藏象学说的形成是古代医家在长期医疗实践中，以解剖知识为基础，在整体观念指导下，运用了“以象测藏”“试探和反证”“取象比类”等诸多研究方法，通过长期的观察，反复的实践，大量的经验积累，并以古代哲学思想为指导而形成的天人相应的知识体系。

藏象学说的特点主要表现在以五脏为中心的整体观。中医学认为人与自然环境具有统一性、不可分割性，人气与天气相通，五脏与季节、方位、五气、五化、五味、五色相应；同时，人体自身具有整体性、不可分割性。人体内部虽然有五脏、六腑、五官九窍、四肢百骸等组织结构，但都是秉于先天的“元气”整体分化而成的。在这个整体中，以五脏为中心，将六腑、五体、五官、五液、五志、五神等全身组织、情志等联系成不可分割的有机整体，并形成和自然界的“五味、五色、五化、五气、方位、季节”等相应的“通天下一气”的五脏功能系统。虽然各系统组成和功能各不相同，但脏腑气、血、津液、阴阳等都是整体功能表现的不同侧面，体现了明显的整体论特点。

藏象学说中脏腑的名称，虽与现代解剖学的脏器名称相同，但其生理功能及病理表现却不尽相同。藏象学说中一个脏腑的功能，可能包括现代解剖学中几个脏器的功能；同样，现代解剖学中一个脏器的功能，可能分散于藏象学说的几个脏腑的功能之中。中医藏象学说中的脏腑，不单纯是一个解剖学概念，更重要的是以同名脏器功能为基础，概括人体多个器官组织中某些相关功能而形成的系统。

第一节　五　脏

五脏，即肝、心、脾、肺、肾的合称。五脏的共同生理特点是化生和贮藏精气、藏神。五脏功能虽各有不同，但彼此协调，相互为用，共同完成人体生命活动。

一、心

案例导入

李某，心悸怔忡，胸闷，憋闷刺痛，手足厥逆（冰冷），脉沉迟弦紧。

问题：

1. 患者为什么会胸闷刺痛?

2. 为什么胸闷刺痛和手足厥逆均出现?

心位于胸腔，居横膈之上，外为心包络保护，内有孔窍相通。心为“阳中之阳”，在五行属火，与自然界之夏气通应，为“君主之官”（《素问·灵兰秘典论》）。心的主要生理功能是：主血脉和主神志；心的主要生理特性是：心为阳脏，而主通明；心的系统联系是：在体合脉，其华在面，在窍为舌，在志为喜，在液为汗，在时为夏，在方位主南方。心与六腑中的小肠互为表里。

（一）生理功能

1. 心主血脉

心主血脉，是指心具有主持全身血液和经脉，化生和推动血液在脉道中运行的功能。主，有主持、主管之义；血，即血液；脉，即经脉，又称“血府”，为气血运行的通路。在心、血、脉组成的系统中，心起主宰作用。心气是化生和推动血液运行的主要动力，在心阳的温煦下，水谷精微才能“化赤为血”；在心气的推动下，血循经脉到达五脏六腑、形体官窍，以维持人体正常的生理功能。

心主血脉的功能正常，需要三个基本条件：一是心气充沛。血液的运行是多个脏腑共同作用的结果，但主要依赖心气的推动。心气充沛，则行血有力，血液得以正常的运行，通达全身。二是血液充盈。血液是供给人体各脏腑组织营养物质的载体，只有血液充盈，营养充足，心主血脉功能才能正常发挥。三是脉道通畅。脉道的滑利通畅，才能保障血液正常循行而不受阻碍。

心主血脉的功能可从面色、舌色、脉象、胸部感觉等反映出来。若心主血脉功能正常，则面色红润光泽，舌色淡红，脉象和缓有力，胸部感觉舒畅。若心气不足，运血无力，可见面色㿠白，舌质色淡，脉虚无力，心悸胸闷等。若心血亏虚，则面色苍白，舌质淡白，脉象细弱，心悸怔忡等。若心脉痹阻，则见面色紫暗，唇舌青紫，或伴有瘀斑，脉象细涩或结代，胸闷刺痛等。

2. 心主神志

心主神志，又称心主神明或心藏神，是指心具有主司人体精神意识思维活动、主宰整个人体生命活动的生理功能。《素问·灵兰秘典论》说："心者，君主之官，神明出焉。"

人体之神的含义有二：一是指人体生命活动的主宰及其外在表现，即广义之神。可以通过面部表情、目光眼神、言语应答、肢体动作、思维意识等反映出来。二是指人的精神、意识、思维、情感活动等，即狭义之神。心主神志，主要是指狭义之神，与广义之神也有关系。

心主司人的精神意识思维活动。《灵枢·本神》说："所以任物者谓之心。"即指心具有接受、处理和反映外界客观事物，从而进行意识、情志活动的生理功能。任，即接受、担任；物，指客观外界事物。人的精神、意识活动，虽分属于五脏，但主要归属于心。因此，心主神志的功能正常，则精神振奋，思维清晰，反应敏捷。若心主神志功能失常，则见精神或意识思维异常，而见少寐多梦，失眠健忘，神志不宁，精神委顿，甚至谵语狂乱等。

心还主宰整个人体的生命活动。人体各个脏腑组织器官虽各有不同的生理功能，但必须在心的主宰和调节下才能相互配合，共同完成整体生命活动。《灵枢·邪客》将心称为"五脏六腑之大主"。心的功能正常，人体各脏腑的功能则正常；若心神失常，神志昏乱，则脏腑失调，功能异常，诸病由生。

中医学把神志活动归属于心，主要依据有三：一是人体各种生理功能包括神志活动，统属于五脏，以五脏的精气为物质基础，即五脏藏神主五志。如《素问·宣明五气》说："心藏神，肺藏魄，肝藏魂，脾藏意，肾藏志。"称五神脏。二是强调心主宰神的活动。由于心为君主之官，神明之府，是五脏六腑之大主，故能为神志活动的主宰。《类经·疾病类》说："心为五脏六腑之大主，而总统魂魄，并该志意。"三是认为血是神志活动的物质基础。神志活动所依赖的物质基础是气血。心主血脉，推动血液运行周身，从而维持人的整个生命活动，因此，心通过主血脉而起到了主神志的作用。

心主神志的功能正常，则人的精神振作，意识清晰，思维敏捷。如果心主神志的功能失常，则会出现相应的病理变化。如心血亏虚，心神失常，可见心悸健忘，失眠多梦，反应迟钝等；若痰浊上扰、蒙蔽心窍则可见神昏痴呆、举止失常；若是痰火内盛，扰动心神，可见神昏谵语、狂躁妄动等。

（二）心的系统联系

1. 心在体合脉，其华在面

脉指血脉，又称"血之府"，是约束血行，运行血液周流全身的通道。脉与心相连，内行气血，而总统于心。心气充沛，心血充盈，则脉道充实，脉象和缓有力；心气虚弱，或心血不足，则脉搏细软，或结代无力。

其华在面，是指心脏气血的盛衰可从面部的色泽表现出来。由于头面部的血脉非常丰富，全身气血皆上注于面，故心的气血盛衰及其生理病理变化，皆可影响面部的色泽变化。心气旺盛，血脉充盈，则面部红润光泽。心气不足，可见面色㿠白；心血亏虚，则面色无华；心脉痹阻，则面色青紫；心火亢盛，则面色红赤；心阳暴脱，可见面色苍白。

2. 心在窍为舌

心主血脉，手少阴心经的别络系舌本，而舌体血脉丰富，故舌能灵敏地反映心主血脉的功能状态。心藏神，各种感觉运动及语言表达皆与心神有关。因此，观察舌的变化可以测知心主血脉及心藏神的功能。心的主血、藏神功能正常，则舌体红活荣润，柔软灵活，味觉灵敏，语言流利。若心血不足，则舌淡瘦薄；心火上炎，则舌红生疮；心血瘀阻，则舌质紫黯，或有瘀斑；心神失常，则见舌强、语謇，甚或失语等症。

3. 心在志为喜

心在志为喜，是指心的生理功能与精神情志的“喜”关系密切。喜，属于对外界刺激产生的良性反应，对心脏有益。但喜乐过度，则可使心神受伤，如《灵枢·本神》说：“喜乐者，神惮散而不藏。”

心神太过或不及，均可产生不良影响。如精神亢奋可使人喜笑不休，精神萎靡可使人易于悲哀。此外，心为神明之主，不仅过喜伤心，而且五志过极均可伤及心神。

4. 心在液为汗

心在液为汗，是指汗液的生成、排泄与心的关系密切。汗是津液通过阳气的蒸化，经玄府（汗孔）排出的液体。心主血脉，血由津液和营气所组成，血液与津液同源互化，血中的津液渗出脉外则为津液，津液通过阳气的蒸化后从玄府排出，即为汗液，故有“血汗同源”“汗为心之液”之说。心血充盈，津液充足，汗化有源。汗出过多，津液大伤，必然耗及心血，而见心悸、怔忡等。

5. 心在时为夏，在方位主南方

五脏和自然界的四时阴阳相通应，夏季天气炎热，万物生长旺盛。心脏属火，阳气最盛，为阳中之阳，同气相求，故夏季与心相应。

心在方位主南方，是指心气与南方特点相似。南方地区，气候炎热，万物生长迅速，故与心阳温煦之象类似。故常以南方、夏天之象，类比说明心主血脉，促进血行之功。

二、肺

案例导入

王某，男，43岁。患者平素饮食不节，1周前因过食肥甘厚味后出现咳嗽，咳痰量多色白，晨起加重，痰出咳减，自服清热化痰止咳颗粒未缓解，咳嗽、咳痰日渐加重，咳痰黏稠，黄白相兼，黏稠难咯，伴胸闷气喘，气息粗促，胸部胀满而痛，口渴，神疲，纳差，便干，舌红，苔黄，脉滑数。

问题：

1. 患者咳嗽的病位与哪几个脏相关？
2. 患者的咳嗽与肺的哪些功能相关？为什么？
3. 如何理解肺为“贮痰之器”？

肺居胸腔，左右各一，上通过气道与喉、鼻相通，故称喉为肺之门户，鼻为肺之外窍。肺在五脏六腑之中位置最高，故有“华盖”之称。肺为阳中之阴，在五行中属金，与自然界之秋气相通应。肺为“相傅之官”（《素问·灵兰秘典论》）。肺的主要生理功能是：主气司呼吸，宣发肃降，通调水道，朝百脉、主治节。肺的主要生理特性是：肺为娇脏，喜润恶燥。肺的系统联系是：在体合皮，其华在毛，在窍为鼻，在液为涕，在神主魄，在志为悲，在时为秋，在方位主西方。肺与六腑中的大肠互为表里。

（一）生理功能

1. 肺主气，司呼吸

肺主气，是指肺具有主持和调节人体之气的作用。肺主气的功能包括主呼吸之气和主一身之气两个方面。

主呼吸之气，是指肺为体内外气体交换的重要场所，通过肺的作用，吸入清气，排出浊气，实现机体内外的气体交换。肺的呼吸功能正常，则呼吸调畅，气体得以正常交换。若肺主呼吸之气失常，则可见“肺气失宣”的鼻塞流涕、恶寒无汗，“肺失肃降”的咳嗽、气喘等病证。

主一身之气，是指肺具有主持调节全身各脏腑之气的作用。主要表现在两个方面：一是气的生成。肺参与全身之气的生成，特别是宗气的生成。宗气生成后聚于胸中，其运行可上至喉咙，下蓄丹田，贯注于心肺之脉。其主要功能是出喉咙助肺呼吸，贯心脉助心行血，为人体各种功能活动的动力。二是气机的调节。即对气的升降出入的调节，肺的呼气促使气机升与出；而吸气则促使气的降与入。一呼一吸，节律均匀，从而调节着全身气的升降出入。

肺主一身之气的功能失常，可影响到宗气的生成和气机的调节，而出现相应的病理变化。如清气吸入不足，宗气生成减少，助肺呼吸的功能不足，可见咳喘无力，自汗气短；而助心行血的功能减退，可导致心血瘀阻，而见胸闷刺痛；气机升降出入调节异常，可见胸闷、咳喘等症。

肺主呼吸之气与肺主一身之气有着内在联系。肺主一身之气的功能取决于肺主呼吸的功能。肺主呼吸功能正常，清气才得以正常摄入，宗气生成充足，气机才得以调畅。若肺的呼吸功能失常，气体出入受阻，则会影响全身之气的生成和运行。反之，肺主一身之气功能失常，宗气不足，也可导致肺的呼吸功能异常。

2. 肺主宣发肃降

肺主宣发，是指肺气具有向上升宣和向外布散的作用；肺主肃降，是指肺气向下的通降和使呼吸道保持洁净通畅的作用。宣发，即宣布和发散；肃降，即清肃下降。肺的各种功能活动，也多依赖于肺的宣发肃降来实现。

肺主宣发的生理功能，主要体现在三个方面：一是呼出体内浊气。通过肺气向上向外运动，将体内产生的浊气经口鼻排出体外。二是向上向外布散水谷精微。肺将脾所转输的津液和部分水谷精微向上向外布散，外达肌腠皮毛，并随津液化为汗液，排出体外，以滋润肌肤。三是宣发卫气。卫气通过肺的宣发作用布散全身，外达肌表，以发挥其温分肉、充皮肤、肥腠理、司开阖的作用。若肺失宣发，则见呼吸不畅、胸闷喘咳、恶寒无汗等症状。

肺主肃降的生理功能，主要体现在以下三个方面：一是吸入自然界之清气。通过肺气向内向下的运动，吸入自然界的清气并向下布散。二是向下向内输布水谷精微。将脾转输至肺的水谷精微向下向内布散，以滋润五脏六腑，并将多余水液下达膀胱。三是肃清呼吸道异物。肺气的肃降作用，能及时清肃肺和呼吸道的异物，使呼吸道保持洁净通畅。若肺失肃降，则可出现胸闷咳痰、喘促气逆急等症。

肺的宣发与肃降，是相反相成的运动，生理上互相联系，病理上互相影响。只有肺的宣发正常，体内的浊气才能彻底排出，而自然界的清气才得以顺利吸入。同样，肺的肃降正常，呼吸道保持洁净、通畅，则浊气才得以顺利排出。所以，肺气失其宣发，可致肃降不利；反之，若肺失肃降，可导致宣发失常。二者互为因果，终致肺失宣降。

3. 肺主通调水道

肺主通调水道，是指肺通过宣发和肃降作用对于体内水液的运行、输布和排泄起着疏通和调节作用。通，即疏通；调，即调节；水道，即水液运行、输布和排泄的道路。肺的宣发使水液向上向外布散，外达皮毛肌腠，并通过汗和呼吸排出体外；肺的肃降作用，使水液向下向内输送，通过肾的气化，化为尿液，排出体外。

由于肺位于人体的上焦，肺的宣发肃降作用对于体内津液代谢起着重要的调节作用，故有“肺为水之上源”“肺主行水”之说。如肺的宣发或肃降功能失常，水道失于通调，水液代谢障碍，即可见尿少、水肿，临床常在利水药中加入适量的宣降肺气之品进行治疗，称之为“宣肺利水法”或“提壶揭盖法”，这即是肺主通调水道理论在临床上的具体应用。

4. 肺朝百脉、主治节

肺朝百脉，是指全身的血液都经百脉会聚于肺，经过肺的呼吸，进行体内外的气体交换，然后将富有清气的血液输送到全身。朝，朝向、聚会；百脉，指许多经脉。肺朝百脉的生理意义有两个方面：一是气体交换。因全身的气血均通过经脉汇聚于肺，通过肺的呼吸，呼出浊气，吸入清气，清气又随着血液流布全身，维持人体的生命活动。二是助心行血。血液的运行要靠气的推动，肺朝百脉，将肺气散布于血液之中，可以辅佐心脏，推动血液的运行。若肺气虚损，清气吸入减少，宗气生成不足，助心行血功能减退，可导致心血瘀阻而见胸闷刺痛、唇舌青紫等症。

肺主治节，是指肺通过调控气、血、津液而起到调节全身生理活动的作用。如《素问·灵兰秘典论》说：“肺者，相傅之官，治节出焉。”肺主治节主要表现在四个方面：一是调节呼吸运动。肺主呼吸，肺有节律的一呼一吸，治理调节全身的呼吸运动。二是调节全身气机。随着肺的宣发肃降，治理调节全身的气机，即气的升降出入运动。三是调节血液的运行。通过肺朝百脉和气的升降出入运动，辅助心脏，治理和调节血液的运行。四是调节津液代谢。通过肺的宣发和肃降，治理和调节全身水液的运行、输布和排泄。由此可见，肺主治节，是对肺的主要生理功能的总概括。

应当指出，肺主治节与肺主气、主宣发肃降及通调水道等，不是同一层次的具体生理功能，而是对肺其他生理功能的高度概括，其生理、病理及临床意义体现在肺的具体功能中。

（二）肺的系统联系

1. 肺在体合皮，其华在毛

肺在体合皮，其华在毛，也称为肺主皮毛，是指肺与皮毛相互为用，共同发挥温煦肌体、卫护肌表、防御外邪的作用。皮毛，包括皮肤、腠理、毫毛等，是一身之表，具有防御外邪、调节津液代谢、辅助呼吸的作用，依赖于肺卫调节与津液的润泽。

首先，肺气宣散卫气于皮毛，以发挥其温分肉、充皮肤、肥腠理、司开阖及防御外邪侵袭的作用。其次，肺气宣发，输精于皮毛，即将水谷之精和津液布散于全身皮毛肌腠以滋养光泽。若肺气虚，可致卫表不固而见自汗或易感冒，或皮毛失濡而见枯槁不泽。反之，皮毛受邪，亦可内合于肺。如寒邪束表，卫气被遏，除见恶寒无汗、头身疼痛、脉浮紧等症外，亦可伤及肺脏，使肺失宣降，而见胸闷咳喘等症。

另外，皮毛可以宣散肺气，协助调节呼吸。《黄帝内经》把汗孔称作“玄府”，又叫“气门”，皮毛排泄汗液，汗液通过玄府排出体外，同时也具有宣散肺气的作用。如寒邪客表可见恶寒无汗、胸闷、头身疼痛、发热脉紧等肺失宣降的症状。

2. 肺在窍为鼻

肺在窍为鼻，是指肺的呼吸功能及气血盛衰活动可反映于鼻。鼻为呼吸之气出入的通道，与肺直接相连，所以称鼻为肺之窍。鼻的通气和嗅觉功能，全赖于肺气的宣发作用。肺气宣畅，则鼻窍通利，呼吸平稳，嗅觉灵敏；肺失宣发，则鼻塞不通，呼吸不利，嗅觉失灵。临床上常将鼻的病变从肺论治，如鼻塞流涕、嗅觉失常等症，多用辛散宣肺法治疗。

喉亦为肺之门户，为呼吸之气出入之道，又是发音的主要器官。肺之经络上通于喉，喉的通气和发音与肺的关系密切。若肺气宣畅，则呼吸通利，声音洪亮；肺气不足，鼓动无力，则声音低微。若肺阴不足，虚火内盛，则咽喉隐痛，声音嘶哑；邪热壅肺，则咽喉肿痛，声音重浊，甚则失音。故有“金破不鸣”“金实不鸣”之称。

3. 肺在神为魄，在志为悲

肺在神为魄，是指魄的表现正常与否与肺关系密切。道家有“三魂七魄”之说，《灵枢·本神》说：“并精而出入者谓之魄。”魄是人类精神活动之一，是以精为物质基础的与生俱来的生理本能。人身非条件反射性的感觉和动作，如呼吸、视觉、听觉、眨眼、排便等，都是魄的功用。魄为肺之神，是神的重要组成部分，受心神主宰。若肺气不足，影响魂魄的功能，则可见呼吸、听觉、视觉、饮食、排便等功能异常。

肺在志为悲（忧），是指肺的生理功能与悲忧等情志有关。悲指对过去的事情悲伤，忧指对未来事情的担忧。悲忧的情志变化虽略有不同，但对人体的生理影响大致相同，因此悲忧同属于肺志。悲忧一般情况下并不导致人体发病，但过度悲哀或过度忧伤，可使人体之气不断消耗。如《素问·举痛论》说：“悲则气消。”悲伤过度，可出现呼吸气短等肺气不足的现象。反之，肺气虚时，机体对外来非良性刺激的耐受能力下降，则易于产生悲忧的情绪变化。

4. 肺在液为涕

肺在液为涕，是指鼻涕多少可反映肺的生理病理状态。涕为鼻之分泌液，有润泽鼻窍的作用。涕液由肺津所化，由肺气的宣发作用布散于鼻窍。在正常情况下，涕液可润泽鼻窍而不会外流。病理情况下，常见鼻液分泌的异常。若寒邪袭肺，则鼻流清涕；风热犯肺，则鼻流浊涕；燥邪犯肺，则见鼻干而痛。

5. 肺在时为秋，在方位为西方

秋令气燥，暑去而凉生，草木皆凋。肺脏主清肃下行，为阳中之阴，与秋同属于五行之金，同气相求，故肺在时为秋。秋季气候多清凉干燥，而肺为清虚之脏，喜润恶燥，故燥易伤肺，而见干咳无痰、口鼻干燥、皮肤干裂等症。

肺在方位主西方，是指肺的主要生理功能与方位之西方的特点相似。西方地区，地高凌居，气候凉爽，万物收敛，与肺气肃降之象类似。故常以西方、秋天之象，类比说明肺主宣降之功。

三、脾

案例导入

戈某，女性，12岁。因其母亲体弱多病，晚生此女，先天不足，累及后天，从襁褓时发育不够好，直到现在，身矮肌瘦，稍一动作即感劳累气短，懒于玩耍，且目力非常衰弱，读书写字超过10分钟，即感觉目掣而痛，因之休学。于1973年11月初来北京就诊。脉虚软，舌淡，面色白，目白睛过白，大便有时不成条，食极少，每顿不过半两许。(《岳美中医案集》)

问题：患者为什么会出现这些症状?

脾位于腹腔上部，在左膈之下，形如刀镰，附于胃的背侧左上方，与胃以膜相连，同居中焦。中医藏象的“脾”是一个中医特有的概念，包括了现代解剖学的脾脏和胰腺。脾在五行属土，为阴中之至阴，与自然界长夏之季相通应，旺于四时。脾胃为仓廪之官(《素问·灵兰秘典论》)。脾的主要生理功能是：脾主运化，脾气主升，统摄血液。脾的主要生理特性是：为太阴湿土，喜燥恶湿。脾的系统联系是：在体合肉，其华在唇，在窍为口，在液为涎，在神主意，在志为思，在时为长夏，在方位主中央。脾与六腑中的胃互为表里。

(一)脾的生理功能

脾胃同居中焦，是人体对饮食物进行消化、吸收并输布其精微的主要脏器。人的生命活动全赖脾胃运化水谷精微，化生精气血津液，故称脾胃为“后天之本”。

1. 主运化

脾主运化，运，有转运、输送之意；化，有变化、化生之意。脾主运化是指脾具有把饮食水谷转化为水谷精微和津液，并把水谷精微和津液吸收、转输到全身各脏腑的功能。运化包括运化水谷和运化水液两个方面。

运化水谷，是指脾具有消化、吸收食物并转输水谷精微的功能。脾运化功能健全，则精、气、血、津液充足，脏腑、经络、四肢百骸以及筋肉皮毛等组织就能得到充足的营养而发挥正常的生理活动。若脾运化功能减退，称为脾失健运，则人体对食物的消化和吸收功能发生障碍，而出现食后腹胀、大便溏泻、食欲不振等，日久可见倦怠、消瘦等。

运化水液，又称运化水湿，是指脾吸收、转输和排泄水液，调节水液代谢的功能。

运化水液的功能主要表现为两个方面：一是将胃和小肠消化吸收的津液、大肠吸收的水液、由肾气的蒸化作用回吸收的水液，经脾气的转输作用上输于肺，再由肺的宣发肃降作用输布于全身；二是在水液的代谢过程中起枢转作用。中医有“脾喜燥恶湿”特性，若脾运化水液的功能失常，水液在体内停聚而产生水湿痰饮等病理产物，表现为水肿等。

2. 脾气主升

脾气主升，是指脾气以上升为主，具体表现为升清和升举内脏两方面生理作用。

升清，“升”是指脾气具有向上升发的功能特点，与降相对而言；“清”是指水谷精微等营养物质，与浊相对而言。脾主升清，是指脾气具有对水谷精微进行吸收、转输、布散的功能。脾气健旺，则胃肠道吸收的水谷精微和水液，在脾气的作用下上输于心、肺，通过心、肺的作用化生气血，以营养濡润全身。若脾气虚弱或被湿浊所困，脾升清功能异常，则致水谷精微和水液的输布运行失常，气血的化生和输布障碍，各脏腑、经络、形体、官窍因得不到精气血津液的滋润、濡养和激发、推动，而致功能异常，出现神疲乏力、头晕目眩、泄泻等。

升举内脏，是指脾气上升能起到维持内脏位置的相对稳定，防止其在重力作用下向下移位的作用。若脾气虚弱，无力升举，脾气下陷，可导致某些内脏下垂，如胃下垂、肾下垂、子宫脱垂（阴挺）、脱肛（直肠脱垂）或眼睑下垂等。

3. 脾主统血

脾主统血，是指脾有统摄、控制血液在脉中正常运行而不溢出脉外的功能。脾统摄血液的功能，是脾气固摄作用的体现。脾气健旺，运化正常，气血生化有源，气足而固摄有力，血液循脉运行而不溢出脉外。若脾气虚弱，运化无力，气血生化无源，脾气不足固摄无力，血液失去统摄而血溢脉外引起各种出血证，如便血、溺血、衄血等。

（二）脾的系统联系

1. 在体合肉，主四肢

脾在体合肉，又称脾主肌肉，是指肌肉营养来源靠脾的运化功能，肌肉的功能与脾有着密切的联系。脾气健运，则肌肉丰盈有力，功能正常；脾气虚弱，则肌肉瘦削，痿弱无力。

四肢与躯干相对而言，是人体之末，故又称“四末”。人体的四肢，同样需要脾胃运化的水谷精微及津液的营养和滋润，以维持其正常的生理活动，故称“脾主四肢”。脾气健运，则四肢的营养充足，肢体强健，活动轻盈有力；若脾失健运，转输无力，则四肢的营养缺乏，可见倦怠无力，甚或痿废不用。四肢的功能正常与否，与脾气的运化和升清功能密切相关。

2. 在窍为口，其华在唇

脾开窍于口，是指人的食欲、口味与脾的运化功能密切相关。脾气健旺，则食欲旺盛，口味正常；若脾失健运，湿浊内生，则见食欲不振，口味异常，如口淡乏味、口腻、口甜等。

脾之华在唇，是指口唇的色泽可以反映脾气功能的盛衰。脾气健旺，气血充足，则口唇红润光泽；脾失健运，则气血衰少，口唇淡白不泽。

3. 在志为思

脾在志为思，是指脾的生理功能与思虑切相关。思虑太过，易妨碍脾气的运化功能，致使脾胃之气结滞，脾气不能升清，胃气不能降浊，出现不思饮食、脘腹胀闷、头目眩晕等症。

4. 在液为涎

涎为口津，即唾液中较清稀的部分，由脾精、脾气化生并转输布散。在正常情况下，脾精、脾气充足，涎液化生适量，上行于口而不溢于口外。若脾胃不和，或脾气不摄，可致涎液化生异常，而见口涎自出；若脾精不足，津液不充，或脾气虚弱，则见涎液分泌量少，口干舌燥。

5. 与长夏之气相应

五脏应四时，脾与长夏相通应。长夏为夏秋之交，湿热蕴蒸，与脾功能相似。长夏湿气太过，反困其脾，易使脾运不展，脾气素弱者易为湿伤。又因长夏暑热犹在，湿与热兼，湿热交相为病，可见身热不扬、肢体困重、脘闷不舒、纳呆泄泻等湿热交结不解的症状。

四、肝

案例导入

陈某，女，37岁，2009年5月20日初诊。右胁肋疼痛6个月，加重1个月。半年前受刺激后常觉两侧胁胀不适，时有疼痛，连及脘腹，嗳气后稍减，未服药治疗，病情逐渐加重。3个月前胁痛加重，更见不思饮食，时有恶心呕吐，经服中药治疗后症状减轻，因有事外出使服药中断。1个月前胁痛又作，且逐渐加剧，再用原方药服用后疼痛未能减轻，特来诊治。现右胁疼痛较甚，晚上加剧，不喜揉按，左侧头痛，眼睛发胀，月经提前，血色紫黑，有小块，食少，大便秘结，小便黄。检查：痛苦焦虑面容，舌质红赤，边有瘀点，脉象细弦。

问题：该病病位主要在哪个脏？

肝位膈膜下，右胁之内。肝在五行属木，与春气相通应，为阴中之阳，肝为将军之官（《素问·灵兰秘典论》）。肝的主要生理功能是：主疏泄，主藏血。肝的生理特性是：肝为刚脏，肝气主升。肝的系统联系是：肝在体合筋，其华在爪，在窍为目，在液为泪，在神为魂，在志为怒，在时为春，在方位主东方。肝与六腑之中的胆互为表里。

（一）生理功能

1. 肝主疏泄

肝主疏泄，是指肝具有维持全身气机疏通畅达，通而不滞，散而不郁的生理功能。疏，即疏通，畅达；泄，即宣通，发散。肝主疏泄是维持肝脏本身及相关脏腑的功能协调的重要条件，主要表现在以下几个方面。

（1）调畅全身气机　气机，即气的升降出入运动。机体脏腑、经络、形体、官窍的功能活动，依靠气升降出入运动。由于肝气的生理特点是主升、主动，故能促进全身气机的疏通、畅达。因此，肝的疏泄功能，对各脏腑经络之气升降出入的协调平衡起着重要的调节作用。肝的疏泄功能正常，则气机调畅，气血和调，经络通利，脏腑、形体、官窍等的功能活动协调一致。

若肝失疏泄，主要出现以下两方面：一是疏泄不及，常因情志抑郁，肝气不舒，气机不得畅达，形成气机郁结的病理变化，多见胸闷，善太息，胸胁、乳房或少腹胀痛等症，又称为肝气郁结；二是疏泄太过，常因暴怒，或气郁化火，导致肝气亢逆，升发太过，或气火上逆，多见头目胀痛，面红目赤，胸胁乳房胀痛等症，又称肝气上逆。

（2）促进血行津布　气无形主动，血与津液有形主静，血的运行和津液的代谢，有赖于气机的调畅。人体的气血相依相随，运行不息，气为血之帅，气行则血行。肝主疏泄，调畅气机，促进血行，因此，全身血的运行，有赖于肝气的条达舒畅。肝主疏泄功能正常，气机调畅，则血运通达，经脉通利，脏腑和调。若肝气郁结，则血行不畅，发为瘀血，出现胸胁刺痛，甚至癥积肿块，或女子经行不畅、经行疼痛，甚至经迟、经闭等。若肝气上逆，血随气逆，可见吐血、咯血，甚则卒倒昏厥，或见女子月经过多、崩漏不止等。

人体的津液代谢与肝主疏泄也密切相关。津液的输布依赖于气的推动作用，气机调畅，升降出入正常，津液得以正常输布与排泄，即气能行津。肝主疏泄，调节三焦水道，可促进津液的运行，而无聚湿生痰之患。若肝失疏泄，气机郁结，则致津行障碍，而致水湿痰饮，或见水肿、痰核等病证。

（3）促进脾胃运化　脾气以升为健，胃气以降为和，脾胃的运化功能，主要体现在脾胃之气的升降相因，平衡协调。肝主疏泄对脾胃运化的调节，主要表现在两个方面，一是调节脾胃气机的升降。肝气疏泄，调畅气机，有助于脾胃之气的升降，促进脾胃的运化功能。二是调节胆汁的分泌与排泄。饮食物的消化吸收依赖于胆汁的促进作用，而胆汁的分泌和排泄则依赖肝主疏泄的功能。肝的疏泄功能正常，全身气机调畅，则胆汁分泌与排泄正常。若肝失疏泄，肝气郁结，或肝气上逆，胆汁分泌与排泄失常，可导致胆汁郁滞，而见纳呆腹胀，口苦黄疸，或厌食油腻等症。

若肝失疏泄，导致脾失健运，纳食不化，出现胸胁胀满、腹痛泄泻等，称为"肝气乘脾"或"肝脾不调"；若肝失疏泄，导致胃失和降，可见脘痞纳呆，恶心呕吐，或嗳气泛酸等症，称为"肝气犯胃"或"肝胃不和"。

（4）调畅情志活动　情志，包括七情与五志，包括人的情感、情绪、认知等，是精神活动的一部分。情志活动分属五脏，由心主宰，与肝的联系十分密切。人体情志活动以五脏功能为基础，而五脏的功能，又有赖于气机的调畅和血的正常运行。肝的疏泄功能正常，则气机调畅，血行畅通，气血和调，因而能使人精神愉快，心情舒畅。肝失疏泄，气血运行不畅，则见情志异常；若疏泄不及，即肝气郁结，可见抑郁不乐，多疑善虑，胸闷太息等症；若疏泄太过，肝气上逆，或肝郁化火，常见急躁易怒，心烦失眠，情绪易于激动等症。反之，情志活动异常，亦可影响肝的疏泄功能，导致肝气郁结或肝气上逆等病理变化。所以，临床治疗情志病，常用疏肝理气、调畅气机之法。

（5）调节男精女血　男子的排精、女子的月经，与肝主疏泄功能密切相关。精的闭藏在肾，疏泄在肝，二者藏泄相关，相反相成。肝的疏泄功能正常，气机调畅，则精液排泄通畅有度；若肝失疏泄，气机郁结，则表现为排精不畅；而肝气亢逆，又可发生遗精、早泄。

女子的行经是一个复杂的生理过程，须依赖肝之疏泄与肾之闭藏之间，相反相成的协调作用。气机调畅是女子行经通畅有度的重要条件。肝气疏泄功能正常，则经期正常，经行通畅；若肝失疏泄，气机失调，则见经期异常，或经行不畅，或经行腹痛经等症。肝气疏泄对女子月经与生殖尤为重要，故有"女子以肝为先天"之说。

肝的疏泄功能，有调畅气机、促进血行津布、调畅情志、促进脾胃运化等多方面的生理作用，但其中最主要的是调畅气机。因为气的升降出入运动，是人体生命活动最基本的形式，升降出入的协调平衡，是维持气血津液正常运行和脏腑功能协调的基本条件。而且，肝调畅情志、促进脾胃运化等作用，都以调畅气机为前提。所以说调畅气机是肝主疏泄功能中最主要的生理作用。

2. 肝主藏血

肝藏血，是指肝有贮藏血液、调节血量的功能。肝藏血的功能主要体现在以下三个方面。

（1）贮藏血液　肝能贮备大量的血液，一方面供养机体各脏腑组织；另一方面，则可濡养肝脏本身，保持肝体柔和，维持肝的疏泄功能，又可以防止出血。如果肝的藏血功能减弱，不仅可出现血虚不足，无以濡养脏腑组织的表现，还可以导致出血症状。

（2）调节血量　肝气能根据生理需要，将肝中所贮之血，重新调节分配。人体各部分所需血量，随着机体活动量的增减、情绪的改变、气候的变化等因素而进行自我调节的。

如当机体剧烈活动或情绪激动时，需求血量相应增加，肝能把贮藏之血通过肝气的疏泄作用，输布至相应的部位，以保证机体活动所需。当人体安静或情绪稳定时，机体各部，特别是肝外血的需求相应减少，多余的血则归藏于肝。《素问·五脏生成》说："人卧血归于肝。"唐代王冰注释曰："人动则血运于诸经，人静则血归于肝脏。"

肝调节血量，是在肝主藏血和肝主疏泄功能的共同作用下完成的。肝血充足，机体脏腑组织得养，而血的输送又依赖肝的疏泄功能。只有疏泄有度，气机调畅，血才能正常出入，使之"归于肝脏"或"运于诸经"，以有效地调节血量。

（3）防止出血 肝主藏血，还有收摄、约束血液，防止血逸出脉外的作用。肝气充足，收摄有力，藏血正常，而无出血之患。若肝气亏虚，藏血失常，收摄无力，或肝火旺盛，灼伤脉络，迫血妄行，皆可导致各种出血。

（二）肝的系统联系

1. 肝在体合筋，其华在爪

肝在体合筋，是指全身的筋膜有赖于肝血的滋养，肝血充盛，筋膜才能强韧健壮。筋，即筋膜，有连接关节肌肉，主司运动和保护内脏等功能。筋有赖于肝血的滋养，才能发挥其正常的功能。故肝血充足，筋膜得养，则筋力强健，运动灵活，并能耐受疲劳，迅速消解疲劳。若肝血不足，筋失所养，则运动力弱，活动不灵，易于疲劳，所以《素问·六节藏象论》称肝为"罢极之本"。临床上，许多筋的病变都与肝有关，如肝血不足，血不养筋，可见肢体麻木、屈伸不利，或手足震颤等肝风内动之证；而邪热过盛，燔灼肝经，而见四肢抽搐、角弓反张等肝风内动之证。

肝其华在爪，是指爪甲的色泽形态能反映肝的功能。爪，即爪甲，包括指甲和趾甲，为筋之延续，故有"爪为筋之余"之说。爪甲有赖肝血的濡养，肝血充足，爪得所养，则爪甲坚韧，红润光泽；若肝血不足，爪甲失养，则爪甲萎软而薄，淡白枯槁，甚则变形、脆裂。

2. 肝在窍为目

目，又称"精明"，为视觉器官，具有视物功能。目之功能与五脏均有关联，但与肝的关系最为密切。肝脉上连目系，其视物功能有赖于肝血濡养。肝血充足，肝气调和，视物清晰。若肝血不足，目失所养，则视物不清，两目干涩，甚或夜盲；肝火上炎，则目赤肿痛。由于目与肝在生理病理上关系密切，所以临床上治疗目疾主要从肝论治。

3. 肝在神为魂，在志为怒

魂，是指伴随心神活动而做出的思维意识活动，包括梦寐、恍惚及梦游等。正统道教有"三魂七魄"之说，三魂，即胎光、爽灵、幽精，又称为"天魂、地魂（或识魂）、人魂"。如《灵枢·本神》说："随神往来者谓之魂。"肝通过调畅气机，调节血量，贮藏血液，涵养肝魂，参与思维、思考、谋虑等精神活动，辅心完成主神的功能。若肝血不足，则出现入眠困难，睡眠多梦，或睡后易醒，或见梦游等魂不守舍之症。

怒为七情之一，以肝血为物质基础，与肝主疏泄密切相关。肝血充足，肝气平和，虽受外界刺激，仍怒而不过，有所节制。若肝血不足，不能涵养怒志，或肝阴不足，肝阳偏亢，则稍有刺激，即怒不可遏。怒在一定限度内的情绪发泄，使肝之气机得以疏泄，对维持机体的生理平衡有重要意义。但大怒、暴怒，或郁怒不解，对于机体则是一种不良刺激，可导致肝气上逆，血随气升，而见头痛头晕，甚或中风昏厥，故中医有"肝为刚脏，肝主升发"之说。郁怒则使肝气郁结，进而引起血和津液运行障碍，导致痰饮瘀血等证。

4. 肝在液为泪

肝在液为泪，是指泪的多少与病变能够反映肝的功能。泪具有濡润和清洁眼目的功能。肝开窍于目，肝之功能正常，泪液分泌适量，濡润眼目而不外溢。若肝阴血不足，则泪液分泌减少，两目干涩，或视物不清；而肝经热盛，则见目赤肿痛、迎风流泪等症。

5. 肝在时为春，在方位主东方

肝在时为春，是指肝气与四时之春相通应。春为一年之始，阳气始生，万物勃发，欣欣向荣。而肝主疏泄，喜条达而恶抑郁，为"阴中之少阳"，故与春气相通。春季天气转暖，而风气偏胜，人体肝气应之而旺，故肝气偏旺、肝阳偏亢或脾胃虚弱之人，在春季易致复发或加重。而春季多风，风属木，风气通于肝，临床上凡动摇不定、善行数变的病证，多称为"肝风"。

肝在方位为东方。东方地区，滨海傍水，又日出东方，万物生长，故与肝气升发之象类似。故常以东方、春天之象，类比说明肝主疏泄，调畅气机，促进气血通畅之功。

五、肾

案例导入

患者主因反复水肿20年来诊，现症见面浮身肿，腰以下尤甚，按之凹陷不起，心悸，气促，腰部酸重，尿量减少，四肢厥冷，怯寒神疲，面色苍白，舌质淡胖，苔白，脉沉迟无力。

问题：患者病位主要在哪里？

肾居腰部，脊柱两侧，左右各一，故腰为肾之府。肾又被称为先天之本、封藏之本。肾在五行属水，为阴中之阴，与自然界冬气相通应。肾为作强之官（《素问·灵兰秘典论》）。肾的主要生理功能是：主藏精，主水，主纳气。肾的生理特性是封藏、闭藏。肾的系统联系是：肾主骨生髓，其华在发，开窍于耳及二阴，在液为唾，在神为志，在志为恐，在时主冬，在方位主北方。与六腑之中膀胱构成表里关系。

（一）生理功能

1. 肾藏精，主生长发育与生殖

（1）肾主藏精　肾主藏精，是指肾具有贮存、封藏人身精气的生理功能。精藏于肾，可防止其无故流失，为精在体内充分发挥生理效应创造必要条件。

精，是构成人体和维持人体生命活动的基本物质，是生命之源，是脏腑形体官窍功能活动的物质基础。精有广义、狭义之分。广义之精为人体一切有形精微物质，包括气、血、津液和水谷精微；狭义之精专指男女生殖之精。按精的来源，有先后天之精之不同。先天之精禀受于父母，与生俱来，是构成人体的原始物质，具有繁衍后代、促进生长发育的作用。《灵枢·决气》说："两神相搏，合而成形，常先身生，是谓精。"后天之精是人出生后，由脾胃运化所成水谷之精，具有培补先天之精和濡养脏腑组织的作用。后天之精由脾转输到五脏六腑，成为脏腑之精，其剩余部分，则贮藏于肾，以充养先天之精。如《素问·上古天真论》说："肾者主水，受五脏六腑之精而藏之。"因此，肾精来源于先天，充养于后天，是肾及整个人体生理活动的物质基础。

先后天之精共存肾中，相互依存，相互为用。后天之精有赖先天之精的资助，才能不断地化生；而先天之精也须后天之精的不断充养，才能日渐充盛。即所谓"先天生后天，后天养先天"，二者融为一体，共存肾中，而成肾精。

肾所藏的"先天之精"是人体生长、发育的根本，所藏的"后天之精"是维持生命的物质基础。肾藏精，精化气，肾精足则肾气充，肾精虚则肾气衰。

肾主藏精的功能，依赖于肾气的作用。肾气为肾精所化，是肾生理活动的物质基础及其动力来源。肾气充足，则肾的封藏功能正常，肾精即可发挥其生理效应。如果肾气亏虚，封藏功能减弱，称为肾失封藏，可见遗精、早泄等失精之证。

（2）肾主生长发育　人体的生长壮老的生命过程，可以分为幼年期、青年期、壮年期和老年期等几个阶段，而每一阶段生长发育变化都是由肾精和肾气所决定，并可以从齿、骨、发等肾的外候的变化中表现出来。《素问·上古天真论》记载："丈夫八岁，肾气实，发长齿更。二八，肾气盛，天癸至，精气溢泻，阴阳和，故能有子。三八，肾气平均，筋骨劲强，故真牙生而长极。四八，筋骨隆盛，肌肉满壮。五八，肾气衰，发堕齿槁……"通过观察人一生中齿、发、筋骨、面容、运动状况等变化，记述了肾精及肾气的盛衰情况。

若肾中精气虚弱，则小儿生长发育不良，可见身材矮小、头发稀疏，或五迟（立迟、语迟、行迟、发迟、齿迟），五软（头软、项软、口软、手足软、肌肉软）；成人则见牙齿松动，头发早白易脱，腰膝酸软等症。同时，肾主生长发育的理论，对养生保健、延年益寿也具有重要意义。

（3）肾主生殖　人体生殖器官的发育，性功能的成熟和生殖能力维持等，都与肾精及肾气的盛衰密切相关。中医学认为，人体生殖功能的具备与丧失，其决定因素是天癸。天癸，是肾中精气充盈到一定程度而产生的，具有促进性器官发育成熟和维持生殖能力的精微物质。人出生后，随着肾精及肾气的不断充盈，便产生了天癸。天癸至，女子月经来潮，男子则见排精现象，说明外肾已经发育成熟，具备生殖功能。肾精及肾气不断充盈，以维持人体的生殖功能。中年以后，随着肾中精气的逐渐衰减，天癸随之减少，甚至衰竭，生殖能力逐渐衰退，直至丧失，而进入老年期。可见肾精和肾气维系着人体的生殖功能，为人体生命之本原。

若肾中精气不足，青年人可见生殖器官发育不良，女子经迟经闭，男子阳痿精少等；中年人则见生殖能力减退，表现为男子精少不育，女子宫冷不孕，或易于小产、滑胎等病证。

2. 肾主水

肾主水，是指肾具有主持和调节人体水液代谢的功能。人体的水液代谢，包括水液的生成、输布和排泄等，肺、脾胃、肾、膀胱、三焦等脏腑，都参与了人体的水液代谢，其中肾起着主宰和调节作用。

肾主水的功能是通过肾的气化作用实现的，具体表现在三个方面：一是促进各脏腑的气化。肾的气化，能促进和调节参与水液代谢的脏腑，使其发挥各自的生理功能，从而促进全身的水液代谢。二是升清降浊。肾能将被脏腑官窍利用后下达膀胱的水液，经肾的蒸腾气化作用，而升清降浊，将其中之清者气化吸收，由脾气的转输作用，通过三焦水道上腾于肺，重新进行水液代谢；浊者化为尿液，在膀胱的气化作用下排出体外。三是司膀胱开阖。尿液的生成和排泄，依赖肾的气化作用。肾气充足，气化正常，膀胱开阖有度，尿液生成和排泄正常。肾气不足，则气化功能失常，膀胱开阖失度，或见多尿、遗尿，或小便清长、小便失禁等症，或见尿少、尿闭，肢体水肿等。

3. 肾主纳气

肾主纳气，是指肾具有摄纳肺所吸入的清气，维持正常呼吸的功能。人体的呼吸功能由肺所主，呼气主要依赖肺气的宣发作用，吸气主要依赖肺气的肃降作用。但吸入的清气，必须由肺气的肃降作用下达于肾，经肾气的摄纳潜藏，才能使呼吸保持一定的深度，维持体内外气体正常的交换。因此人体的呼吸运动，需要肺和肾的相互配合才能完成。如《难经·四难》所说："呼出心与肺，吸入肾与肝。"清代林珮琴《类证治裁·喘证论治》说："肺为气之主，肾为气之根。"

肾的纳气功能，实际上是肾的封藏作用在呼吸运动中的具体体现。肾气充足，摄纳有权，则呼吸深长，均匀和调。若肾气亏虚，摄纳无力，气浮于上，则会出现呼吸表浅，或呼多吸少，动则喘甚等病理表现，称为"肾不纳气"。

肾藏精，精化气，肾精与肾气主司人体的生长发育和生殖；肾气分阴阳，肾阴与肾阳是一身阴阳之根本，对脏腑功能的发挥具有促进和调节作用，并主司和调节人体的水液代谢；肾气的封藏与摄纳作用，维持呼吸的深度，以利气体交换。因此，肾的生理功能都是以藏精化气为基础的。

（二）肾的系统联系

1. 肾在体合骨，生髓，其华在发

肾在体合骨，是指肾精生髓而充骨的功能。肾藏精，精生髓，髓居于骨中。骨的生长壮实，有赖于骨髓的充养。肾精充足，骨髓充盈，骨有所养，则骨壮有力。若肾精不足，髓生乏源，骨失所养，则见小儿囟门迟闭，骨软无力；成人骨质疏松，易于骨折等。

齿为骨之余，牙齿的生长和脱落与肾精的盛衰密切相关。肾精充盛，则齿有所养，表现为牙齿坚固整齐；肾精不足，则齿失濡养，而见牙齿生长迟缓，易于松动，或过早脱落等。

发为血之余，头发的生长根于肾，肾精充足，精血旺盛，则头发得养，茂密润泽。幼年，肾精渐充，精血渐盈，发有所养，可见头发生长旺盛；青壮之年，精血旺盛，则头发茂密而润泽；人至老年，精血衰少，则发白易脱，此属常理。若肾精不足，发失所养，小儿可见发长迟缓，或稀疏萎黄；成人则见发枯无华，早脱早白等。

2. 肾在窍为耳及二阴

肾开窍于耳，是指耳的听觉功能与肾精盛衰密切相关。肾精充盈，髓海得养，则听觉灵敏。若肾精虚虚，髓海不充，耳听力减退，或见耳鸣耳聋。人到老年，由于肾精衰少，也可出现听力减退。临床常以耳的听觉变化，作为判断肾精盛衰的重要标志。

肾在窍为二阴，是指二阴的功能与肾精盛衰密切相关。二阴，即前阴和后阴。前阴是生殖和排尿的器官，肾藏精，主生殖，又主水，与前阴关系密切。后阴，即魄门、谷道，是粪便排泄之道。粪便的排泄虽与脾气运化和大肠传导有关，但亦依赖肾气的推动和固摄。若肾气不足，则推动无力，易致便秘；若肾阳虚衰，温煦无权，可表现为滑脱不禁，或五更泄泻等。

3. 肾在神为志，在志为恐

肾与五神之志关系密切。志指志向，人的意识、意愿，或经验存记长久不移者，《灵枢·本神》说：“意之所存，谓之志。”是指目标的确定和计划的拟定，并付诸实践的过程。《灵枢·本脏》所说：“志意者，所以统御精神，收魂魄，适寒温，和喜怒者也。”指出志虽出于心，但其坚定不移，须依赖于人体精气的充盛。肾藏精，是一身精气之根。肾精充足，志方能坚。志意坚定，则能统御精神，适调寒温，调和喜怒，维护人体的身心健康。

肾在志为恐，恐，即恐惧、害怕，多由内生，为自知而胆怯。肾精充足，人体在接受外界刺激时能产生相应的心理调节。若肾精不足，心理调节能力下降，稍受刺激，则表现为恐惧不宁，手足无措。若过恐伤肾，可导致遗精、滑胎或二便失禁等肾气不固的病证，

故《素问·举痛论》有“恐则气下”之说。

4. 肾在液为唾

肾在液为唾，是指唾液的分泌和病变与肾的功能关系密切。唾是舌下之金津、玉液二穴分泌的液态物质，与涎同为口津。唾为肾精所化，有润泽口腔、润软食物及滋养肾精的功能。肾精充足则唾液分泌正常，表现为口腔润泽，吞咽流利。肾精不足，则唾少咽干。古人养生之法，常以静身调息，舌抵上腭，待唾液满口后，缓缓咽之，以补养肾精。

5. 肾在时为冬，在方位主北方

肾在时为冬，是指肾气与四时之冬气相通应。隆冬时节，气候寒冷，水冰地坼，万物蛰伏。而肾为水脏，主藏精，为封藏之本，与冬天特点相类，故以肾应冬。

肾在方位主北方，北方地区，天寒地冻，万物封藏，故与肾气封藏之象类似，故常以北方、冬天之象，类比说明肾主封藏、藏精固神之功。

第二节　六　腑

六腑，是胆、胃、小肠、大肠、膀胱、三焦的总称，其生理功能是“传化物”，生理特点是“泻而不藏”“实而不能满”。

案例导入

王某，女，18岁，学生，1974年3月5日初诊。患呕吐已一年余，食后胃中不舒，吐尽方舒。吐出物为不消化物，无酸味。吐后渐觉饥嘈，略进饮食，泛吐如前。形体消瘦，大便艰难（X线胃肠检查未见异常），口干。舌质红，脉细弱。本案病机乃由于精神刺激，饥饱失调，引起久吐不止，导致气阴两伤，上逆之气，横逆犯胃，而致呕吐。（《黄文东医案》）

问题：六腑的共同生理特点是什么？

六腑的共同生理特点是受盛和传化水谷，因而都具有通降下行的特性。每一腑都必须适时排空其内容物，才能保持六腑通畅，功能协调，故有“六腑以通为用，以降为顺”之说。

一、胆

胆居六腑之一，又属奇恒之腑。胆位于右胁下，附于肝之短叶间。胆与肝由足少阳经和足厥阴经相互属络，构成表里关系。胆的生理功能主要是贮藏、排泄胆汁和主决断。

（一）主要生理功能

1. 贮藏和排泄胆汁

胆汁来源于肝，由肝精肝血化生，或由肝的余气凝聚而成。胆汁生成后，进入胆腑，由胆腑浓缩并贮藏。贮藏于胆腑的胆汁，在肝气的疏泄作用下排泄而注入肠中，以促进饮食水谷的消化和吸收。若肝胆的功能失常，胆汁的分泌排泄受阻，就会影响脾胃的受纳腐熟和运化功能，而出现厌食、腹胀、腹泻等症状。若湿热蕴结肝胆，以致肝失疏泄，胆汁外溢，浸渍肌肤，则发为黄疸，出现目黄、身黄、小便黄等症状。相对于肝气升发，胆气以下降为顺，若胆气不利，气机上逆，则可出现口苦、呕吐黄绿苦水等症状。

2. 主决断

胆主决断，是指胆在精神意识思维活动中，具有判断事物、做出决定的作用。胆气豪壮之人，剧烈的精神刺激对其所造成的影响较小，且恢复也较快；胆气虚怯之人，在受到不良精神刺激的影响时，易出现胆怯易惊、善恐、失眠、多梦等精神情志异常的症状。

（二）胆为奇恒之腑

胆是中空的囊状器官，内盛胆汁。古人认为胆汁是精纯、清净的精微物质，称为“精汁”，故胆有“中精之府”“清净之府”或“中清之府”的别称。胆的形态结构与其他五腑相同，均属中空有腔的器官，故为六腑之一；但因其内盛精汁，与其他腑“所盛皆浊”的功能特点不同，与五脏“藏精气”的功能特点相似，故属奇恒之腑之一。

二、胃

胃位于腹腔上部。胃的上口为贲门，下口为幽门。胃又称为胃脘，分为上、中、下三部。胃的上部为上脘，包括贲门；胃的下部为下脘，包括幽门；上下脘之间的部分称为中脘。贲门上连食道，幽门下通小肠。胃的主要生理功能是主受纳和腐熟水谷，生理特性是主通降、喜润恶燥。

1. 主受纳腐熟水谷

胃主受纳水谷，是指胃具有接受和容纳饮食水谷的作用。饮食入口，经过食管进入胃中，在胃气的通降作用下，由胃接受和容纳，暂存于其中，故胃有“太仓”“水谷之海”之称。胃气的受纳水谷功能，是其腐熟水谷功能的基础。胃气受纳水谷功能的强弱，可以通过食欲和饮食多少等情况反映出来。

胃主腐熟水谷，是指胃将饮食物进行初步消化，并形成食糜的功能。饮食物进入胃中，经过胃气的腐熟作用后，以食糜形式进入小肠进一步消化吸收，并由脾转输而营养全身。

胃气的受纳、腐熟水谷功能，必须与脾的运化功能相互配合，纳运协调才能将水谷化为精微，进而化生精、气、血、津、液，供养全身。

2. 主通降

胃主通降，是指胃的功能有通畅下降的特点。胃的通降作用，主要体现于饮食物的消化和糟粕的排泄过程中。首先，饮食物入胃，在胃的通降作用下容纳不拒；其次，饮食物经胃腐熟形成的食糜，在胃的通降作用下能够顺利下传进入小肠；第三，饮食物经消化后形成的糟粕，在胃的通降作用下下移大肠，形成粪便；第四，在胃的通降作用下，粪便有节制地排出体外。

胃主通降是降浊，降浊是受纳的前提条件。所以，胃通降失常，则出现纳呆、脘闷、胃脘胀满或疼痛、大便秘结等胃失和降的症状；若胃气不降反而上逆，则出现恶心、呕吐、呃逆、嗳气等胃气上逆的表现。

藏象学说以脾胃之气的升降运动来概括整个消化系统的生理功能。脾胃居中，为人体气机升降的枢纽。胃气通降与脾气升举相互为用，脾升则健，胃降则和，脾升胃降协调，共同促进饮食物的消化吸收。胃失和降与脾气不升也可相互影响。胃失和降，不仅影响六腑的通降，还会影响全身气机的升降，从而出现各种病理变化。如《素问·逆调论》有“胃不和则卧不安”之论。

胃的受纳腐熟功能，不仅依赖胃气的推动和蒸化，亦需胃中津液的濡润。胃中津液充足，则能维持其受纳腐熟功能和通降下行的特性，因此，胃有喜润而恶燥的特性。胃病易成燥热之害，胃中津液每多受损，在治疗时，要注意保护胃中津液，即使必用苦寒泻下之剂，也应中病即止，以免化燥伤阴。

三、小肠

小肠位于腹中，其上口与胃在幽门相接，下口与大肠在阑门相连，是一个比较长的、呈迂曲回环迭积之状的管状器官。小肠，是机体对饮食物进行消化，吸收其精微，下传其糟粕的重要脏器。小肠与心由手太阳小肠经与手少阴心经相互属络而构成表里关系。小肠的主要生理功能是主受盛化物和泌别清浊。

1. 主受盛化物

小肠主受盛化物的功能主要表现在以下两个方面：一是指小肠接受由胃腑下传的食糜而盛纳，即受盛作用；二是指食糜在小肠内必须停留一定的时间，在脾胃之气作用下对其进一步消化，化为精微和糟粕两部分，即化物作用。小肠受盛化物功能失调，表现为腹胀、腹泻、便溏等。

2. 主泌别清浊

小肠主泌别清浊，是指食糜在小肠中进一步消化的过程中，被分为清浊两部分。清者，即水谷精微和津液，由小肠吸收，经脾气的转输作用输布全身，即所谓“中央土以灌四傍”；浊者，即食物残渣和部分水液，经胃和小肠之气的作用通过阑门传送到大肠，或渗入膀胱，形成大小便而排泄出体外。由于小肠参与了人体的水液代谢，故有“小肠主液”之说。

小肠泌别清浊的功能正常，则水液和糟粕各走其道而二便正常；若小肠泌别清浊的功能失常，清浊不分，水液归于糟粕，就会导致水谷混杂而出现便溏、泄泻，或小便异常等。

四、大肠

大肠居腹中，其上口在阑门处接小肠，其下端连肛门。大肠的上段称为“回肠”，包括现代解剖学中的回肠和结肠上段；下段称为“广肠”，包括乙状结肠和直肠。大肠与肺由手阳明大肠经与手太阴肺经的相互属络而构成表里关系。大肠是一个管腔性器官，主要有传化糟粕与主津的生理功能。

1. 主传化糟粕

大肠接受由小肠下传的食物残渣，吸收其中多余的水液，形成粪便。大肠的运动，将粪便传送至大肠末端，并经肛门有节制地排出体外，故大肠有“传导之官”之称。如大肠传导糟粕功能失常，则出现排便异常，常见的有大便秘结或泄泻。

大肠的传化糟粕功能，是对小肠泌别清浊功能的承接，同时，与胃气的通降、肺气的肃降、脾气的运化、肾气的蒸化和固摄作用有关。胃气的通降，实际上涵括了大肠对糟粕排泄的作用；肺与大肠相表里，肺气的肃降有助于糟粕的排泄；脾气的运化，有助于大肠对食物残渣中水液的吸收；肾气的蒸化和固摄作用，主司二便的排泄。

2. 大肠主津

大肠接受由小肠下传的含有大量水液的食物残渣，将其中的水液吸收，参与体内的水液代谢，故说“大肠主津”。大肠主津功能失常，则大肠中的水液不得吸收，水与糟粕俱下，可出现肠鸣、腹痛、泄泻等；若大肠实热，消烁津液，或大肠津亏，肠道失润，又会导致大便秘结不通。

五、膀胱

膀胱位于下腹部，居肾之下，大肠之前，是一个中空的囊状器官。其上有输尿管与肾相连，其下有尿道，开口于前阴。膀胱与肾由足太阳膀胱经与足少阴肾经相互属络而构成表里关系。膀胱的生理功能是贮存和排泄尿液。

1. 贮存尿液

人体的津液通过肺、脾、肾等脏的作用，布散全身，发挥其滋养濡润机体的作用，其代谢后的浊液则下输于膀胱，变成尿液，由膀胱贮存。

2. 排泄尿液

膀胱中尿液的排泄，由肾气及膀胱之气的作用来调节。肾气激发尿液的生成并控制其排泄；膀胱之气推动膀胱收缩而排尿。肾气与膀胱之气的作用协调，则膀胱开阖有度，尿液可及时从溺窍排出体外；反之，则膀胱开阖失权，既可出现小便不利或癃闭，也可出现尿频、尿急、遗尿、小便不禁等。

六、三焦

三焦是上焦、中焦、下焦的合称。上焦指膈肌以上的部位，包括心和肺及头面部；中焦指膈肌以下至脐以上的中上腹部，包括脾和胃；下焦指脐以下的部位，包括肝、肾、小肠、大肠、膀胱，以及前后二阴等。三焦是涵盖了胸腔、腹腔、盆腔的一个大腑，脏腑之中，唯三焦最大，故有“孤府”称谓。三焦与心包由手少阳三焦经和手厥阴心包经的相互属络而构成表里关系。三焦为六腑之一，其功能主要是主持诸气，为水谷运行之道路。

（一）主要生理功能

1. 主持诸气

三焦是诸气上下运行之通道，总司全身的气机和气化。肾藏先天之精化生的元气，自下而上运行至胸中，布散于全身；胸中气海中的宗气，自上而下到达脐下，以资先天元气，合为一身之气，皆以三焦为通路。

2. 水谷运行之道路

水谷由上焦而入，在中焦化生水谷精微，水谷精微由上焦宣布全身，糟粕由下焦排出体外。《素问·灵兰秘典论》中说：“三焦者，决渎之官，水道出焉。”如果三焦水道不通利，则肺、脾、肾等脏的输布调节水液代谢的功能将难以实现，所以又把水液代谢的协调平衡作用，称作“三焦气化”。

（二）生理功能特点

上焦的生理特点是主气的宣发和升散，即宣发卫气，布散水谷精微和津液以营养滋润全身。如《灵枢·决气》说：“上焦开发，宣五谷味，熏肤、充身、泽毛，若雾露之溉，是谓气。”上焦主气的宣发和升散，但它不是有升无降，而是“升已而降”，故说“若雾露之溉”。

中焦具有消化、吸收并输布水谷精微和化生血液的功能。《灵枢·营卫生会》将中焦的生理特点概括为“如沤”，生动地表述了脾胃肝胆等脏腑的消化饮食物的生理过程。

下焦的功能主要是排泄糟粕和尿液。《灵枢·营卫生会》将下焦的生理特点概括为“如渎”，喻指肾、膀胱、大肠等脏腑的生成和排泄二便的功能。

第三节　奇恒之腑

案例导入

李某，女，35岁。患者诉近1年来月经延后，周期由30天逐渐延后至每2月行经一次，月经量少，色淡红，质清稀，经期腰酸，但无痛经，平时畏寒怕冷，大便稀溏。舌淡红苔薄白，脉沉细。

问题：月经的产生与奇恒之腑中哪一腑的关系最为密切？除此之外，月经的产生还与哪些脏腑经络有关？

奇恒之腑，是脑、髓、骨、脉、胆、女子胞的总称。其形态似腑，多为中空的管腔或囊状器官；而功能似脏，主藏精气而不泻。因其似脏非脏，似腑非腑，故称奇恒之腑。其中除胆又为六腑之一外，其余都没有表里配合，也没有五行配属。

本节只介绍脑及女子胞，其他如脉、髓、骨、胆请参考前面脏腑的相关内容。

一、脑

脑，居颅腔之中，内藏脑髓，且与脊髓相通。

（一）主要生理功能

脑的主要生理功能有主宰生命活动，主精神意识和主感觉运动。

1. 主宰生命活动

脑为“元神之府”，主宰生命活动。元神来自先天，由先天之精所化，先天元气充养，是在人出生之前，随形具而生之神，属先天之神。元神存则生命在，元神败则生命逝。脑功能正常，元神充实，则人体精力充沛、思维敏捷、脏腑安和；脑功能受损则脏腑组织功能紊乱，甚则生命活动终止。

2. 主精神活动

人的精神活动，包括思维、意识和情志活动等，是外界客观事物反映于脑的结果，属中医学狭义之神的范畴。因此，脑主精神意识的功能正常，则精神饱满，意识清楚，思维灵敏，记忆力强，语言清晰，情志正常；反之，可出现精神思维及情志方面的异常。

3. 主感觉运动

眼、耳、口、鼻、舌等感觉器官，皆位于头面，与脑相通，故人的视、听、嗅等感觉功能，以及语音和肢体运动等皆与脑有密切关系。髓海充盈，脑主感觉运动功能正常，则视物精明，听力正常，嗅觉灵敏，感觉无碍，运动自如，轻盈有力；若髓海不足，脑主感觉运动功能失常，就会出现听觉失聪，视物不明，嗅觉不灵，感觉障碍，言语謇涩，运动不能等。

（二）与脏腑精气的关系

脑由精髓汇集而成，与脊髓相通，而髓由精化，精由肾藏，故脑与肾的关系密切。但肾精主要是先天之精，赖后天之精的充养才能充盛，故脑髓的充盈，不仅与肾精密切相关，而且与五脏六腑之精有关。五脏六腑精气充盛，能充养肾精，则肾精充盈，髓海得养，脑能正常发挥其各种功能。另外，神志活动的物质基础是血，血的化生与运行和五脏均相关，故临床上脑的病变也从五脏论治。

二、女子胞

女子胞，又称胞宫、子宫、子处，位于小腹部，在膀胱之后，直肠之前，下口与阴道相连，呈倒置的梨形，是女性的内生殖器官。

（一）主要生理功能

女子胞具有主持月经和孕育胎儿的功能。

1. 主持月经

月经，又称月信、月事、月水，是女性生殖功能发育成熟后周期性子宫排血的生理现象。女子到 14 岁左右，肾中精气渐盛，产生天癸，生殖器官逐渐发育成熟，子宫发生周期性变化，1 个月左右周期性排血一次，即月经来潮。49 岁左右，肾气渐衰，天癸竭绝，月经闭止。可见，月经的产生，是脏腑经脉气血及天癸作用于女子胞的结果。女子胞是产生月经的器官，其功能正常与否直接影响月经的来潮。

2. 孕育胎儿

胞宫是女性孕育胎儿的器官，女子受孕之后，月经停止来潮，脏腑经络气血皆下注于冲任，到达胞宫以养胎。胎儿在母体子宫中生长发育，直至成熟而分娩。

（二）与脏腑经络的关系

女子的月经来潮和孕育胎儿是个复杂的生理过程，与脏腑、经络及天癸、气血有着密切的关系。

女子以血为本，经水为血液所化，妊娠也需聚血养胎，血液的生成与运行均依赖相关脏腑的功能。其中，心主血脉而藏神，肝主疏泄而藏血，脾生血统血，在血液的化生及运行过程中有着重要的调节作用。所以，脏腑安和，血脉流畅，血海充盈，则经候如期，胎孕乃成。

天癸与女子胞的发育成熟、月经按时来潮及定时排卵都有密切的关系。进入青春期，在天癸作用下，生殖器官发育成熟，能正常排卵行经，为孕育胎儿准备条件。进入老年期，随着肾中精气衰减而天癸竭，月经停止，生殖能力也消失。

第四节　脏腑之间的关系

案例导入

梁某，男，18岁。

初诊（2006年7月9日）：患者诉经常腹泻，半年不愈。每食辛辣及精神紧张则加重，伴胁脘胀痛。诊见舌红，苔薄黄腻，脉弦。（《一名真正的名中医——熊继柏临证医案实录》）

问题：肝与脾之间在生理和病理上有何关系？

人体是一个统一的有机整体，各脏腑组织在生理上相互联系、相互协同、相互制约，在病理上相互传变、相互影响。

一、脏与脏之间的关系

心、肺、脾、肝、肾五脏虽有各自不同的生理功能和病理变化，但五脏之间存在着密切的联系。探讨五脏之间的关系，不能只局限于五行的生克乘侮，应以各脏的生理功能及特性为依据，重视脏与脏之间的功能联系及调节机制。

（一）心与肺

心与肺的关系，主要体现为心主血与肺主气，以及心主行血和肺司呼吸之间的相互为用关系。

心肺同居上焦，心主一身之血，肺主一身之气，两者相互协调，保证气血的正常运行，维持机体各脏腑组织的新陈代谢。一方面，血液的正常运行，必须依赖于心气的推动，而肺朝百脉，可助心行血，是血液正常运行的必要条件；另一方面，正常的血液循环，又能维持肺主气、司呼吸功能的正常进行。其中，宗气是联结心肺两脏功能的中心环节。宗气具有贯心脉行血气、走息道司呼吸的功能，从而加强了血液循行与呼吸运动之间的协调平衡。病理上，若肺气虚弱，行血无力或肺失宣肃，肺气壅塞，均可影响心的行血功能，导致心血瘀阻，出现心悸、唇青、舌紫等症；反之，若心气不足、心阳不振，血行不畅，也可影响肺的呼吸功能，出现胸闷、咳喘等症。

（二）心与脾

心与脾的关系，主要表现在血液的生成和运行方面的相互为用、相互协同。

心主血脉，心为阳脏，脾受心血供养、心阳温煦以维持其正常的运化功能。脾主运化而为气血生化之源，水谷精微通过脾的转输升清作用，上输于心肺，贯注于心脉而化赤为血，以保证心血充盈。病理上，若脾失健运，化源不足，可导致血虚而心失所养；而劳神思虑过度，既耗心血，又损脾气，均可形成心脾两虚之证，出现心悸、失眠、多梦、腹胀、食少、体倦乏力、精神萎靡、面色无华等症，治以补养心脾之法。

血液在脉中正常运行，既有赖于心气的推动，又依赖脾气的统摄，使血行通畅而又循经不逸出脉外。因此，心行血与脾统血的协调配合是血液正常运行的重要条件。病理上，若心气不足，行血无力，常导致血瘀；若脾气虚损，统摄无权，常导致出血。

（三）心与肝

心与肝的关系，主要表现在血液运行以及精神情志调节两个方面的相互协调。

心主血脉，心气旺盛，心血充盈，则血行正常，使肝有所藏。肝主藏血，可贮藏血液、调节血量、防止出血；肝主疏泄，调畅气机，又可促进血行。心肝两脏相互配合，共同维持血液的正常运行。病理上，心血虚与肝血虚常常同时并见，表现为面色无华、心悸、爪甲不荣、月经量少色淡等心肝血虚之证。此外，心血瘀阻可累及肝，肝血瘀阻亦可累及心，导致心肝血瘀的病理变化。

心藏神，主宰精神、意识、思维及情志活动；肝主疏泄，调畅精神情志。二者相互为用，共同调节精神情志活动。心血充盈，心神清明，有助于肝气疏泄，情志舒畅；肝气条达，肝血充足，亦有助于心神内守。病理上，心神不安或肝气郁结常互相影响，出现以精神恍惚、情绪抑郁为主症的心肝气郁证；心火亢盛与肝火亢逆常常并存或相互引动，出现以心烦失眠、急躁易怒为主症的心肝火旺证。

（四）心与肾

心与肾的关系，主要表现为水火既济、精神互用以及君相安位。

水火既济。心居上焦属阳，在五行属火；肾居下焦属阴，在五行属水。根据阴阳水火升降理论，在上者宜降，在下者宜升，升已而降，降已而升。故心火（阳）宜下降于肾，以温肾阳，使肾水不寒；肾水（阴）宜上济于心，以滋心阴，使心火不亢。心与肾之间的阴阳水火升降互济，维持了两脏之间生理功能的协调平衡，称为“心肾相交”“水火既济”。病理上，若肾阴不足，不能上济于心，或心火亢盛，下劫肾阴，常出现心烦、失眠、心悸、眩晕耳鸣、腰膝酸软、男子梦遗，女子梦交等“心肾不交”表现。此外，临床尚有因肾阳虚于下，无力鼓动肾阴上济以制约心火，或心火旺于上，不能下温肾水所致的以“上热下寒”为特点的“心肾不交”证，表现为心烦、失眠、腰膝冷，夜尿频多等症。

精神互用。心藏神，肾藏精。精能化气生神，神能控精驭气，故积精可以全神，神清可以控精。另外，心肾精血互化也为心肾精神互用提供了物质基础。心血可充养肾精，以化髓充脑；肾精能化生心血，以安心神。故肾精亏虚或心血不足均可导致脑髓亏虚、心神失养，出现健忘、失眠、多梦、头昏、耳鸣等症。

君相安位。心为君火，肾藏相火。君火在上，为一身之主宰；相火在下，系阳气之根。相火秘藏，则心阳充足；心阳充盛，则相火亦旺。君火相火，各安其位，则心肾上下交济。病理上，君相之火不足，心阳虚与肾阳虚互为因果，导致心肾阳虚之证，可见畏寒肢冷、心悸怔忡、胸闷气喘、腰膝酸软、肢体浮肿、小便不利等症。

（五）肺与脾

肺与脾的关系，主要表现在气的生成与津液代谢两个方面的协同作用。

肺主呼吸，吸入自然清气；脾主运化，化生水谷精气。两者结合生成宗气，宗气是一身之气的重要组成部分。脾化生的水谷精微有赖于肺气的宣降以输布全身，而肺维持其生理功能所需水谷精微又依靠脾气运化以生成。只有肺脾两脏协同作用，才能保证气的生成与输布正常。病理上，若久病咳喘，耗伤肺气，影响及脾；或脾气虚弱，生气不足，影响及肺，均可导致肺脾气虚之证，出现神疲乏力、咳嗽气喘、少气懒言、食少、腹胀、便溏等症。

肺气宣降通调水道，使津液正常输布与排泄；脾主运化水饮，促进津液正常生成与输布。肺脾两脏协调配合，相互为用，是保证津液代谢正常的重要环节。病理上，若脾失健运，水湿内停，可影响到肺气宣降；肺失宣降，水道不畅，亦可导致水湿困脾，两脏病变相互影响，导致津液代谢失常，形成痰饮、水肿等证。故有“脾为生痰之源，肺为贮痰之器”之说。

（六）肺与肝

肺与肝的关系，主要体现在人体的气机升降调节方面。

肺主气，调节全身气机；肝主疏泄，可调畅气机，两脏都与气的运行密切相关。但肝气以升发为宜，肺气以肃降为顺，肝升肺降，升降协调，对全身气机调畅，气血调和，起着重要的调节作用，二者既相互制约，又相互为用。病理上，肝肺病变可相互影响。若肝郁化火，或肝火上炎，灼伤肺阴，可导致肝火犯肺之证，出现咳嗽、胸痛、咯血等，五行学说称之为“木火刑金”或“木旺侮金”。反之，若肺失清肃，燥热内盛，也可影响及肝，出现咳嗽、胸胁胀痛、头痛、烦躁易怒等症。

（七）肺与肾

肺与肾的关系，主要表现在津液代谢、呼吸运动及阴阳互资三个方面。

肺主行水，为水之上源，肺气宣发，使津液外达腠理，肺气肃降，使津液下行至肾，但其行水的功能有赖于肾气、肾阳的推动温煦；肾为主水之脏，升清降浊，清者上达于肺，浊者下输膀胱，但其所蒸化及升降的津液，有赖于肺气的肃降。肺肾两脏协同作用，促进体内津液输布与排泄正常。病理上，因肺宣降失职或肾气化功能失常，均可导致津液代谢障碍，出现痰饮、水肿等证。

肺主气而司呼吸，肾藏精而主纳气。人体的呼吸运动，虽由肺所主，但亦需肾的纳气功能协助。肾精及肾气充盛，摄纳功能正常，肺吸入的清气才能下纳于肾，以维持呼吸的深度。故《景岳全书·杂证谟》说：“肺为气之主，肾为气之根。”病理上，肺气久虚，肃降失司，与肾气不足，摄纳无权，往往互为影响，导致肾不纳气，出现气短喘促、呼吸表浅、呼多吸少等症。

肺属金，肾属水，肺肾阴液，可相互资生。一方面，金能生水，肺阴充足，下输于肾，使肾阴充盈；另一方面，水能润金，因肾阴为诸阴之本，肾阴充盛，上滋于肺，使肺阴充足。病理上，肺阴不足与肾阴不足既可同时并见，亦可互为因果，最终导致肺肾阴虚之证，出现干咳音哑、潮热盗汗、颧红、腰膝酸软等症。

（八）肝与脾

肝与脾的关系，主要表现在饮食物消化及血液运行两方面的相互协调。

肝主疏泄，调畅气机，协调脾胃气机升降，并泌泄胆汁，促进脾胃对饮食物的消化吸收；脾气健运，水谷精微充足，气血生化有源，肝体得以濡养而使肝气冲和条达，有利于肝气疏泄。病理上，若肝失疏泄，气机郁滞，则影响脾的运化功能，导致肝脾不调，出现精神抑郁、胸闷太息、纳呆腹胀、肠鸣泄泻等症。若脾失健运，水湿内停，也可影响肝的疏泄功能，形成“土壅木郁”之证，出现纳呆食少、腹胀便溏、胸胁胀痛、恶心呕吐等症。

肝主疏泄，调畅气机，促进血行；肝主藏血，调节血量，防止出血，有助于脾生血统血。脾主运化，为气血生化之源，脾气健旺，生血有源，统血有权，使肝有所藏。肝脾相互协作，共同维持血液的正常运行。病理上，若脾气虚弱，血液生化无源而血虚，或统摄无权而出血，均可导致肝血不足，出现纳少、倦怠、视物模糊、肢体麻木，或妇女月经量少、色淡等症。此外，肝不藏血与脾不统血常同时并见，出现各种虚性出血，临床称为“藏统失司”。

（九）肝与肾

肝与肾的关系，主要表现在精血同源、藏泄互用以及阴阳互滋互制等方面。

肝藏血，肾藏精，精血同源于脾胃运化的水谷精微，且能相互资生转化，故有“精血同源”“肝肾同源”或“乙癸同源”（以天干配五行，肝属乙木，肾属癸水）之说。肾受五脏六腑之精而藏之，也需依赖肝血的滋养。病理上，肝血不足与肾精亏损多可相互影响，导致肝肾精血两亏，出现头昏目眩、耳聋耳鸣、腰膝酸软等症。

肝主疏泄，肾主封藏，二者之间存在着相互为用、相互制约的关系。肝气疏泄可促使肾气开阖有度，肾气闭藏可防肝气疏泄太过，从而调节女子的月经来潮、排卵和男子的排精功能。病理上，若肝肾藏泄失调，女子可见月经周期紊乱，经量过多或闭经，以及排卵障碍，男子可见阳痿、遗精、滑精或阳强不泄等。

由于肝肾同源，肝肾阴阳之间也存在着互滋互制的关系。肾阴与肾阳为五脏阴阳之本，肾阴滋养肝阴，共同制约肝阳，使肝阳不亢；肾阳资助肝阳，共同温煦肝脉，以防肝脉寒滞。而肝阴充足亦能促进肾阴充盛，肝肾阴阳之间的互生互制维持了肝肾功能的协调平衡。病理上，肾阴不足可累及肝阴，肝阴不足亦可累及肾阴，导致肝肾阴虚，阴不制阳而肝阳上亢，又称“水不涵木”，出现眩晕耳鸣、头胀头痛、面红目赤、急躁易怒、潮热、腰膝酸软等症。肾阳虚衰可累及肝阳，肝肾阳虚，不能温煦肝脉，以致肝脉寒滞，出现少腹冷痛、阳痿精冷、宫寒不孕等症。

（十）脾与肾

脾与肾的关系，主要表现在先后天相互资生以及津液代谢过程中的相互协同。

脾为后天之本，主运化，是气血生化之源；肾为先天之本，主藏精，为生命的本原。脾运化水谷的功能，有赖于肾气的激发推动，方能健旺；肾中精气必须得到脾运化的水谷精微的不断充养，方能充盛。概而言之，先天温养激发后天，后天补充培育先天。病理上，肾精不足与脾精不充，脾气虚弱与肾气亏虚，脾阳虚损与命门火衰，常可相互影响，互为因果。脾肾精虚多出现面色萎黄、肌肉瘦削、生长发育迟缓或未老先衰等症；脾肾气虚多表现为腹胀便溏、大小便失禁或虚喘乏力等症；脾肾阳虚多出现畏寒肢冷、腰腹冷痛、五更泄泻、完谷不化等症。

脾主运化水饮，输布津液，有赖于肾气的蒸化及肾阳的温煦；肾为主水之脏，主持调节全身津液代谢，又须依赖脾气及脾阳的协助，即所谓“土能制水”。两脏相互配合，共同维持津液代谢平衡。病理上，若脾虚失运，水湿内生，可发展至肾虚水泛；而肾虚气化失职，水湿内蕴，也可影响脾的运化，最终均可导致脾肾两虚，津液代谢失常，出现尿少浮肿、腹胀便溏、畏寒肢冷等症。

二、腑与腑之间的关系

胆、胃、小肠、大肠、膀胱、三焦六腑共同的生理功能是受盛和传化水谷，故六腑之间的关系主要表现为各腑在饮食物的消化、吸收和排泄糟粕过程中的相互配合。

饮食进入人体，首先纳于胃中，经胃的腐熟进行初步消化，成为食糜，下降于小肠。小肠接受食糜，在胆汁的参与下进一步消化，并泌别清浊，清者为水谷精微，经脾气转输以营养全身，浊者为食物残渣，经胃气通降作用下传大肠。大肠传导糟粕，进一步吸收食物残渣中的水分，将食物残渣燥化后形成粪便，通过肛门排出体外。膀胱贮存尿液，经肾的气化作用而排泄于外。三焦通行诸气，运行水液，推动整个传化功能正常进行。可见，六腑在传化水谷的过程中需要相互配合，不断地由上而下传送，保持虚实更替，才能共同完成饮食物的消化、吸收与排泄。故六腑宜通不宜滞，其共同的生理特点是“泻而不藏”“实而不能满”“六腑以通为用，以降为顺”。

六腑在病理上相互影响，病变主要以腑气不降、传化不通为主。如胃有实热，津液被灼，可致大肠传导不利而大便燥结。大肠传导失常，肠燥便秘也可引起胃失和降，胃气上逆，出现嗳气、呕恶等症。又如胆火炽盛，每可犯胃，导致胃失和降，出现呕吐苦水等症。

三、脏与腑之间的关系

脏与腑的关系比较复杂，往往一个脏与多个腑，一个腑与多个脏均有生理、病理联系，但就其主要关系而言，表现为脏腑阴阳表里配合关系。脏属阴主里，腑属阳主表，一脏一腑，一阴一阳，一表一里，相互配合，组成心与小肠、肺与大肠、脾与胃、肝与胆、肾与膀胱等脏腑表里相合关系。

脏腑相合关系的依据主要有三：①经脉络属。即属脏的经脉络于所合之腑，属腑的经脉络于所合之脏。②生理配合。六腑的功能受五脏之气的调节，五脏的功能也有赖于六腑的配合。脏行气于腑，腑输精于脏。③病理相关。脏病可影响到其相合的腑，腑病也可影响到其相合的脏。因此，在治疗上，相应地就有脏病治腑、腑病治脏、脏腑同治诸法。可见，脏腑相合理论对指导临床有重要意义。

（一）心与小肠

手少阴心经属心络小肠，手太阳小肠经属小肠络心，心与小肠通过经脉相互络属构成表里关系。生理上，心主血脉，心阳温煦，心血濡养，有助于小肠化物等功能；小肠化物，泌别清浊，吸收水谷精微和津液，其清者经脾气上输于心肺，化赤为血，以养心脉。病理上，心经实火，可循经移热于小肠，影响小肠泌别清浊、主液的功能，引起尿少、尿赤涩刺痛、尿血等小肠实热的症状。反之，小肠有热，亦可循经上扰于心，出现心烦、失眠、舌赤糜烂等心火亢盛的症状。

（二）肺与大肠

手太阴肺经属肺络大肠，手阳明大肠经属大肠络肺，肺与大肠通过经脉相互络属，构成表里关系。生理上，肺气肃降与大肠传导功能之间有相互为用的关系。肺气清肃下降，并布散津液，能促进大肠的传导，有利于糟粕排出。大肠传导通畅，糟粕下行，亦有利于肺气肃降。病理上，肺气壅塞，失于肃降，气不下行，津不下达，可引起腑气不通，肠燥便秘；或肺气虚弱，肃降无权，大肠传导无力，亦可导致大便困难。反之，若大肠实热，传导不畅，腑气不通，也可影响到肺气肃降，出现胸满、咳喘等症。

（三）脾与胃

脾与胃同居中焦，以膜相连，足太阴脾经属脾络胃，足阳明胃经属胃络脾，脾与胃通过经脉相互络属，构成表里关系。脾胃同为后天之本、气血生化之源，脾与胃的关系，主要体现为水谷纳运协调、气机升降相因、阴阳燥湿相济三个方面。

1. 水谷纳运协调

胃主受纳、腐熟水谷，为脾主运化提供物质前提；脾主运化，消化食物，转输精微，为胃继续摄食提供条件及能量。两者密切配合，纳运协调，共同完成对饮食物的受纳、消化以及对水谷精微的吸收、转输。病理上，若脾失健运，可致胃纳不振，而胃气失和，亦可致脾失健运，最终导致脾胃纳运失调，出现纳少脘痞、腹胀、泄泻等。

2. 气机升降相因

脾胃同居中焦，脾气主升而胃气主降，相反而相成。脾气升则下焦肝肾之气皆升，胃气降则上焦心肺之气皆降，故脾胃称为脏腑气机升降的枢纽。在饮食物的消化吸收方面，脾主升清，将水谷精微向上输布，有助于胃进一步受纳和通降；胃主降浊，将受纳的水谷、初步消化的食糜及食物残渣通降下行，也有助于脾气升运。脾胃之气升降相因，既保证了脾胃纳运功能的正常，又维持着内脏位置的相对恒定。病理上，清气不升则浊气不降，浊气不降也影响清气的升发。故脾虚气陷与胃失和降往往同时并见，出现脘腹坠胀、头晕目眩、泄泻、呕吐、呃逆、嗳气等脾胃升降失常的病证。

3. 阴阳燥湿相济

脾为阴脏，以阳气为用，脾阳健则能运化升清，故性喜燥而恶湿；胃为阳腑，赖阴液滋润，胃阴足方能受纳腐熟而降浊，故性喜润而恶燥。脾易湿，得胃阳以温之，使脾不至于为湿所困；胃易燥，得脾阴以润之，使胃不至于燥。脾胃阴阳燥湿相济，才能保证两者纳运、升降协调。病理上，若湿浊困脾，脾失健运，可导致胃纳不振或胃气不降，出现纳呆、嗳气、呕恶、脘胀等症。胃阴不足，亦可影响脾运功能，出现饥不欲食、食入不化、腹胀便秘、消瘦、口渴等症。

（四）肝与胆

肝胆同居右胁，胆附于肝叶之间，足厥阴肝经属肝络胆，足少阳胆经属胆络肝，肝与胆通过经脉相互络属，构成表里关系。肝与胆的关系，主要表现在同司疏泄、共主勇怯等方面。

肝主疏泄，分泌胆汁；胆附于肝，藏泄胆汁。两者协调配合，使胆汁疏利到肠道，以助饮食物消化。肝气疏泄正常，能促进胆汁的分泌和排泄，而胆汁排泄通畅，又有利于肝气正常疏泄。病理上，若肝气郁滞，可影响胆汁疏利，或胆腑湿热，也影响肝气疏泄，最终均可导致肝胆气滞、肝胆湿热或肝胆火旺之证，出现精神抑郁、胸胁胀痛，或口苦、身目发黄，或急躁易怒等症。

《素问·灵兰秘典论》说：“肝者，将军之官，谋虑出焉。”“胆者，中正之官，决断出焉。”因此，胆主决断与人的勇怯有关，而决断又来自肝之谋虑，肝胆相互配合，人的情志活动正常，遇事能做出决断。病理上，若肝胆气滞，或胆郁痰扰，均可导致情志抑郁或惊恐胆怯等症。

（五）肾与膀胱

足少阴肾经属肾络膀胱，足太阳膀胱经属膀胱络肾，肾与膀胱通过经脉相互络属，构成表里关系。生理上，肾为主水之脏，开窍于二阴；膀胱贮尿排尿，是为水腑。膀胱的贮尿排尿功能，受肾气的调控。肾气充足，蒸化及固摄功能正常，则尿液生成正常，贮于膀胱并有度地排泄。膀胱贮尿排尿有度，也有利于肾主水的功能。因此，肾与膀胱相互协作，共同完成小便的生成、贮存和排泄。病理上，若肾气虚弱，蒸化无力，或固摄无权，则膀胱开阖失度，可出现尿少、癃闭或尿频、多尿、遗尿，甚至尿失禁等症。若膀胱湿热，开阖不利，可出现尿频、尿急、尿黄、尿短而痛，同时，伴有腰痛等影响于肾的症状。

小结

藏象指脏腑生理功能、病理变化表现于外的征象。它以脏腑为基础，分为五脏、六腑和奇恒之腑，五脏化生和贮藏精气，六腑受盛和传化水谷。

五脏包括肝、心、脾、肺、肾。心为阳脏，主血脉和主神志，与小肠相表里；肺为娇脏，主气司呼吸，宣发肃降，通调水道，朝百脉，主治节，与大肠互为表里；脾主运化，脾气主升，统摄血液，喜润恶燥，与胃互为表里；肝为刚脏，主疏泄，主藏血，与胆相表里；肾为先天之本，藏精，主水，主纳气，与膀胱互为表里。

六腑包括胆、胃、小肠、大肠、膀胱、三焦。胆贮藏、排泄胆汁和主决断；胃主受纳和腐熟水谷；小肠受盛化物，泌别清浊；大肠传化糟粕，主津液；膀胱贮存和排泄尿液；三焦总司全身的气机和气化，为水谷运行之道路。

奇恒之腑，是脑、髓、骨、脉、胆、女子胞的总称。脑主宰生命活动，主精神意识和主感觉运动，女子胞具有主持月经和孕育胎儿的功能。

心与肺的关系，主要体现为心主血与肺主气，以及心主行血和肺司呼吸之间的相互为用关系，心与脾在血液的生成和运行方面相互为用，心与肝在血液运行以及精神情志调节两个方面的相互协调，心与肾表现为水火既济、精神互用以及君相安位，肺与脾在气的生成与津液代谢两个方面有协同作用，肺与肝调节人体的气机升降，肺与肾在津液代谢、呼吸运动及阴阳互资相互配合，肝与脾在饮食物消化及血液运行两方面的相互协调。肝与肾之间精血同源、藏泄互用以及阴阳互滋互制，脾与肾主要表现在先后天相互资生以及津液代谢过程中的相互协同。六腑之间的关系主要表现在饮食物的消化、吸收和排泄糟粕过程中的相互配合。

复习思考

一、单项选择题

1. 藏象学说主要是研究（　　）

A. 脏腑生理

B. 脏腑病理

C. 脏腑生理、病理之间的关系

D. 脏腑生理、病理及其相互关系

E. 脏腑组织器官结构形态

2. 五脏的生理特性是（　　）

A. 传化物而不藏，实而不能满

B. 藏精气而不泻，实而不能满

C. 传化物而不藏，满而不能实

D. 藏精气而不泻，满而不能实

E. 虚实交替，泻而不藏

3. 区分五脏、六腑、奇恒之腑三类的最主要依据是（　　）

A. 解剖形态的差异　B. 分布部位的不同　C. 功能特点的不同

D. 经脉阴阳属性的不同　E. 病理表现的不同

4. 与精神意识思维活动关系最密切的是（　　）

A. 心主血脉的生理功能　B. 肝主疏泄的生理功能　C. 脾主运化的生理功能

D. 肺主治节的生理功能　E. 肾主藏精的生理功能

5. 观察心主血脉的功能是否正常与哪项关系较小（　　）

A. 面色　B. 舌色　C. 爪色

D. 脉象　E. 胸部的感觉

6. 五脏六腑之大主是（　　）

A. 心　B. 肺　C. 脾

D. 肝　E. 肾

7. 将肺称为“娇脏”的主要依据是（　　）

A. 肺主一身之气　B. 肺外合皮毛　C. 肺通天气，不耐寒热

D. 肺为水之上源　E. 肺朝百脉

8. 肺为“水之上源”的主要依据是（　　）

A. 肺位最高，通调水道

B. 肺具有布散津液的功能

C. 肺具有输精于皮毛的功能

D. 肺为脏腑之华盖

E. 饮入于胃，上归于肺

9. 下列哪项不属于肺气宣发的生理作用（　　）

A. 排出体内浊气

B. 宣散卫气

C. 将津液输布全身，外达皮毛

D. 将代谢后的津液化为汗液排出体外

E. 使全身的血液会聚于肺

10. 脾统血的主要作用机理是（　　）

A. 控制血液的流速

B. 控制内脏的血液容量

C. 控制外周血液容量

D. 控制血液在脉道内的运行

E. 控制血液上荣头目

11. 脾主运化指（　　）

A. 运化水湿　　B. 运化水液　　C. 运化水谷和水液

D. 运化水谷　　E. 化生血液

12. 五脏中，具有"以升为健"特点的脏是（　　）

A. 心　　B. 肝　　C. 脾

D. 肾　　E. 肺

13. 大怒主要影响机体的（　　）

A. 呼吸功能　　B. 疏泄功能　　C. 藏精功能

D. 气化功能　　E. 运化功能

14. 下列哪一项与肝的疏泄功能关系最不密切（　　）

A. 情志的舒畅　　B. 脾胃的运纳　　C. 血液的循行

D. 津液的输布　　E. 呼吸运动的正常

15. 下列不属于肝的主要生理功能的是（　　）

A. 调节全身水液代谢　　B. 调节全身血量　　C. 调节全身阴阳

D. 调畅全身气机　　E. 调节一切情志活动

16. 在肾的闭藏功能中，最具有生理意义的是（　　）

A. 纳气归肾，促进元气的生成

B. 固摄二便，防止二便失禁

C. 固摄水液，防止水液无故流失

D. 固摄精气，防止精气无故散失

E. 摄纳阳气，防止阳气浮越于上

17. “天癸”的产生取决于（　　）

A. 先天禀赋的强弱　　B. 元气的充沛　　C. 肾阴肾阳的协调平衡

D. 肾中精气的充盈　　E. 后天之精的充养

18. 维持呼吸深度需哪脏的功能（　　）

A. 肝　　B. 肺　　C. 心

D. 肾　　E. 脾

19. 气机升降之“枢”是指（　　）

A. 肺主呼气，肾主纳气　　B. 心火下降，肾水上升　　C. 脾主升清，肺主肃降

D. 脾气主升，胃气主降　　E. 肝主升发，肺主肃降

20. “肾为气之根”主要是指肾（　　）

A. 肾阳　　B. 肾为先天之本　　C. 肾藏精

D. 肾主纳气　　E. 肾主水液

二、名词解释

1. 藏象　2. 肺主治节　3. 肝气郁结　4. 肝藏魂

5. 肾阴　6. 脾主统血　7. 肺主行水　8. 天癸

三、填空题

1. 五脏的共同功能是 ______ 精气，五脏的共同功能是 ______ 水谷。

2. 藏象学说常以 ______ 来概括整个消化系统的生理功能。

3. 藏象学说的形成以 ______ 的观察为主要方法。

4. 肾气推动和调控脏腑气化，这一过程是通过肾气的两种成分 ______ 和 ______ 来实现的。

5. 脾为 ______ 之本，______ 之源。

四、简答题

1. 如何理解“心主身之血脉”？

2. 简述肺主治节功能的具体作用。

3. 肝的疏泄功能失常主要表现为哪两方面的病理变化？

4. 简述肾主水功能的具体作用。

5. 六腑的共同生理功能和生理特点是什么？

第三章

精、气、血、津液

【学习目标】

掌握气、血、津液的概念和功能；掌握气、血的生成、运动与分类。

掌握津液的生成、输布和排泄。

掌握气与血、气与津液、血与津液之间的关系。

熟悉精的概念、分类及功能。

熟悉精与气、精与血、精与津液之间的关系。

案例导入

薛某，女，42岁，教师。患者自诉近半年来月经量减少，记忆力明显减退，夜间多梦易醒，醒后难以入睡。面色萎黄，大便3～5日一行，舌质淡，脉细弱无力。经医生诊断为血虚所致。

问题：为何血虚会出现以上症状？应如何进行治疗？

精、气、血、津液是构成人体和维持人体生命活动的基本物质，一方面，脏腑、经络等的生理活动所需要的能量，主要来源于精、气、血、津液；另一方面，精、气、血、津液的生成和代谢，又依赖于脏腑、经络等的正常生理活动。因此，无论在生理方面，还是在病理方面，精、气、血、津液和脏腑、经络等组织器官之间，始终存在着相互影响、互为因果的密切关系。

第一节　精

精的概念，来源于中国古代哲学气一元论中的“精气说”。以《管子》为代表认为精气是最细微而能变化的气，是最细微的物质，是世界的本原，是生命的来源，称为哲学之精。精气学说对中医学整体观念的构建、精气生命理论的构建有重要的影响；同时，精在生命层面的孕育化生能力，构成了人体多种功能与形态；并且以生命之精为基础产生了一系列精的分化。

一、精的概念

在中医学中，精有多种含义。精的本始含义是指具有繁衍后代作用的生殖之精，称为狭义之精。从精华、精微之意的角度理解，人体之内的血、津液、髓以及水谷精微等一切精微物质，均属于广义之精的范畴。精是化生和维持人体生命活动的最基本物质，是一类概念的总称，是构成人体各个方面最基本的生命物质，它包括由禀受于父母的生命物质与后天水谷精微相融合而形成的一种精华物质，是人体生命的本原。

二、精的生成

从生成来源划分，精有先天之精和后天之精之分。

先天之精，又称为元精，禀受于父母，是构成胚胎的原始物质，是人体之精的起点，藏于肾中。后天之精主要源于饮食物的精微物质，是充养生命的基本物质。元精以先天之精为本，同时需要后天之精的不断充养。先后天之精相互促进，相互辅助，使人体之精逐渐充盛。无论是先天不足或是后天失养，均可引起精虚不足的病理变化。

三、精的主要功能

精除了具有繁衍生命的重要作用外，还具有濡养、化血、化气、化神等功能。

（一）繁衍生命

生殖之精与生俱来，为生命起源的原始物质，具有生殖以繁衍后代的作用。在生殖过程中，父母将生命物质通过生殖之精遗传给后代。这一给予后代的生命遗传物质，即是新生命的“先天之精”。由此可见，精是繁衍后代的物质基础，肾精充足，则生殖能力强；肾精不足，就会影响生殖能力。故补肾填精是临床上治疗不育不孕等生殖功能低下的重要方法。

（二）濡养脏腑

饮食经脾胃消化吸收，水谷精微不断地输布到五脏六腑等全身各组织器官之中，起着滋养作用，维持人体的正常生理活动。其剩余部分则归藏于肾，储以备用，肾中所藏之精，既贮藏又输泄，如此生生不息。先天之精与后天之精充盛，则脏腑之精充盈，肾精充盛，全身脏腑组织官窍得到精的充养，各种生理功能得以正常发挥。若先天禀赋不足，或后天之精化生有碍，则肾精亏虚，五脏之精随之而衰，脏腑组织官窍得不到精的充分濡养和支持，其功能则不能正常发挥，甚至衰败。

（三）生髓化血

肾藏精，精生髓，脑为髓海。故肾精充盛，则脑髓充足而肢体行动灵活，耳目聪敏。精盈髓充则脑自健，脑健则能生智慧，强意志，利耳目，轻身延年。髓居骨中，骨赖髓以养。肾精充足，则骨髓充满，骨骼因得髓之滋养而坚固有力，运动轻捷。齿为骨之余，牙齿亦赖肾精生髓而充养，肾精充足则牙齿坚固而有光泽。

精生髓，髓可以转化为血，是血液生成的来源之一。因而肾精充盈，则肝有所养，血有所充。故精足则血充，精虚则血虚。

（四）精化气

先天之精在肾间化生元气，元气化生后天之气。元气加上肺吸入的自然界清气，汇聚于胸中，可以生成宗气；元气散于五脏六腑则成为五脏六腑之气。精充则气足，机体生命活动旺盛，抗御外邪能力强，身体健康；精弱则气少，脏腑功能衰退，抗病能力下降，出现体弱多病、早衰。

（五）精含神

元神寄寓先天之精之中，五脏之神寄寓五脏之精中。各种情志所伤，最后都将会伤精，肾受五脏六腑之精而藏之，故神志之伤久必及肾。只有积精，才能全神，这是生命存在的根本保证。反之，精虚则神疲，精亡则神散。

第二节　气

一、气的概念

在中医学理论体系中，就生命物质系统而言，气是构成人体和维持人体生命活动的基本物质之一，是一种非常细微但活力很强、不断运动着的物质。

二、气的生成

人体之气主要来源于三个方面，一是禀受于父母生殖之精化生的先天之精气，为人体之气的根本。二是来源于脾胃运化的水谷精微之气。三是肺吸入的自然界清气。三者协同作用，生成一身之气。

肾为先天之本，主藏精。先天之精可化生元气，元气是人体之气的根本，因而肾藏精，精可化气，对于气的生成至关重要。精充则气足，精耗则气衰。

脾胃为后天之本，气血生化之源。脾气主升，将水谷之精布散全身脏腑经脉，水谷之精气可化生为营气、卫气，和肺吸入的清气结合则可生成宗气，同时可以补充元气，是人体气的主要来源。

肺主气，司呼吸，是人体内外气体交换的场所。肺将吸入的清气与脾气上输的水谷之气二者结合起来，生成宗气，从而促进了全身气的生成。

三、气的主要功能

（一）推动作用

气的推动作用主要表现在激发和促进人体的生长发育及各脏腑、经络等组织器官的生理功能，推动精、血的生成和运行，推动津液的生成、输布和排泄等。如果气的推动作用减弱，临床可表现为生长发育迟缓或早衰，脏腑、经络等组织器官的生理活动减弱，血和津液的生成不足和运行迟缓，引起血虚、血液运行不利和水液停滞等病理变化。

（二）温煦作用

气的温煦作用，可使人体维持相对恒定的体温；有助于各脏腑、经络、形体、官窍进行正常的生理活动，有助于精血津液的正常溢泄、循行和输布。如果阳气不足，温煦作用减退，就会出现畏寒喜热、四肢不温、体温低下、血和津液运行迟缓等虚寒之象。

（三）防御作用

气的防御作用，主要体现在护卫全身肌表，防御外邪入侵，除去侵入人体的病邪。气的防御功能决定着疾病的发生、发展和转归。若气的防御作用减弱，会导致全身的抗病能力低下，机体易患疾病以及患病后缠绵难愈。

（四）固摄作用

气的固摄作用，主要是指气对于体内血、津液、精等液态物质的统摄和控制作用，防止其无故流失。具体表现在：固摄血液，可使血液在脉内正常运行，防止其溢出脉外；固摄汗液、尿液，唾液、胃液、肠液等，控制其分泌量、排泄量，以防止其过多排出及无故流失；固摄精液，防止其妄加排泄。

若气的固摄作用减弱，能导致体内液态物质大量流失。如气不摄血，可导致各种出血；气不摄津，可导致自汗、多尿或小便失禁、流涎、泛吐清水、泄泻滑脱等；气不固精，可出现遗精、滑精和早泄等病证。

（五）气化作用

气化，是指通过气的运动而产生的各种变化。具体地说，是指精、气、血、津液各自的新陈代谢及其相互转化。人体气化作用的过程，实际上就是体内物质代谢的过程。例如，饮食水谷转化成水谷精气，化生精、气、血、津液等，津液经过代谢，转化成汗液和尿液；饮食物经过消化和吸收后，其残渣转化成糟粕等，都是气化作用的具体表现。如果气化功能失常，则可影响到精、气、血、津液的新陈代谢；影响到饮食物的消化吸收；影响汗液、尿液和粪便等的排泄，从而形成各种代谢异常的病变。

（六）营养作用

营养作用是指气对人体脏腑经络组织器官及精神活动具有营养作用。气是构成人体和维持生命活动的基本物质，具有物质的特性。由水谷精气所化生的营气和卫气，具有营养全身的作用。

（七）中介作用

人体是一个有机整体，气是脏腑组织器官之间相互联系的中介。人体内各种生命信息，都可以通过气在体内升降出入来感应和传递。例如，脏腑精气盛衰可以通过气的传导而反映于体表相应的组织器官；内部脏腑之间可以通过经络或三焦等通道，以气为载体传递信息，加强联系，维护协调。针灸、按摩或其他外治方法等刺激和信息，也是通过气的感应运载而传导于内脏，达到调节机体生理活动协调的目的。

四、气的运动

气的运动称作气机，升、降、出、入是气运动的基本形式。气机是人体生命活动存在的标志，人体通过脏腑气机的升降出入运动，把摄入体内的空气和水谷转化为气、血、津、液、精等，完成物质和能量的代谢过程。气的运动一旦停止，也就意味着生命活动的终止。

人体脏腑、经络、形体、官窍，都是气升降出入的场所，脏腑之气的运动规律，体现了脏腑生理活动的特性，也体现了脏腑之气运动的不同趋势。以五脏为例，心肺在上，在上者宜降；肝肾在下，在下者宜升；脾胃居于中焦，脾气主升，胃气主降，称为气机升降的枢纽。就六腑而言，六腑传化物而不藏，以通为用，以降为顺，降中寓升。气的升降出入运动正常，称为“气机调畅”，方能维持的正常生理活动，使机体与外界环境不断地新陈代谢，保证了生命活动的物质基础——气的不断自我更新。

当气的运动出现异常变化，升降出入之间失去协调平衡时，称为“气机失调”。气的运行受阻而不畅通时，称作“气机不畅”；受阻较甚，局部阻滞不通时，称作“气滞”；气的上升太过或下降不及时，称作“气逆”；气的上升不及或下降太过时，称作“气陷”；气的外出太过而不能内守时，称作“气脱”；气不能外达而郁结闭塞于内时，称作“气闭”。

五、气的分类

人体之气根据主要组成部分、分布部位和功能特点的不同，又有各种不同的名称，如元气、宗气、营气、卫气等。

（一）元气

元气，又名“原气”“真气”，是人体最根本、最重要的气，是人体生命活动的原动力。

1. 生成与分布

元气主要由肾所藏的先天之精所化生。元气充盛与否，不仅与来源于父母的先天之精有关，而且与脾胃运化功能、饮食营养及化生的后天之精是否充盛有关。若因先天之精不足而导致元气虚弱，可以通过后天的培育补充而使元气充实。元气根于肾，以三焦为通路，分布全身，内至五脏六腑，外达肌肤腠理，无处不到。

2. 生理功能

元气的生理功能主要有两个方面：一是推动和调节人体的生长发育和生殖功能；二是推动和调控各脏腑、经络、形体、官窍的生理活动。若因先天禀赋不足，或因后天失调，或因久病损耗，以致元气的生成不足或耗损太过，就会形成元气虚衰而产生种种病变，如生长发育迟缓、生殖功能低下、未老先衰，以及全身各脏腑组织生理功能低下的病理改变。

（二）宗气

宗气是由水谷精微之气与自然界清气相结合生成而积于胸中之气，属于后天之气。宗气在胸中积聚之处，称作“气海”，又称“膻中”。

1. 生成与分布

宗气的生成有两个来源：一是脾胃运化而生成的水谷精气；一是肺从自然界吸入的清气。二者在胸中积聚，相互结合而生成宗气。因此，脾胃的运化和肺主气、司呼吸的功能是否正常，对宗气的生成和盛衰有着直接的影响。宗气聚集于胸中，一方面上出于肺，循喉咙而走息道；一方面贯注于心脉，沿三焦向下运行于脐下丹田，由气海向下注入气街，再下行于足。

2. 生理功能

一是走息道以行呼吸。宗气上走息道（呼吸道），助肺的呼吸和发声功能。凡是呼吸、语言、声音的强弱，都与宗气的盛衰有关。宗气充盛则呼吸均匀，语言清晰，声音洪亮。宗气不足，则呼吸短促微弱，语声低微。

二是贯心脉以行气血。气血的运行、心搏的强弱及其节律、肢体的寒温和活动能力、视听等感觉能力等，皆与宗气的盛衰有关。宗气充盛则脉搏徐缓，节律一致而有力，宗气不足，则脉的节律不匀，或微弱无力。

（三）营气

营气是行于脉中而富于营养作用的气，又称“荣气”“营血”“营阴”等。营气主要是由脾胃运化的水谷精气所化生。营气分布于血脉之中，成为血液的组成部分而循脉运行全身，内入脏腑，外达肢节，终而复始，环周不休。

营气注入脉中，化为血液。营气和津液均是构成血液的主要成分，故说营气有化生血液的功能。营气循血脉流行于全身，五脏六腑、四肢百骸都得到营气的滋养，才能发挥正常的生理功能。

（四）卫气

卫气是运行于脉外而具有保卫作用的气，又称为“卫阳”。

卫气来源于脾胃运化的水谷之悍气。卫气的特性是“慓疾滑利”。它的活动力特别强，流动迅速。卫气运行于脉外，不受脉管约束，外至皮肤肌腠，内至胸腹脏腑，布散全身。

卫气有防御外邪、温养全身和调控腠理的生理功能。卫气布达于肌表，具有保卫作用，抵抗外来的邪气，使之不能入侵人体。因此，卫气充盛，机体不易患病；卫气虚弱，则易感受外邪而发病。卫气是产生热量的来源。卫气充足，温养机体，可维持人体体温的相对恒定。卫气布散于肌表，通过调节汗液的排泄，维持人体相对恒定的体温。当卫气虚弱时，则调节腠理开阖的功能失职，可出现无汗，或多汗或自汗等病理表现。

人体的气，除了上述最重要的四种气之外，还有“脏腑之气”“经络之气”等。

第三节　血

一、血的概念

血，即血液，是循行于脉中而富于营养的红色液体，是构成人体和维持人体生命活动的基本物质之一。血主于心，藏于肝，统于脾，布于肺，根于肾，有规律地循行脉管之中，在脉内营运不息，充分发挥灌溉一身的生理效应。

二、血的生成

营气和津液是血液的主要构成成分，肾精是化生血液的基本物质。血液的化生是在多个脏腑的共同作用下得以完成的。

脾胃为血液生化之源。脾胃运化的水谷精微所产生的营气和津液，是化生血液的主要物质。脾胃运化功能的强弱，饮食水谷营养的充足与否，均直接影响着血液的化生。若脾胃虚弱，运化失职，或长期饮食营养不良，都可导致血液化生不足，而形成血虚证。故临床治疗血虚，首先要强调补益脾胃。

心肺对血液的生成起重要作用。中焦脾胃运化的水谷精微，由脾上输于心肺，与肺吸入的清气相结合，灌注心脉，在心气的作用下变化而成红色的血液。

肾藏精，精生髓，髓生血。肾精是化生血液的基本物质之一。肾中精气充足，则血液化生有源；若肾精不足，则导致血液生成不足。

综上所述，血液是以水谷精微和精髓为主要物质基础，在脾胃、心肺、肾等脏腑的共同作用下而完成生成过程。

三、血的主要功能

（一）营养和滋润作用

血具有营养和滋润全身的生理功能，具体表现在面色的红润、肌肉的丰满和壮实、皮肤和毛发的润泽有华、感觉和运动的灵活自如等方面。如果血的生成不足或过度耗损，则引起全身或局部血虚失养的病理变化，出现头昏目花、面色萎黄、毛发干枯、肌肤干燥、肢体或肢端麻木或运动无力等临床表现。

（二）精神活动的物质基础

血是人体精神活动的主要物质基础，只有血液充盛，才能产生充沛而舒畅的精神活动。反之，血液亏耗，血行异常时，都可能出现不同程度的精神情志方面的病证，如精神疲惫、健忘、多梦、失眠、烦躁、惊悸，甚则可见神志恍惚，或神昏、谵语等神志失常的多种异常表现。

四、血的运行

血液运行于脉道之中，循环不已，流布全身，才能保证其营养全身生理功能的发挥。血液的正常运行，与心、肺、肝、脾等脏腑的功能密切相关。

心主血脉，心气推动血液运行。全身的血液，依赖心气的推动，通过血脉输送到全身。心气的充足与推动功能的正常与否在血液循行中起着主导作用。

肺朝百脉，助心行血。肺气宣发与肃降，调节全身的气机，随着气的升降而推动血液运行至全身。尤其是宗气贯心脉而行血气的功能，更突出了肺气在血行中的推动和促进作用。

肝主疏泄，调畅气机，是保证血行通畅的一个重要环节。肝有贮藏血液和调节血量的功能，可以根据人体各个部位的生理需要，在肝气疏泄功能的协调下，维持血液循环及流量的平衡，同时，肝藏血的功能也可以防止出血的发生。

脾主统血，脾气健旺则能控摄血液在脉中运行，防止血溢脉外。

可见，血液的正常运行，是在心、肺、肝、脾等脏器相互配合下完成的，其中任何一脏的生理功能失调，都可以引起血行失常的病变。

第四节 津 液

一、津液的概念

津液，是机体一切正常水液的总称，包括各脏腑组织器官的内在体液及其正常的分泌物。津液是构成人体和维持人体生命活动的基本物质之一。

津和液二者在性状、功能及其分布部位等方面均有所不同。一般认为，性质较清稀，流动性较大，布散于体表皮肤、肌肉和孔窍，并能渗注于血脉，起滋润作用的，称为津；性质较稠厚，流动性较小，灌注于骨节、脏腑、脑、髓等组织，起濡养作用的，称为液。津和液之间可以相互转化，故津和液常同时并称。

二、津液的代谢

津液的生成、输布和排泄过程，是诸多脏腑相互协调、密切配合而完成的，其中脾、肺、肾三脏的生理功能起着主要的调节作用，而肾的功能最为关键。

（一）津液的生成

津液来源于饮食水谷，通过脾、胃、小肠、大肠等有关脏腑的生理功能而生成。

胃主受纳腐熟，吸收饮食水谷中的部分水液。小肠泌别清浊，将水谷精微和水液大量吸收后并将食物残渣下送大肠。大肠主津，在传导过程中吸收食物残渣中的水液，促使糟粕成形为粪便。胃、小肠、大肠所吸收的水谷精微及水液，均上输于脾，通过脾气的转输作用布散到全身。可见，津液的生成主要与脾、胃、小肠、大肠等脏腑的生理活动有关。

（二）津液的输布

津液的输布主要是依靠脾、肺、肾、肝和三焦等脏腑生理功能的协调配合来完成的。

脾运化水液作用。一方面脾将津液上输于肺，通过肺的宣发肃降，再得以将津液布散全身。另一方面，脾也可以将津液直接向四周布散至全身。若脾失健运，津液输布代谢障碍，水液停聚，或为痰饮，或为水肿，胀满痞塞。

肺通调水道作用。肺接受脾转输来的津液，一方面通过宣发，将津液向身体外周体表和上部布散，另一方面通过肃降，将津液向身体下部和内部脏腑输布，并将脏腑代谢后产生的浊液向肾和膀胱输送，故称“肺为水之上源”。若肺气宣发肃降失常，津液运行障碍，水停气道而发为痰饮，甚则水泛形成水肿。

肾为水脏，对津液输布代谢起着主宰作用。一方面，肾对人体整个水液输布代谢具有激发推动和调控作用。另一方面，肾脏本身也是参与津液输布的一个重要环节。由脏腑代谢产生的浊液，通过肺气的肃降作用向下输送到肾和膀胱，经过肾气的气化作用，将其中的清者重新吸收而参与全身水液代谢，将其浊者化为尿液排泄。这一升清降浊作用对维持整个水液输布代谢的平衡协调有着重要意义。若肾气亏虚，必然影响津液的正常输布，出现津液代谢障碍，甚至水肿的病理变化。

肝主疏泄，调畅气机，津液的输布赖气的升降出入运动，气行则津布。若肝失疏泄，气机郁结，水液停滞，则会产生痰饮、水肿，以及痰气互结的梅核气、瘿瘤、臌胀等病证。

三焦为水液运行的通路。三焦气化正常，水道通利，津液才能升降出入，在体内正常地流注布散。若三焦水道不利，也会导致水液停聚，发为多种病证。

（三）津液的排泄

津液的排泄主要通过排出尿液和汗液来完成，呼气和粪便也会带走一些水分。因此，津液的排泄主要与肾、肺、脾、大肠、膀胱的生理功能有关。由于尿液是津液排泄的最主要途径，因此肾脏的生理功能在津液排泄中的地位最为重要。

三、津液的功能

津液主要功能是滋润和濡养作用。如润泽皮毛肌肤，濡润眼、鼻、口等官窍，濡养脏腑，充养骨髓与脑髓，滑利关节等。此外，渗入血脉的津液，成为血液的重要组成部分，并且具有充养和滑利血脉的作用。

另外，津液的代谢对调节机体内外环境的阴阳相对平衡起着十分重要的作用。气候炎热或体内发热时，津液化为汗液向外排泄以散热，而天气寒冷或体温低下时，津液因腠理闭塞而不外泄，如此则可维持人体体温相对恒定。

第五节　精、气、血、津液之间的关系

精、气、血、津液都是构成人体和维持生命活动的基本物质，它们在形状、功能、分布上虽然有所不同，但彼此之间却关系密切。在生理上相互协调、相互为用，在病理上相互影响。

一、精与气的关系

（一）气能生精

气的运行不息能促进精的化生。肾中所藏之精以先天之精为基础，赖后天水谷之精的不断充养才得以充盛。只有全身脏腑之气充足，功能正常，才可以运化吸收水谷精微，于是五脏六腑之精充盈，流注于肾而藏之。可见，精的化生依赖于气的充盛。因此，气虚则

精的化生不足，从而导致精虚病证，治疗上也常常采用补气生精的方法。

（二）气能摄精

气不但能促进精的化生，而且又能固摄精，使精聚而充盈，使精有规律地排泄。若肾中精气不足，则可导致男子遗精、滑精等失精病。

（三）精能化气

气能生精，精可化气，精与气之间相互化生。如先天之精化为元气，水谷之精化为谷气。精足则气旺，精虚则气衰。临床中，精虚及失精患者常常同时见到气虚的病理表现。

二、精与血的关系

精血同源。精与血都由水谷精微化生和充养，化源相同；两者之间又互相资生，互相转化，并都具有濡养和化神等作用。肾为藏精之脏，故肾精化血的意义更为重要。故治疗血虚时，常常会加入补肾填精的方药。

三、精与津液的关系

精、血、津液的化生都源于脾胃运化的水谷精微，精血同源互化，津血同源，故精与津液亦是同源同化。在病理情况下，精虚亦可引起津液不足，反之津液亏耗也可导致精虚。

四、气与血的关系

气与血的关系可概括为“气为血之帅”和“血为气之母”两个方面。

（一）气为血之帅

1. 气能生血

气能生血的含义有两个方面：一是指气化是血液生成的动力；二是气为化生血液的原料。气旺，则化血充足；气虚，则化生血的功能弱，甚则可导致血虚。因此，在治疗血虚的病证时，常常配合应用补气的药物以提高疗效。

2. 气能行血

气能行血，是指气的推动作用是血液运行的动力。气行则血行，气虚则推动无力；气滞则血行不利、血行迟缓或阻滞于脉络，结成瘀血。气机逆乱，血行亦随气的升降出入异常而逆乱。治疗血行失常的病证时，常分别配合应用补气、行气、降气、升提的药物，才能获得较好效果。

3. 气能摄血

气能摄血，是指气可以统摄血液在脉中循行而不逸出脉外。气摄血主要依靠脾气的统血功能。如果脾气虚弱，固摄血液的作用减弱，可导致各种出血的病证。治疗这些出血病变时，必须用补气摄血的方法，才能达到止血的目的。

（二）血为气之母

血为气之母，包含血能载气和血能养气两个方面。

1. 血能载气

血液是气的载体之一。由于气的活力很强，易于弥散，所以气必须依附于血和津液而存在于体内。大出血的患者，气无所依附，也随之大量丢失，出现气随血脱之证，所以在治疗大出血时，往往多用益气固脱的方法。

2. 血能养气

气的充盛及其功能发挥离不开血液的濡养。气存在于血液中，血液循环流布于周身，能够不断地为各脏腑组织之气提供营养物质，使其持续地得到补充，保持充足旺盛。所以，血足则气旺，血虚则气衰。血虚的患者往往兼有气虚的表现，治疗时需要补气养血兼顾。

五、气与津液的关系

气与津液相对而言，气属阳，津液属阴。气与津液的关系与气与血的关系相似。

（一）气能生津

气能生津是指气化作用可促进津液的生成。气是津液生成的动力，津液的生成依赖于气的推动作用。脾胃等脏腑之气充盛，则化生津液的力量正常，人体津液充足。若脾胃等脏腑之气虚亏，则化生津液力量减弱，导致津液不足的病变，治疗时往往采用补气生津的方法。

（二）气能行津

气是津液在体内正常输布运行的动力，津液的输布、排泄等代谢活动离不开气的推动作用和升降出入的运动。若气虚，推动作用减弱，气化无力进行，或气机郁滞不畅，气化受阻，都可以引起津液的输布、排泄障碍，并形成痰、饮、水、湿等病理产物，临床上要消除这些病理产物及其产生的病理影响，常常将利湿、化痰法与补气、行气法同时并用。

（三）气能摄津

气能摄津是指气能够控制调节津液的排泄，防止体内津液无故地大量流失。气通过对津液排泄的控制，维持着体内津液量的相对恒定。若气虚，固摄力量减弱，可能会出现多汗、自汗、多尿、遗尿、小便失禁等病理现象，临床上往往采取补气方法以控制津液的过多外泄。

（四）津能载气

津能载气是指津液是气在体内运行的载体之一，气的运行必须依附于津液。因此，津液的丢失，必定导致气的损耗，例如暑热病证，不仅伤津耗液，而且气亦随汗液外泄，出现少气懒言、体倦乏力的气虚表现。而当大汗、大吐、大泻等津液大量丢失时，气亦随之大量外脱，称之为“气随津脱”。因此，临床中在使用汗法、下法和吐法时，必须做到有所节制，中病即止，勿过多使用而导致变证。

六、血与津液之间的关系

血和津液都由饮食水谷精微所化生，都具有滋润濡养作用，二者之间可以相互资生，相互转化，这种关系称为“津血同源”。

津液是血液化生的重要组成部分。饮食水谷化生的津液，在心肺作用下，进入脉中，与营气相合，变化为血。其次，布散于肌肉、腠理等处的津液，也可以不断地渗入脉络，以化生和补充血液。

血液行于脉中，血液中的津液渗出脉外便化为津液，以濡润脏腑组织和官窍，也可弥补脉外津液的不足，有利于津液的输布代谢。其中，津液可化为汗液排泄于外，故又有“血汗同源”之说。

在病理情况下，血和津液之间也多相互影响。比如，当饮食水谷摄入不足，脾胃功能虚弱，或大汗、大吐、大泻，或严重烧烫伤时，脉外津液不足，不仅不能进入脉内以补充化生血液，脉内的津液成分反而渗出脉外，以补充津液的亏耗，因此导致血液的亏少，以及血液浓稠，流行不畅的病变。此时不能再用放血或破血疗法，以防血液和津液的进一步耗伤，即所谓“夺汗者无血”（《灵枢·营卫生会》）；如失血过多，可导致津液的损伤，出现口渴、尿少、皮肤干燥等病理改变。因此，对于失血患者，临床上不宜采用发汗等疗法，即“夺血者无汗”。

小结

精、气、血、津液是构成人体以及维持人体生命活动的基本物质。精有先天之精和后天之精，具有繁衍生命的重要作用外，还具有濡养、化血、化气、化神等功能；气是构成人体和维持人体生命活动的非常细微但活力很强、不断运动的基本物质，有推动、温煦、防御、固摄、气化等作用，升降出入是气运动的基本形式。血是循行于脉中而富于营养的红色液体，具有营养和滋润机体的作用，是精神活动的物质基础，运行于脉道之中，与心、肺、肝、脾等脏腑的功能密切相关。津液，是机体一切正常水液的总称，具有滋润和濡养机体，调节机体内外环境阴阳相对平衡的作用，津液的输布主要依靠脾、肺、肾、肝和三焦等脏腑生理功能的协调配合来完成。

精、气、血、津液关系来说，精能化气，气能生精、摄精，精血同源；气能生血、行血、摄血，血能载气、养气；气能生津、行津、摄津，津能载气；津液入脉成为血，渗出脉外化为津，排出体表则为汗。

复习思考题

一、单项选择题

1. “元气”运行的通道为（　　）

A. 经脉　　B. 脏腑　　C. 腠理

D. 三焦　　E. 血脉

2. 肺所吸入的清气与脾胃化生的谷气相结合生成的气是（　　）

A. 元气　　B. 宗气　　C. 营气

D. 卫气　　E. 中气

3. 具有“走息道以行呼吸，贯心脉以行气血”功能的气是（　　）

A. 胃气　　B. 元气　　C. 营气

D. 卫气　　E. 宗气

4. 体内精气血津液各自的代谢及相互转化是（　　）

A. 气机　　B. 气化　　C. 气升

D. 气降　　E. 气立

5. 防止精、血、津液等物质无故流失，主要依赖气的哪项功能（　　）

A. 推动作用　　B. 温煦作用　　C. 防御作用

D. 固摄作用　　E. 气化作用

6. 临床上，治疗血虚病证时常配以益气药，其理论依据是（　　）

A. 气能行血　　B. 气能生血　　C. 气能摄血

D. 血能载气　　E. 血为气母

7. 具有“慓疾滑利”特点的气是（　　）

A. 卫气　　B. 营气　　C. 元气

D. 宗气　　E. 清气

8. 人体最根本、最重要的气是（　　）

A. 卫气　　B. 宗气　　C. 营气

D. 元气　　E. 中气

二、填空题

1. 与气的生成关系密切的是肺，______ 和 ______。

2. 元气根于 ______，以 ______ 作为通路运行到全身。

3. 气的运动称为 ______，基本形式主要有 ______。

4. 营气的生理功能主要有 ______ 和 ______ 两个方面。

5. 精与气之间的关系主要表现为 ______、______ 和精能化气。

三、名词解释

1. 气机

2. 津液

3. 元气

4. 营气

5. 津血同源

四、简答题

1. 气的概念是什么？有何生理功能？

2. 气的运动形式包括哪几方面？试举例说明之。

3. 何谓元气和宗气？试述其各自组成与分布及其主要生理功能。

4. 何谓营气和卫气？试述其各自组成与分布及其主要生理功能。

5. 血液的循行主要与哪些脏腑有关？试举例说明。

6. 津液的生成、输布和排泄主要与哪些脏腑有关？试简要说明之。

7. 简述气和血的相互关系。

8. 何谓“津血同源”？津血同源理论在临床上有何指导意义？

第四章 经络

【学习目标】

掌握经络的概念和经络系统的组成。

掌握十二经脉的概念、命名、分布规律、走向与交接规律、表里关系、流注次序。

掌握奇经八脉的概念，熟悉其循行特点和生理功能特点。

熟悉经络的生理功能。

案例导入

李某，男，54岁。有肺部手术史，近日因受寒出现咳嗽、气喘，痰黏难咳，夜间难以平卧，乏力，动则咳喘气短加重，舌暗苔白腻，脉浮滑。患者平素便秘，2～3日一行。四诊合参，患者病因病机为痰瘀互结，又感风寒，治宜祛痰化浊，宣肺通腑。方用千金苇茎汤合麻黄汤加减。痰黏难出，加瓜蒌皮、竹茹祛浊排痰；加枳实、厚朴、生白术、熟大黄，取小承气之意以通腑。患者大便一通，神清气爽，咳喘咳痰明显减轻，经治2周，便通气畅收功。

问题：肺与大肠相表里，肺病从大肠论治，是中医基本理论的重要内容。肺与大肠部位不相近，其表里关系是如何构建的？

经络是经脉和络脉的总称，是运行全身气血、联络脏腑形体官窍、沟通上下内外、感应传导信息的通路系统。它与脏腑、形体官窍、精气血津液等共同组成了完整的人体，是中医基础理论的重要组成部分。

经络学说是研究人体经络系统的概念、构成、循行分布、生理功能、病理变化及其与脏腑形体官窍相互关系的一种理论，是针灸学的理论核心。它贯穿于中医学的生理、病理、诊断和治疗等各个方面，同藏象学说、气血津液学说共同构成了中医学的生理学基础。

第一节　经络的概念和经络系统

一、经络的基本概念

经络一词最早见于《黄帝内经》。经，有经过、路经的含义，这里指经脉，经脉是经络系统中的主干，比较粗大，一般是纵行走向的，分布在机体的较深层；络指络脉。络，有联络、网络的意思，络脉是经脉的分支，比较细小，位于机体较表浅的部位，其分布纵横交错，网络全身，无所不至。

二、经络系统

经络系统，由经脉、络脉组成。见图 4–1。

（一）经脉

经脉包括十二经脉、奇经八脉，以及附属于十二经脉的十二经别，是经络系统的主干，是人体气血运行的主要通路。

十二经脉，又称“十二正经”，包括手三阴经、足三阴经、手三阳经、足三阳经。十二正经有一定的起止，一定的循行部位和交接顺序，在肢体的分布及走向有一定的规律，与脏腑有直接的络属关系，相互之间也有表里关系，是气血运行的主要通道。

奇经八脉，简称“奇经”，即督脉、任脉、冲脉、带脉、阴跻脉、阳跻脉、阴维脉、阳维脉，具有统率、联络和调节十二经脉气血的作用。奇经与脏腑没有直接的属络关系，相互之间也无表里关系。

十二经别，是从十二经脉别出的重要分支。分别起于四肢肘膝以上部位，具有加强十二经脉中相为表里两条经脉间的联系和补充十二正经的作用。

十二经筋，是十二经脉之气“结、聚、散、络”于筋肉、关节的体系，具有连缀百骸、主司关节运动的作用。

十二皮部，是十二经脉功能活动反映于体表的部位，也是络脉之气散布之所在。十二皮部的分布区域，是以十二经体表的分布范围为依据，把全身皮肤划分为十二部分，分属于十二经脉。

（二）络脉

络脉，是经脉的分支，有别络、浮络、孙络之分。

别络是络脉中较大和主要的络脉，十二正经与任督二脉各有一支别络，加上脾之大络，合称“十五别络”。具有加强十二经脉互为表里的两经之间在体表的联系，并能通达某些正经所没有到达的部位，可补正经之不足，还有统领一身阴阳诸络的作用。

浮络，是循行于人体浅表部位，浮而常见的络脉，起着沟通经脉、输达肌表的作用。

孙络，是最细小的络脉，遍布全身，无处不有，有“溢奇邪”“通荣卫”的作用。

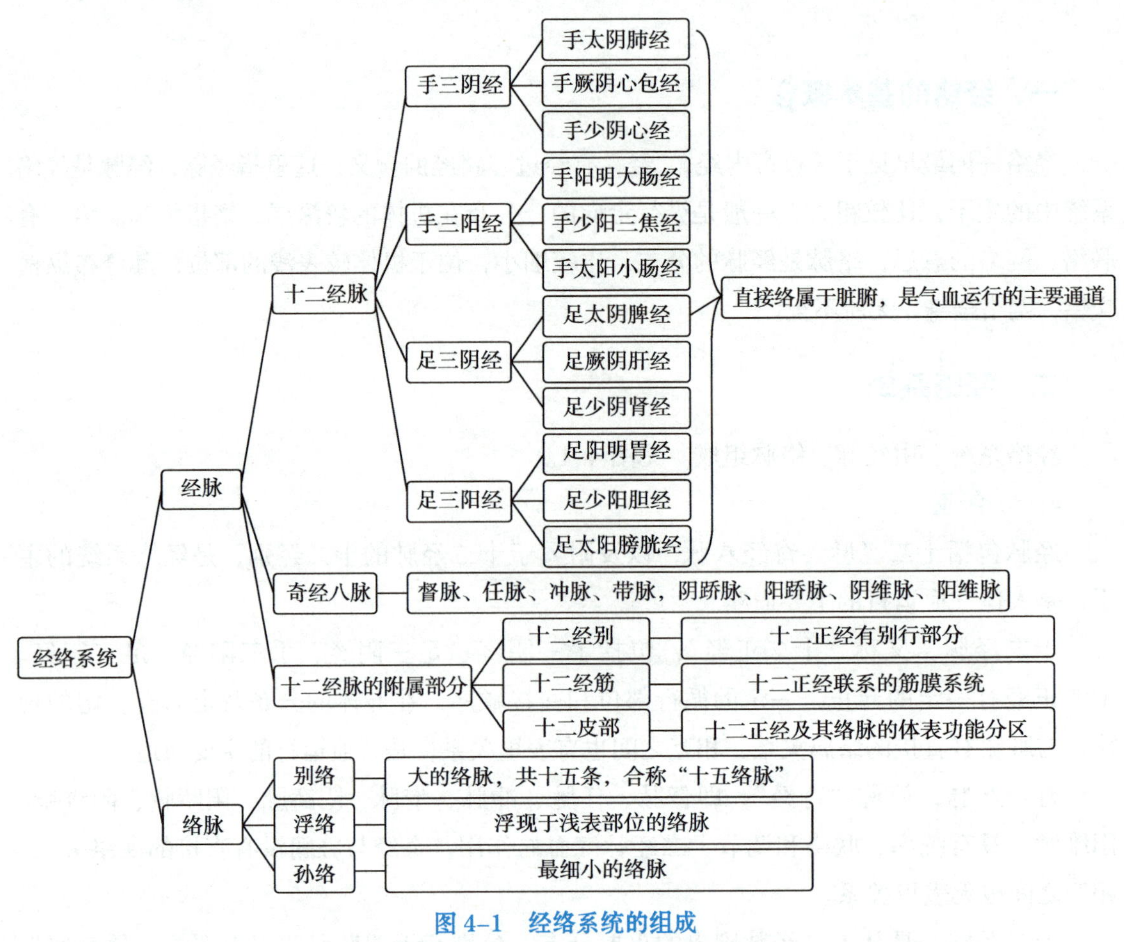

图 4-1　经络系统的组成

第二节　十二经脉

一、十二经脉的名称

十二经脉对称地分布于人体的两侧，在四肢分别循行于上肢或下肢的内侧或外侧，每一经脉又分别隶属于一个脏或一个腑。因此，十二经脉的名称包括手或足、阴或阳、脏或腑。行于上肢，起于或止于手的经脉，称“手经”；行于下肢，起于或止于足的经脉，称“足经”。分布于四肢内侧面的经脉，属“阴经”；分布于四肢外侧面的经脉，属“阳经”。

阴经隶属于脏；阳经隶属于腑。按照阴阳的三分法，一阴分为三阴：太阴、厥阴、少阴；一阳分为三阳：阳明、少阳、太阳。见表 4–1。

表 4–1　十二经脉名称分类表

部位	阴经（属脏）	阳经（属腑）	循行部位（阴经行于内侧，阳经行于外侧）	
	太阴肺经	阳明大肠经		前缘
手	厥阴心包经	少阳三焦经	上肢	中线
	少阴心经	太阳小肠经		后缘
	太阴脾经*	阳明胃经		前缘
足	厥阴肝经*	少阳胆经	下肢	中线
	少阴肾经	太阳膀胱经		后缘

注：*在小腿下半部和足背部，肝经在前缘、脾经在中线。至内踝上 8 寸处交叉后，脾经在前缘，肝经在中线。

二、十二经脉的走向交接规律

（一）走向规律

十二经脉的走向和交接是有一定规律的。手三阴经从胸腔走向手指端，手三阳经从手指末端走向头面部，足三阳经从头面部走向足趾端，足三阴经从足趾走向腹部和胸部。

（二）交接规律

相表里的手阴经与手阳经交接于手，相表里的足阳经与足阴经交接于足，同名手、足阳经交接于头，同名足、手阴经交于胸腹内脏，十二经脉就构成了“阴阳相贯，如环无端”（《灵枢·营卫生会》）的循环路径。见图 4–2。

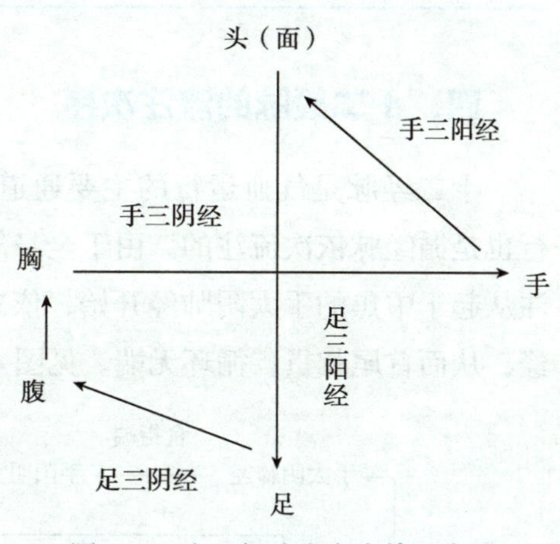

图 4–2　十二经脉走向交接示意图

手三阳经止于头部，足三阳经起于头部，手三阳与足三阳在头面部交接，故《难经·四十七难》说：“人头者，诸阳之会也。诸阴脉皆至颈、胸中而还，独诸阳脉皆上至头耳。”

三、十二经脉的分布规律与表里关系

（一）分布规律

十二经脉在体表的循行有一定的规律。在头面部，阳明经主要行于面部、额部；少阳经主要行于侧头部；太阳经主要行于面颊部、头顶和头后部。

在四肢部，阴经行于内侧面，阳经行于外侧面。三阴经在四肢内侧的前缘、中线、后缘的顺序为：太阴在前，厥阴在中，少阴在后。但足三阴经在下肢内侧的内踝尖上 8 寸以下：厥阴在前，太阴在中，少阴在后，是属特殊。三阳经在四肢外侧的前缘、中线、后缘的顺序为：阳明在前，少阳在中，太阳在后。

在躯干部，手三阴经均从胸部行于腋下或腋前，手三阳经行于肩部和肩胛部。足三阳经则阳明经行于身前（胸腹面），太阳经行于身后（背腰面），少阳经行于身体侧面。足三阴经均行于腹胸面。循行于胸腹面的经脉，自内向外依次为足少阴肾经、足阳明胃经、足太阴脾经和足厥阴肝经。

（二）表里关系

手足三阴与三阳经通过各自的经别和别络相互沟通，组成六对表里相合关系。互为表里的两条经脉，都在四肢末端交接，均循行分布于四肢内外相对应的位置上（足厥阴肝经与足太阴脾经在内踝尖上 8 寸以下交叉变换前后位置），并各自属络于相为表里的脏或腑，即阴经属脏络腑，阳经属腑络脏。如足阳明胃经属胃络脾，足太阴脾经属脾络胃等。如此则既加强了表里两经的联系，又促进了相为表里的脏与腑在生理功能上的相互协调和配合，同时在病理上也可互相影响。见表 4–2。

表 4–2　十二经脉表里关系

表	手阳明大肠经	手少阳三焦经	手太阳小肠经	足阳明胃经	足少阳胆经	足太阳膀胱经
里	手太阴肺经	手厥阴心包经	手少阴心经	足太阴脾经	足厥阴肝经	足少阴肾经

四、十二经脉的流注次序

十二经脉是气血运行的主要通道，它们首尾相贯、依次衔接，因而，脉中气血的运行也是循经脉依次流注的。由于全身气血皆由脾胃运化的水谷之精化生，故十二经脉的流注从起于中焦的手太阴肺经开始，依次流注各经，最后传至足厥阴肝经，再回到手太阴肺经，从而首尾相贯，循环无端。见图 4–3。

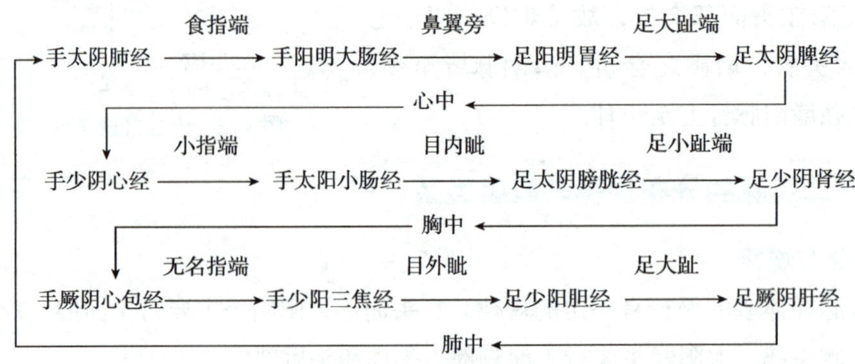

图 4–3　十二经脉的流注次序

第三节　奇经八脉

一、奇经八脉概念

奇经八脉，是督脉、任脉、冲脉、带脉、阴跻脉、阳跻脉、阴维脉、阳维脉的总称。奇经是与正经相对而言的，由于其分布不如十二经脉那样有规律，同脏腑没有直接的属络联系，相互之间也没有表里关系，有异于十二正经，故曰“奇经”。又因其数有八，故曰“奇经八脉”。

二、奇经八脉循行特点

奇经八脉纵横交错地循行分布于十二经脉之间，与十二正经相比，其循行分布不似十二经脉之有特定规律，但也有它的特点。八脉中的督、任、冲脉皆起于胞宫中，同出会阴，称为“一源三歧”。督脉行于人体后正中线，上至头面；任脉行于人体前正中线，上抵颏部；冲脉并肾经行腹部、并督脉行于脊柱前、交气冲穴行于下肢；带脉如腰带环行于腰部；跻脉和维脉皆起于足或下肢，上行至头面。阳跻、阳维脉行于下肢外侧、躯干外侧或后面；阴跻、阴维脉行于下肢内侧、躯干前面（腹胸）。八脉中，督脉、任脉、带脉都只有一条而单行，冲脉除小部分外也是单行的；阴跻脉、阳跻脉、阴维脉、阳维脉各有两条对称循行。

三、奇经八脉功能特点

（一）密切十二经脉的联系

如督脉与手足六阳经交会于大椎而称“阳脉之海”；任脉与足三阴经交会于关元穴，而足三阴又接手三阴经，故任脉因联系手足六阴经而称“阴脉之海”；冲脉通行上下前后，渗灌三阴三阳，有“十二经脉之海”之称；带脉约束纵行诸经，沟通腰腹部的经脉；阳维脉维络诸阳，联络所有阳经而与督脉相合，阴维脉维络诸阴，联络所有阴经而与任脉相会；阳跻、阴跻脉左右成对，有“分主一身左右阴阳”之说。

（二）调节十二经脉气血

当十二经脉气血满溢时，就会流入奇经八脉，蓄以备用；当十二经脉气血不足时，奇经中的气血则溢出给予补充。

第四节　经络的生理功能

经络的功能活动，称为“经气”。经络的基本生理功能包括联络脏腑器官、沟通表里上下作用，运输气血濡养脏腑组织作用，感应传导作用和调节平衡作用。

一、联络沟通作用

人体由五脏六腑、四肢百骸、五官九窍、皮肉脉筋骨和经络系统等构成。它们虽然各有不同的生理功能，但又共同组成了有机的整体活动，使机体内外、上下保持协调统一，构成一个有机的整体。十二经脉及其分支纵横交错，离合出入，通上达下，相互属络于脏腑；奇经八脉联络沟通十二正经；十二经筋和十二皮部联络筋脉皮肉；浮络和孙络联系人体各细微部分。由此，经络将人体的各个脏腑、形体、官窍等组织器官有机的地联系起来，从而使人体表里、上下、内外、前后、左右紧密联系，构成一个有机的整体。经络的联络沟通作用主要表现为以下几个方面。

（一）脏腑与外周体表肢节的联系

内在脏腑与外周体表肢节的联系，主要是通过十二经脉的联络沟通作用来实现的。十二经脉中，手之三阴三阳经脉，循行于上肢内外侧；足之三阴三阳经脉，循行于下肢内外侧。每条经脉对内与脏腑发生特定的属络关系，对外联络筋肉、关节和皮肤，即十二经筋与十二皮部。外周体表的筋肉、皮肤组织及肢节等，通过十二经脉的内属外连而与内在脏腑相互沟通。这种联系表现有特定性和广泛性两方面，即体表的一定部位和体内的不同脏腑之间的内外统一关系，以及周身体表肢节与体内脏腑的整体性联系。

（二）脏腑与官窍之间的联系

十二经脉内属于脏腑，在循行分布过程中，又经过口眼耳鼻舌及二阴等官窍。如《灵枢·邪气脏腑病形》说:“十二经脉，三百六十五络，其血气皆上于面而走空窍。”指出十二经脉与耳、目、舌等官窍的密切联系。又如手阳明“夹口”，足阳明“夹口环唇”，足厥阴“环唇内”，手阳明“夹鼻孔”，足阳明“起于鼻”，手太阳“抵鼻”，足少阳“绕毛际”，足厥阴“入毛中，过阴器”，冲、任、督三脉均“下出会阴”等，使得内在脏腑通过经络与官窍相互沟通而成为一个整体。脏腑的生理功能和病理变化便可以通过经络反映于相应的官窍。

（三）脏腑之间的联系

十二经脉中，每一经都分别属络一脏和一腑，从而加强了互为表里的脏腑间的联系。如手太阴经属肺络大肠，手阳明经属大肠络肺等。某些经脉除属络特定内脏外，还联系多个脏腑。如足少阴肾经，不但属肾络膀胱，还贯肝，入肺，络心，注胸中接心包；足厥阴肝经，除属肝络胆外，还夹胃、注肺中等。也有多条经脉同入一脏的情况，如手太阴经属肺，手阳明经络肺，足厥阴经注肺，足少阴经入肺，手少阴经过肺等。此外，还有经别补正经之不足，如足阳明、足少阳及足太阳的经别都通过心。这样，就构成了脏腑之间的多种联系。

（四）经脉之间的联系

十二经脉的阴阳表里相接，有一定的衔接和流注规律，依次首尾相接如环无端。如十二经脉的流注从起于中焦的手太阴肺经开始，依次流注各经，最后传至足厥阴肝经，复再回到手太阴肺经，从而首尾相贯，如环无端。

十二经脉与奇经八脉之间纵横交错，奇经八脉之间又彼此相互联系，形成许多交叉和交会。如手足六条阳经与督脉会于大椎；手少阴经与足厥阴经皆连目系；手足少阳经与手太阳经在目外眦和耳中交会；足少阳胆经和手少阳经的支脉在面部相合；手足太阳经与足阳明经及阴阳跻脉会合于目内眦；足三阴经与阴维脉、冲脉均会于任脉；冲脉从气街起与足少阴经相并而上行；冲脉与任脉并于胸中，后通于督脉，任、督二脉又通会于十二经等。

十二经脉中六阴经和六阳经之间存在着阴阳表里相合关系，凡相表里的经脉，在内者属于脏则络于腑，属于腑则络于脏；在外者必在上、下肢端互相交接沟通。

此外，还有无数络脉，其在经脉联系中的作用也不容忽视，它们从经脉分出，网络沟通于经脉与脏腑、经脉与经脉之间，使经络系统成为一种具有完整结构的网络状的调节系统。

二、运行气血作用

气血是人体生命活动的物质基础，全身各组织器官只有得到气血的温养和濡润，才能具有正常的生理功能。经络是人体气血运行的通道，能将营养物质输布至全身各组织脏器，使脏腑组织得以营养，筋骨得以濡润，关节得以通利。正如《灵枢·本脏》所说："经脉者，所以行血气而营阴阳，濡筋骨，利关节者也。"

三、感应传导作用

感应传导作用，是指在经络系统联络沟通作用的基础上，以经气为媒介，将机体内在的生理病理变化传输于体表，还可以感受作用于体表的各种刺激并将其传输至内脏的作用。也就是说，感应传导作用包括两个方面，一是由内而外，内脏的变化可以通过经气感应传到体表，反映出不同的症状和体征，这是中医整体观"有诸内必形诸外"的主要生理基础。二是由外而内，指经络系统能够感应及传导针灸或其他刺激信息，如针刺经穴引起的局部酸、麻、胀的感觉及沿经脉走向传导，通常称为"得气"。《灵枢·九针十二原》

强调:“刺之要，气至而有效。”因此，经络的感应传导作用是针灸、推拿等疗法的生理基础。

四、调节平衡作用

经络在正常情况下能运行气血，协调阴阳，传递信息到人体各部。对各脏腑形体官窍的功能活动进行调节，使人体复杂的生理功能相互协调，维持阴阳动态平衡状态。《灵枢·经脉》说:“经脉者，所以能决死生，处百病，调虚实。”当人体发生疾病，出现气血不和及阴阳失衡等病证时，也通过经络将疾病的信息反映出来。针灸等治法是通过激发经络本身的功能，疏通经气的传导，使机体阴阳处于平衡状态。

小结

经络是经脉和络脉的总称，是运行全身气血、联络脏腑形体官窍、沟通上下内外、感应传导信息的通路系统，包括十二经脉、奇经八脉、附属于十二经脉的十二经别、经筋、皮部，以及络脉的别络、浮络、孙络。十二经脉对称地分布于人体的两侧，在四肢分别循行于上肢或下肢的内侧或外侧，每一经脉又分别隶属于一个脏或一个腑。十二经脉的走向、交接、分布、经气流注次序有一定的规律。

奇经八脉，是督脉、任脉、冲脉、带脉、阴跻脉、阳跻脉、阴维脉、阳维脉的总称，它们纵横交错地循行分布于十二经脉之间，具有密切十二经脉的联系、调节十二经脉气血的作用。

总体上，经络系统有联系沟通、运行气血、感应传导、调节平衡作用。

复习思考题

一、单选题

1. 手三阴经的走向规律是（　　）

A. 从头走足　　B. 从胸走手　　C. 从足走腹

D. 从腹走胸　　E. 从手走头

2. 足三阳经与足三阴经的交会处在（　　）

A. 胸　　B. 手　　C. 足

D. 头　　E. 腹

3. 循行于上肢外侧前缘的经脉是（　　）

A. 手阳明大肠经　　B. 手太阳小肠经　　C. 手少阳三焦经

D. 手太阴肺经　　　　　E. 手少阴心经

二、多项选择题

奇经与正经有哪些方面的不同（　　）

A. 没有与脏腑络属关系　　B. 彼此无交接、流注关系　C. 没有表里配合

D. 无本经腧穴　　　　　E. 奇经无手足之分

三、填空题

1.《灵枢·逆顺肥瘦》说："手之三阴，从____走____；手之三阳，从____走____；足之三阳，从____走____；足之三阴，从____走____。"

2. 十二经脉在头面部的分布，______经主要行于面部、额部；______经主要行于侧头部；______经主要行于头顶和头后部。

3. 奇经八脉，是______、______、______、______、阴跻脉、阳跻脉、阴维脉、阳维脉的总称。

4. 八脉中的督、任、冲脉皆起于胞中，同出会阴，称为"__________"。

四、问答题

1. 简述十二经脉的走向交接规律。

2. 简述经脉的主要生理功能。

3. 试述十二经脉气血的流注次序。

4. 为什么说"头为诸阳之会"？

第五章 病因

【学习目标】

掌握六淫的概念及其致病特点；掌握痰饮、瘀血的致病特点。

熟悉疫气概念、致病特点及引起流行的因素。

熟悉七情内伤、饮食失调、劳逸失度的基本概念和致病特点。

了解药邪、医源性因素及先天因素的概念。

了解不同寄生虫的致病特点。

案例导入

李某，男，38岁，工人。两天前淋雨后自觉恶寒发热、身痛，头项强痛，鼻塞流清涕，咽痒咳嗽。昨晚患者自觉加重，X线检查提示双肺下叶炎性病变。现患者仍身热、恶寒、身痛、无汗，口干，头昏乏力，胸闷痛，咳嗽，咯白痰，舌苔白中后腻，脉浮紧。

问题：诊断疾病时，通过什么方法确定病因？导致患者发病的病因有哪些？

病因，又名致病因素、病邪、病原（古代称“病源”）等，泛指引起疾病发生的原因。常见病因有六淫、疠气、七情内伤、饮食失宜、劳逸过度、痰饮、瘀血、外伤、寄生虫，以及先天因素、医源因素、药源因素等。

历代医家根据致病因素的来源、性质和致病特点，对病因进行了不同的分类。《黄帝内经》中有阴阳分类法和“三部”分类法；东汉代张仲景将疾病的发生概括为三个途径，即把经络受邪入脏腑归为内因，把病变局限于四肢九窍等相对浅表部位的致病因素归为外皮肤所中，将房室、金刃、虫兽所伤归为第三类；宋代陈无择在《三因极一病证方论》中提出了“三因学说”，即六淫侵犯为外因，情志所伤为内因，而饮食劳倦、跌仆金刃及虫兽所伤等则为不内外因。此类把致病因素与发病途径结合起来进行研究的分类方法，对后世影响很大。目前，中医学一般将病因分为外感病因、内伤病因、病理产物性病因、其他病因四大类。

中医学探求病因的主要方法：一是问诊求因，即通过询问了解疾病发生的原因，如外感六淫、情志内伤、饮食所伤、外伤等。二是辨证求因（即“审证求因”），是以临床表现为依据，通过综合分析疾病症状、体征来推求病因。“辨证求因”是中医探求病因的特有方法。

中医病因学说是研究各种致病因素的性质、致病特点及其临床表现的系统理论，对疾病的诊断和防治有着重要的意义。

第一节　外感病因

外感病因也称为“外邪”，是指来源于自然界，多从肌表、口鼻侵入人体而导致发病的致病因素。外感病因主要包括六淫、疠气。

一、六种外感病邪

六淫，即风、寒、暑、湿、燥、火（热）六种外感病邪的统称。在正常情况下，风、寒、暑、湿、燥、火是自然界六种不同的气候变化，称为“六气”，是万物赖以生长的条件，对人体无害。当气候异常变化，超过了人体的适应能力，或者在人体正气不足，抵抗力下降时，正常的气候变化，也会导致疾病发生，这种情况下的六气即成为“六淫”或“六邪”。

六淫不仅包括气候因素，也包括现代科学意义上的病原微生物（如细菌、病毒等）、物理、化学等多种致病因素。

（一）六淫的共同致病特点

1. 外感性

六淫邪气自外界侵犯人体，多从肌表、口鼻而入，故又名“外感六淫”。六淫所致的疾病称为“外感病”，初期常以恶寒发热，舌苔薄白、脉浮为主要表现，称为表证。

2. 季节性

六淫致病常具有明显的季节性。如春季多风病，夏季多暑病，长夏多湿病，秋季多燥病，冬季多寒病等。

3. 地域性

六淫致病与生活、工作的地区和环境相关。如西北高原地区多燥病、寒病；东南沿海多湿病、热病；久居潮湿环境多湿病；长期高温环境作业者多燥、热、火病等。

4. 相兼性

六淫邪气既可单独伤人致病，又可两种以上同时侵犯人体而为病。如风寒感冒、湿热泄泻、风寒湿痹等。

此外，六淫邪气所致证候，可以在一定的条件下发生转化。如寒邪入里可以化热，热邪日久可以化燥伤阴等。

（二）六淫的致病特点

六淫具有不同的性质，故分别具有不同的致病特点。中医常用“取象比类”的思维方法认识六淫的性质和致病特征。比如人体出现了汗出恶风、病位游移、发病迅速、变化无常、肢体动摇不定的症状，类似自然界的风轻扬开泄、善行数变、动摇不定的特点，则认为是感受风邪所致。

1. 风邪

凡致病具有自然界中风的轻扬开泄、善动不居等特性的外邪，称为风邪。风为春季的主气，故风邪为病，春季多见，但四季皆有。风邪的性质和致病特点有以下几点。

（1）风为阳邪，其性开泄，易袭阳位　风邪善动，具有向上、向外、轻扬、发散、透泄的特性，故为阳邪。风性开泄，指其侵犯人体易使腠理疏泄而汗出、恶风。风邪致病，常伤及人体头面、咽喉、肌表等属阳的部位。临床常见发热、恶风、汗出、头痛、面目浮肿、咽痒咳嗽、脉浮等症状。

（2）风性善行而数变　“善行”，指风性善动不居，游移不定，故其致病具有病位游移、行无定处的特征。如风寒湿三气杂至而引起的痹证，若风邪偏盛，可见游走性关节疼痛，痛无定处，称为“行痹”（又名“风痹”）。“数变”，指风邪致病变幻无常，发病迅速。如因风而发的风疹、荨麻疹等表现为发病较急、皮疹时隐时现、发无定处等特点。

（3）风性主动　“主动”，指风性动摇不定，风邪致病具有肢体异常运动的特点。如感受外风而见面部肌肉颤动，或口眼㖞斜，属风中经络；因外伤后复感风邪，出现四肢抽搐、角弓反张等症状，为破伤风。

（4）风为百病之长　一是指风邪为外感致病的先导，常兼他邪而伤人。寒、湿、燥、热诸邪，常依附于风而侵犯人体，从而形成外感风寒、风燥、风湿、风热等证。二是指风邪袭人致病最多。风邪四季皆有，故发病机会多；风邪伤人，可伤及人表里内外，发生多种病证。因此，古人甚至把风邪作为外感致病因素的总称，谓“风为百病之长”。

2. 寒邪

凡致病具有寒冷、凝结、收引等特性的外邪，称为寒邪。寒为冬季的主气，故寒邪为病多见于冬季，但亦可见于其他季节。如气温骤降、饮食过于寒凉、空调致冷等，均为感受寒邪的途径。

根据寒邪侵犯部位深浅不同，寒邪袭人所致的外寒病证有“伤寒”和“中寒”之别。

寒伤肌表，郁遏卫阳者，称为“伤寒”；寒邪直中于里，损伤脏腑阳气者，称为“中寒”。寒邪的性质和致病特点有以下几点。

（1）寒为阴邪，易伤阳气　寒为阴气盛的表现，其性寒凉属阴，所谓“阴盛则寒”。感受寒邪后，机体阳气奋起抵抗。寒邪偏盛，易损伤人体阳气，即“阴盛则阳病”。如外寒侵袭肌表，卫阳被遏，可见恶寒发热、无汗、鼻塞喷嚏等症；寒邪直中脾胃，脾阳受损，可见脘腹冷痛、呕吐泄泻等症；寒邪直中于少阴，损伤心肾阳气，则可见恶寒蜷卧、手足厥冷、下利清谷、小便清长、精神萎靡、脉微细等症。

（2）寒性凝滞主痛　凝滞，即凝结阻滞。寒邪犯人，易损伤阳气，使经脉气血失于阳气的温煦推动而凝结阻滞，不通则痛。故寒邪致病多见局部冷痛，得温痛减，遇寒加重。如寒袭肌表经络，气血凝滞不通，可见头身疼痛；寒客于关节，易出现关节冷痛，疼痛剧烈，称为“寒痹”（又名“痛痹”）；寒邪直中胃肠，则脘腹绞痛或冷痛。

（3）寒性收引　收引，即收缩牵引。指寒邪侵袭人体，可使气机收敛，腠理、经络、筋脉收缩而挛急。如寒邪侵犯肌表，则毛窍腠理闭塞，卫阳被郁，不得宣泄，可见恶寒发热、无汗；寒邪停留于筋脉关节，则肢体挛急疼痛，屈伸不利。

3. 暑邪

凡夏至之后，立秋以前，致病具有炎热、升散、兼湿等特性的外邪，称为暑邪。暑是夏季的主气，为火热之气所化。暑邪独见于夏季，有明显的季节性。暑邪纯属外邪，而无内暑之说。暑邪致病有“伤暑”与“中暑”之分。起病缓、病情轻者为伤暑；发病急、病情重者为中暑。暑邪的性质和致病特点有以下几点。

（1）暑为阳邪，其性炎热　暑为盛夏火热之气所化，故为阳邪。暑邪伤人多出现一派阳热征象，如高热、面赤、心烦、脉洪大等。

（2）暑性升散，易扰心神，伤津耗气　升，即升发、向上。暑为阳邪，其性升发，故易上犯头目，扰动心神，出现头昏目眩、心胸烦闷不宁等。“散”，指暑邪侵犯人体，可致腠理开泄，津液发散于体表而多汗。汗出过多耗伤津液，出现口渴喜饮、尿赤短少等津液不足之症状；而且气随汗液外泄，可见气短乏力、倦怠懒言的“气随津泄”症状，甚至突然昏倒、不省人事。

（3）暑多夹湿　暑季气候炎热，且潮湿多雨，热蒸湿动，水气弥漫，故暑邪常兼夹湿邪为患，形成暑湿夹杂之证。临床除了发热、烦渴等暑热症状外，多兼有身热不扬、汗出不畅、四肢困重、倦怠乏力、胸闷呕恶、大便溏泄不爽等湿滞症状。

4. 湿邪

凡致病具有重浊、黏滞、趋下等特性的外邪，称为湿邪。湿为长夏主气，长夏为夏秋交替之际，雨水较多，湿气最盛，易发湿病。外湿病证常因气候潮湿、涉水淋雨、居处潮湿、水中作业等环境中感受湿邪所致，故四季湿邪均可为患。湿邪的性质和致病特点有以下几点。

（1）湿为阴邪，易伤阳气，阻遏气机　湿性类水，皆为阴邪。阴盛则阳病，湿邪为患，易伤阳气。脾喜燥恶湿，湿邪常困脾，致脾阳不振，运化无权，水湿内生，发为泄泻、水肿、尿少等。

湿为有形之邪，易停留于脏腑经络，使脏腑气机升降失常，经络阻滞不畅而导致多种病证。如湿阻胸膈，气机不畅则胸膈满闷；湿阻中焦，脾胃气机升降失常，则脘腹胀满，食欲不振等。

（2）湿性重浊　“重”，即沉重，指湿邪致病，出现以沉重感为特征的表现。如湿邪困阻清阳，清阳不升，则头重如裹；湿邪阻滞经络关节，阳气失于布达，可见肌肤不仁、关节疼痛重着等，称之为“湿痹”（又名“着痹”）。“浊”，即秽浊不清，指湿邪为患，易出现排泄物和分泌物秽浊不清的特点。如面垢眵多，小便浑浊，大便溏泄或下痢黏液脓血，妇女白带过多，疮疡，湿疹浸淫流水等。

（3）湿性黏滞　“黏滞”即黏腻不爽，易于停滞留积。湿邪的黏滞性，主要表现在两方面：一是指症状的黏滞性，表现为排泄物和分泌物滞涩不畅，如大便黏腻不爽，小便涩滞不畅，汗出而黏，舌苔黏腻等。二是指病程的缠绵性，如湿痹、湿疹、湿温病等，因湿邪阻碍气机，气不行则湿不化，均有病程较长或反复发作的特点。

（4）湿性趋下，易袭阴位　湿邪类水，有下行的趋势，故湿邪为病，多易伤及人体下部。如水肿、湿疹、脚气等病，以下肢较为多见；小便浑浊、泄泻、下痢、带下病等，多由湿邪下注所致。

5. 燥邪

凡致病具有干燥、收敛等特性的外邪，称为燥邪。燥为秋季主气，秋季气候干燥，燥邪易从口鼻而入侵犯肺卫，发为外燥病证。根据兼夹的寒热邪气不同，外燥有温燥、凉燥之分。初秋尚有夏末余热，多为温燥；深秋有近冬寒气，多发凉燥。燥邪的性质和致病特点有以下几点。

（1）燥性干涩，易伤津液　燥邪有干涩之性，易耗伤人体津液，出现各种干燥、涩滞的症状，如口鼻干燥，咽干口渴，皮肤干涩，毛发不荣，小便短少，大便干结等。

（2）燥易伤肺　肺为娇脏，喜润而恶燥，开窍于鼻，外合皮毛。燥邪从口鼻而入，容易损伤肺津，使肺失于清肃，甚或燥伤肺络，出现干咳少痰，或痰黏难咯，痰中带血，喘息胸痛等症。

6. 热（火）邪

凡致病具有火的炎热、升腾等特性的外邪称为热（火）邪。热（火）邪多旺于夏季，但没有暑邪的季节性明显，故四季均可致病。

中医学中热邪、火邪与温邪本质上皆属阳热之邪，常不予严格区分，统称为温热之邪、火热之邪。三者在程度上有所不同，一般认为温为热之渐、火为热之极。火热二邪的主要区别：热邪致病，临床多表现为全身性弥漫性发热征象；火邪致病，临床多表现为某些局部症状，如肌肤局部红、肿、热、痛，或口舌生疮，或目赤肿痛等。温邪是导致温热病的致病因素，一般多在温病范畴中应用。热（火）邪的性质和致病特点有以下几点。

（1）热（火）为阳邪，其性炎上 火热之性燔灼、升腾，故为阳邪，临床多见高热、恶热、烦渴、汗出、脉洪数等阳热表现。火性趋上，易侵犯人体上部，可见头痛眩晕、咽喉肿痛、口舌生疮、口苦咽干、牙龈肿痛等症。

（2）易伤津耗气 热（火）之邪伤人，一方面迫津外泄为汗，耗伤阴津；另一方面直接消灼煎熬津液。故热（火）邪致病，临床表现除热象显著外，常伴有渴喜冷饮，咽干舌燥，小便短赤，大便秘结等津液不足的征象。

火热过盛，人体功能亢奋，易于消耗正气，即“壮火食气”；另外，津能载气，火热之邪伤津耗液，气也随之外泄，可兼见少气懒言、体倦乏力等气虚症状，重则可致全身津气脱失的虚脱证。

（3）易生风动血 火热之邪侵犯人体，常燔灼津液，劫伤肝阴，使筋脉失养，引起“热极生风”的病证。临床表现见高热神昏，四肢抽搐，两目上视，角弓反张等。此外，火热侵犯血脉，可灼伤脉络，迫血妄行，导致各种出血，如咳血、吐血、便血、尿血、皮肤发斑、妇女月经过多、崩漏等。

（4）易扰心神 心在五行中属火，故火热之邪入于营血，易伤心神。轻者心神不宁而心烦失眠；重者出现狂躁不安，或神昏谵语等。

（5）易致疮痈 火热之邪入于血分，可腐蚀局部血肉，发为阳性痈肿疮疡，临床常以疮疡局部红肿热痛为主要特征。

二、疫气

疫气泛指具有强烈传染性和致病性的外感病邪。在中医文献中，疫气又称为“疫毒”“疠气”“异气”“戾气”“杂气”“乖戾之气”等。疫气通过空气和接触传染，多从口鼻、皮肤侵犯人体，与饮食污染、蚊虫叮咬、虫兽咬伤、性传播、血液传播等多种感染途径有关。

疫气所致疾病称为疫病（或疫疠病、瘟疫、瘟病）。现代许多传染病（包括多种烈性传染病），如时行感冒、痄腮（腮腺炎）、烂喉丹痧（猩红热）、白喉、天花、艾滋病（AIDS）、严重急性呼吸道综合征（SARS）、禽流感、甲型 H1N1 流感、新型冠状病毒肺炎（COVID-19）等都属疫病范畴。

（一）疫气的性质和致病特点

1. 传染性强，易于流行

疫气具有强烈的传染性和流行性。在疫气流行的地区，无论男女老幼，体质强弱，触之者即病。疫气发病，既可大面积流行，也可散在发生。

2. 发病急骤，病情危笃

疫气多属热毒之邪，其性暴戾，故其伤人致病具有发病急骤、来势凶猛、变化多端、病情险恶的特点，发病过程中常出现热盛、扰神、动血、生风、剧烈吐泻等危重症状。某些疫病若治不及时，预后不良，“缓者朝发夕死，重者顷刻而亡”。

3. 一气一病，症状相似

疫气致病特异性很强，一种疫气只能引起一种疫病。疫气致病具有特异的定位特点（如专门侵犯某脏腑、经络或某一部位），其临床特征、传变规律基本相似。例如痄腮，无论男女老弱，都表现为耳下腮部肿胀；疫毒痢，皆表现出壮热、腹痛剧烈、里急后重、痢下赤白脓液等症状。

（二）影响疫气产生的因素

1. 气候因素

自然气候的反常变化，如久旱、酷热、洪涝、湿雾瘴气等，均可滋生疫气而导致疫病的发生。

2. 环境饮食因素

环境卫生不良，如水源、空气污染等，均可滋生疫气。食物污染、饮食不洁也可引起疫病发生。

3. 预防隔离措施

由于疫气具有强烈的传染性，预防隔离措施不当，会造成疫病的发生或流行。故《松峰说疫》云：“凡有疫之家，不得以衣服、饮食、器皿送于无疫之家，而无疫之家亦不得受有疫之家之衣服、饮食、器皿。”

4. 社会因素

不良的社会因素，如战乱、社会动荡、国家贫穷落后，或工作环境恶劣等，都容易导致疫病发生和流行。若国家安定，且注重卫生防疫工作，采取积极有效的防疫和治疗措施，则疫病能得到有效的控制。

第二节　内伤病因

内伤病因是由于人体的情志、饮食、劳逸等异常，导致气血阴阳失调、脏腑功能紊乱的一类致病因素。因其在邪气来源、侵入途径、致病特点等方面与外感病因不同，故称为内伤病因，主要包括七情内伤、饮食失宜、劳逸失度、起居无节等。

一、七情内伤

（一）七情内伤的基本概念

七情，指喜、怒、忧、思、悲、恐、惊七种正常的情志变化，是人体对客观事物的不同反应，一般不会致病。当突然、强烈或持久的情志刺激，超过人体的适应能力，或人体对情志刺激的调节能力降低，此时导致疾病发生的七情称为“七情内伤”。

中医学认为，脏腑化生和贮藏的精气血是情志活动的物质基础。脏腑精气血充盈，气血运行调畅，生理功能正常，就能对外界客观刺激产生正常的情志变化。七情活动与五脏有相对应的规律，故七情以喜、怒、思、悲（忧）、恐（惊）为代表，又称为五志。具体而言，肝在志为怒，心在志为喜，脾在志为思，肺在志为忧，肾在志为恐。因此，若脏腑精气阴阳及气血失调，就会出现异常的情志反应。如《灵枢·本神》说：“肝气虚则恐，实则怒……心气虚则悲，实则笑不休。”反之，情志变化过于强烈或持久，也会损伤相应的内脏，导致疾病的发生。

（二）七情内伤的致病特点

1. 直接伤及内脏

首先影响心神。心藏神，为五脏六腑之大主，是人体生命活动的主宰。故七情过激伤人发病，首先作用于心神，产生异常的情志反应和精神状态。

损伤相应之脏。七情与五脏功能关系密切，七情太过常对相应脏腑产生不良的影响。如过喜则伤心，过怒则伤肝，过度思虑则伤脾，过度悲忧则伤肺，过恐则伤肾。

数情交织，多伤心肝脾。心主血藏神，肝藏血主疏泄，脾主运化，为气机升降的枢纽和气血生化之源，所以七情内伤以心、肝、脾三脏的病证和气血失调为多见。

七情内伤既可一种情志伤人，也可两种以上情志相兼为病，损伤一个或多个脏腑，如忧思过度伤肺脾、惊恐过度伤心肾等。

2. 影响脏腑气机

情志致病常导致脏腑气机升降失常，而出现相应的临床表现。

怒则气上。过怒导致肝气疏泄太过，气机上逆，临床可见头胀头痛、面红目赤，甚至血随气逆而呕血、昏厥卒倒等。

喜则气缓。过喜伤心，使心气涣散不收，轻者心神不宁、精神不集中，重者神不守舍、失神狂乱等。

悲则气消。过度悲忧耗伤肺气，常见气短胸闷，精神不振，乏力懒言等。

恐则气下。过度恐惧伤肾，致肾气不固，气陷于下，可见二便失禁，甚则骨酸脚软、遗精滑泄等。

惊则气乱。突然受惊，伤及心肾，引起心神不定、气机逆乱、肾气不固，可见心悸、惊恐不安，甚至神志错乱、二便失禁等。

思则气结。过度思虑伤心脾，致心脾气机结滞，可见心悸健忘、失眠多梦、精神萎靡、反应迟钝、不思饮食、脘腹胀满、纳呆便溏等。

3. 影响病情变化

积极乐观的情绪有利于疾病的康复，而不良的情志变化可使病情加重或恶化。如梅核气、胸痹、胃脘痛、恶性肿瘤等，常因情志波动而病情加重。

二、饮食失调

正常合理的饮食是人赖以生存和维持健康的基本条件。饮食入口，依赖脾胃的运化和脏腑的协同，化生气血，维持人体生命活动。不合理的膳食，易于导致疾病的发生，主要包括饮食不节、饮食不洁、饮食偏嗜三种情况。

（一）饮食不节

饮食不节，指饮食不能节制，明显低于或超过本人适度的饮食量，饥饱失其常度，均可引起疾病的发生。

1. 过饥

人体长期摄食不足，水谷精微化生乏源，久则气血衰少，脏腑功能减退，正气亏虚，抗病能力低下，易患多种疾病。

2. 过饱

饮食过多，脾胃难以消化转输，轻者可见饮食积滞之脘腹胀满疼痛，嗳腐吞酸，呕吐泄泻，厌食纳呆等。长期过饱，脾胃损伤，营养过剩，易发展为消渴、肥胖、胸痹等病；过食肥甘厚味，易化热生痰，引起痈疽疮毒等病。

此外，对大病初愈者，若过食或食肉较多，可引起疾病复发，称为“食复”；小儿喂养过量，易致消化不良，久则可致“疳积”等。

（二）饮食不洁

饮食不洁是指进食不洁净、腐败变质或有毒的食物。饮食不洁常引起多种胃肠道疾病，出现腹痛、吐泻、痢疾等；若进食腐败变质有毒食物，常出现剧烈腹痛、吐泻等中毒症状，重者可出现神志昏迷，甚至危及生命；或引起寄生虫病如蛔虫病、蛲虫病、寸白虫病等，临床见腹痛、嗜食异物、面黄肌瘦等症状。若蛔虫窜入胆道，还可出现上腹部剧痛、时发时止、吐蛔、四肢厥冷的蛔厥证。

（三）饮食偏嗜

饮食结构合理，寒热适中，五味调和，才能满足人体的营养需求。饮食偏嗜，指特别喜好某种性味的食物，或长期偏食某些食物，可导致人体阴阳失调，或某些营养缺乏而发生疾病。

1. 寒热偏嗜

食物有寒热温凉的不同性能。若偏食生冷寒凉，可伤脾胃阳气，导致寒湿内生，发生腹痛泄泻等；若偏食辛温燥热，可使胃肠积热，出现口渴、腹满胀痛、便秘或痔疮等病证。

2. 五味偏嗜

五味，指酸、苦、甘、辛、咸。五味与五脏，分别有特定的亲和性。如《素问·至真要大论》说："酸先入肝，苦先入心，甘先入脾，辛先入肺，咸先入肾。"若长期偏嗜某种性味的食物，既可引起本脏功能失调，也可因相应的脏气偏盛而导致其他脏腑的功能改变。

3. 特殊食物偏嗜

特殊食物偏嗜，指偏食某种食品，或厌恶而不食某类食物，或膳食中缺乏某些营养物质等，日久也可成为导致某些疾病发生的原因，如瘿瘤（碘缺乏）、佝偻（钙、磷代谢障碍）、夜盲（维生素 A 缺乏）等。此外，嗜酒成癖，伤及肝脾，久易聚湿、生痰、化热而致病，甚则变生癥积。

三、劳逸失度

劳逸结合有利于身体健康。正常的劳动和体育锻炼，有助于气血流通，增强体质。适当的休息，可以消除疲劳，恢复体力和脑力。反之，长时间的过度劳累或过度安逸，则可导致疾病的发生。

（一）过劳

过劳包括劳力过度、劳神过度和房劳过度三个方面。

1. 劳力过度

劳力过度又称"形劳"，指较长时间的过度劳力，耗气伤形，损伤精血，以致积劳成疾。主要表现在三个方面：一是劳力过度主要损耗脏腑精气，导致脏气虚少，功能减退。尤易耗伤肺脾之气，常见少气懒言、体倦神疲、喘息汗出等症状。二是劳力过度损伤形体，即劳伤筋骨。长时间过度的筋骨、关节、肌肉运动，易致形体组织损伤。如《素问·宣明五气》说："久立伤骨，久行伤筋。"三是用眼过度会耗伤人体精血，即"久视伤血"。现代社会工作、生活节奏加快，人们长时间注视电视、电脑或手机，容易导致精血亏虚，不足以养目，出现视物疲劳，或视物不清、暴盲等病证。

2. 劳神过度

劳神过度又称"心劳"，指长期用脑过度，损伤心脾而积劳成疾。心藏神，脾主思，血是神志活动的重要物质基础，故用神过度，长思久虑，则易耗伤心血，损伤脾气，易出现心悸健忘、失眠多梦，以及腹胀纳呆、便溏等症。

3. 房劳过度

房劳过度又称“肾劳”，指房事太过，或手淫恶习，或妇女早孕多育等，耗伤肾精、肾气，常见腰膝酸软，眩晕耳鸣，精神萎靡，性功能减退等。此外，房劳过度也易致早衰。

（二）过逸

过逸，即过度安逸，包括体力过逸和脑力过逸两种情况。过逸对机体的影响主要表现在三个方面：一是气机不畅，脾胃呆滞。出现胸闷，食少，腹胀，困倦，肢体无力或臃肿肥胖等；久则影响气血津液的运行，形成气滞血瘀、水湿痰饮等病变。二是阳气不振，正气虚弱。过度安逸，或长期卧床，阳气失于振奋，以致脏腑功能减退，正气不足，抵抗力下降，常见动则心悸，气喘汗出，易感外邪。故《素问·宣明五气》说：“久卧伤气，久坐伤肉。”三是长期用脑过少，加之阳气不振，可致神气衰弱，常见精神萎靡、健忘、反应迟钝等。

四、起居无节

起居有常，即顺应自然规律，合理安排日常生活、作息时间，使之有益身心。中医学认识到，人类经过长期的进化形成了与自然界相适应的生命节律。一年之中，有春生夏长秋收冬藏的规律，故起居作息宜与之相适应，春夏晚卧早起、秋季早卧早起、冬季早卧晚起。一日之中，平旦阳气生，日中阳气盛，午后阳气减弱而阴气渐长，深夜阴气盛。为适应昼夜晨昏阴阳消长的节律，人们应白昼阳气隆盛时从事日常活动，晚上阳气衰微时安卧休息。

起居无节，指休息、劳作、饮食无规律，夜卧晨起无定时等，将引起精神紊乱、脏腑功能受损，如《素问·生气通天论》说“起居如惊，神气乃浮”。现代社会，人们常因工作任务繁忙或娱乐活动丰富而经常熬夜，或频繁出差、外出等导致休息不足，气机紊乱，日久将加速老化和早衰，引起多种疾病的发生。

第三节　病理产物性致病因素

病理产物性致病因素，是继发于其他病变过程而产生的病理产物，主要包括痰饮和瘀血，这些病理产物是在原发性致病因素作用下而产生的。原发性致病因素是指六淫、疠气、七情内伤、饮食失调、劳逸失度、起居无节，以及外伤等其他致病因素。比如，外伤可以导致瘀血的形成；长期摄入肥甘厚味又缺乏运动，容易形成痰饮等。这些病理产物停留在人体内，不仅可以加重原有病情，还可引起新的病变发生，故称病理产物性病因，又称“继发性病因”。

一、痰饮

痰饮是水液代谢障碍所形成的病理产物。就其形质而言，稠浊者为痰，清稀者为饮。中医所说的痰，不仅仅是指咳嗽所吐之痰，还包括停留在体内的痰。习惯上把痰分为“有形之痰”和“无形之痰”。有形之痰，指视之可见，闻之有声，或触之可及的痰，如咳嗽吐痰、喉中痰鸣、痰核等；无形之痰，是指停滞于体内的痰，只见其临床表现，不见其形质，如头目眩晕、恶心呕吐、心悸气短、神昏或癫狂等，看不到有排出的实质性痰，而此类病证如按痰进行治疗，又能收到较好的疗效，故称其为无形之痰。

饮多指留积在人体局部或肌肤的比较清稀的病理产物，根据其所停留的部位不同而有不同的名称，如《金匮要略》有“痰饮”“悬饮”“溢饮”“支饮”的区分。

（一）痰饮的形成因素

痰饮的形成，多因外感六淫，或内伤七情，或饮食失宜等，导致脏腑功能失调，气化不利，水液代谢障碍，水液停聚而形成。如外感湿邪，或寒凝气滞则水液停滞凝聚为痰饮；或燥热虚火煎熬津液，使津液黏稠，环流障碍而成痰饮；或七情内伤，气郁则水停；或恣食肥甘厚味，湿浊内生等，皆是痰饮形成的原因。痰饮的形成，除上述原因外，还与肺、脾、肾、肝及三焦等脏腑的功能失常密切相关。如肺失宣降，津液输布失司；脾失健运，水湿内生；肾阳不足，水液不得蒸化；肝失疏泄，气郁津停；三焦水道不利，津液失布等，均可导致水液代谢障碍，或湿聚，或寒凝，或气滞血瘀津停，或燥热虚火煎熬津液，而成痰饮。

（二）痰饮的致病特点

痰饮这种病理产物一旦产生，可随一身之气流窜全身，作为新的致病因素，产生各种纷繁复杂的病变。

1. 阻滞气血运行

痰饮为有形的病理产物，可阻滞气机，影响脏腑气机的升降；也可流注经络，阻碍气血的运行。如痰饮停留于肺，使肺失宣肃，可出现胸闷、咳嗽、喘促等；痰饮困阻中焦脾胃则可见脘腹胀满、恶心呕吐、大便溏泄等。痰饮若流注经络，易使经络阻滞，气血运行不畅，出现肢体麻木，甚至半身不遂等。若结聚于局部则形成痰核瘰疬，或阴疽流注。

2. 易蒙窍扰神

痰饮为浊物实邪，容易蒙蔽清窍，扰乱神明，如痰迷心窍，则可见神昏，痴呆，癫痫；痰火扰心，则发为癫狂等病证。

3. 致病广泛，变幻多端

水湿痰饮随气流行，内而五脏六腑，外而四肢百骸、肌肤腠理，无处不到，因而其致病异常广泛。由于其致病面广，发病部位不一，且又易于兼邪致病，因而在临床上形成的病证繁多，故有“百病多由痰作祟”之说。痰饮停滞于体内，其病变可伤阳化寒，或郁而化火；可夹风、夹热，或化燥伤阴；可上犯清窍，或下注足膝，具有变幻多端、病证错综复杂的特点，故又有“怪病多痰”的说法。

4. 病势缠绵，病程较长

痰饮具有重浊黏滞的特性。因而致病多表现为病势缠绵，病程较长。临床上常见由痰饮所致的咳喘、眩晕、胸痹、癫痫、中风、痰核、瘰疬、瘿瘤等，多反复发作，缠绵难愈，其舌苔滑腻，也较为难消，故有“久病多痰”之说。

二、瘀血

瘀血是体内血液停积而形成的病理产物，包括积于体内的离经之血，以及阻滞于血脉及脏腑内运行不畅的血液。瘀血一旦形成，则又可成为致病因素，进一步阻滞气机，阻碍气血运行，导致脏腑功能进一步失调。因此，瘀血既是病理产物，也是一种重要的致病因素。

（一）瘀血的形成因素

凡能影响血液正常运行，引起血液运行不畅，或导致血离经脉而瘀积的内外因素，均可导致瘀血的形成。

1. 气滞致瘀

气行则血行，气滞则血瘀，故情志郁结，气机不畅，或痰饮等积滞体内，阻遏脉络，都会造成血液运行不畅，形成瘀血。

2. 出血致瘀

各种外伤，如跌仆损伤、金刃所伤、手术创伤等，致使脉管破损而出血成为离经之血；或因脾不统血、肝不藏血等原因而致出血，以及妇女经行不畅、流产等，如果所出之血未能排出体外或及时消散，留积于体内则成瘀血。

3. 血寒致瘀

血得热则行，得寒则凝。若外感寒邪，入于血脉，或阴寒内盛，血脉挛缩，则血液凝涩而运行不畅，导致血液在体内某些部位瘀积不散，形成瘀血。

4. 血热致瘀

外感火热邪气，或体内阳盛化火，入舍于血，血热互结，煎灼血中津液，使血液黏稠而运行不畅；或因热灼脉络，迫血妄行导致出血，以致血液壅滞于体内局部而成瘀血。

5. 因虚致瘀

气虚则运血无力，阳虚则脉道失于温通，阴虚则脉道失于柔润，皆可引起血液运行涩滞。因此，气虚阴阳不足，可导致血液在体内某些部位停积而成瘀血。

6. 津亏致瘀

津液是血液的组成部分，故在剧烈吐泻、烧伤等津液大量丢失时，由于津液亏虚，血液黏稠，运行涩滞，亦可导致瘀血。

7. 痰饮致瘀

痰饮也是病理产物性病因，痰饮停滞，阻滞气机，妨碍血行，则导致痰瘀互结，常见眩晕头痛，心前区憋闷疼痛等症状。

（二）瘀血的致病特点

瘀血形成之后，停积体内，不仅失去血液的正常濡养作用，而且可引起新的病变发生。瘀血的致病特点主要表现在以下几个方面。

1. 易于阻滞气机

瘀血一旦形成，必然影响和加重气机郁滞，所谓“血瘀必兼气滞”；气机郁滞，又可引起局部或全身的血液运行不畅；导致血瘀气滞、气滞血瘀的恶性循环。若局部外伤，破损血脉，出血致瘀，可致受伤部位气机郁滞，出现局部青紫、肿胀、疼痛等症。

2. 影响血脉运行

瘀血为血液运行失常的病理产物，但瘀血形成之后，无论瘀滞于脉内、脉外，均可影响相关脏腑组织的功能，导致脉道不利，局部或全身的血液运行失常。如瘀血阻滞于心，导致心脉痹阻，见胸痹心痛；瘀血留滞于肝，可致肝脉阻滞，气血运行障碍，故有“恶血归肝”之说；瘀血阻滞于经脉，气血运行不利，可见口唇、爪甲青紫，皮肤瘀斑，舌有瘀点、瘀斑，脉涩不畅等。如果瘀血引起脉络损伤，可致血逸脉外，症见出血、血色紫暗有块等。

3. 影响新血生成

瘀血为病理性产物，已失去对机体的正常濡养滋润作用。若阻滞体内，日久不散，还会严重影响气血运行，导致脏腑失于濡养，功能失常，进而影响新血的化生，因而有“瘀血不去，新血不生”的说法。久瘀之人，常可表现出肌肤甲错、毛发不荣等血虚失濡的临床特征。

4. 病位固定，病证繁多

瘀血一旦停滞于某脏腑组织，多难以及时消散，故其致病具有病位相对固定的特征。瘀血阻滞部位不同，形成原因各异，兼邪不同，其病理表现也不同。如瘀阻于心，出现因血行不畅而胸闷心痛；瘀阻于肺，则宣降失调，或致脉络破损，可见胸痛，气促，咯血；瘀阻于肝，可见胁痛，癥积肿块；瘀阻胞宫，经行不畅，可见痛经，闭经，经色紫暗有块；瘀阻于肢体肌肤，可见肿痛青紫；瘀阻于脑，脑络不通，可致突然昏倒，不省人事，或引起严重的后遗症，如痴呆，语言謇涩，半身不遂等。此外，瘀血阻滞日久，也可化热。

瘀血致病，虽然病证繁多，症状复杂，但其临床表现具有共同的症状特点：①疼痛。一般表现为刺痛，痛处固定不移，拒按，夜间痛势尤甚。②肿块。外伤肌肤局部，可见青紫肿胀，瘀积于体内，久聚不散，则可形成癥积，按之有痞块，质硬，固定不移。③出血。部分瘀血为病者，可见出血之象，血色紫暗，夹有瘀块。④色诊，舌诊多见紫暗。面色、口唇，爪甲青紫或舌质暗紫，或舌有瘀点、瘀斑，舌下静脉曲张等。⑤脉诊多见涩脉、结脉、代脉等。⑥其他症状，亦可见肌肤甲错、善忘等。

第四节 其他病因

在中医病因中，除外感病因、内伤病因、病理产物性致病因素外，还有外伤、寄生虫、药邪、医源性因素、先天因素等。因其与外感、内伤及病理性致病因素有别，故归为其他致病因素。

一、外伤

外伤是指因受外力或其他外在因素作用于人体引起的损伤。外伤病证，种类不同，表现各异。常见的外伤类型，可分为外力损伤、烧烫伤、冻伤、虫兽所伤等。外伤致病，多有明确的外伤史。

（一）外力损伤

外力损伤，指因机械暴力引起的创伤，包括枪弹伤、金刃伤、跌打损伤、持重努伤等，轻者可致皮肉损伤，出现疼痛、出血、瘀斑或血肿等；重则可损伤筋骨，造成关节脱臼、骨折，若内脏破裂则可危及生命。

（二）烧烫伤

烧烫伤，主要是火毒为患，包括火焰、沸水、热油、蒸汽、雷电等灼伤形体。轻者灼伤皮肤而见局部灼热、红肿、疼痛或起水疱；重者焦炙肌肉筋骨而见患部如皮革样，或呈蜡白、焦黄，甚至炭化样改变。若大面积烧烫伤，可致火毒内攻脏腑，而致神识昏迷，或大量伤津耗液而致亡阴亡阳。

（三）冻伤

冻伤，是低温所造成的损伤。冻伤的程度和受冻时间、部位等直接相关。局部冻伤，多发生在手、足、耳郭、鼻尖和面颊等裸露和末端部位。初起可见肌肤苍白、冷痛；继而肿胀青紫，痒痛或起水疱，甚至溃烂；久则组织坏死而难愈。全身性冻伤，多为外界阴寒太甚，致使阳气严重受损，出现寒战，体温骤降，面色苍白，甚则神识昏迷等危重症。如不及时救治，可危及生命。

（四）虫兽伤

虫兽伤主要包括毒蛇、猛兽、疯狗咬伤等。轻者局部皮肉损伤，红肿疼痛或出血，或可引起高热、寒战等全身中毒症状。如蜂蜇伤、蜈蚣咬伤、蝎蜇伤、毛虫伤人等。重则毒邪较快通过血脉而波及全身，出现中毒症状，可见昏迷、抽搐、精神失常等，如毒蛇咬伤、疯狗咬伤等。

二、寄生虫

寄生虫是动物性寄生物的统称。常见的寄生虫有蛔虫、钩虫、蛲虫、血吸虫等，不同的寄生虫，致病各有特点。

寄生虫感染主要是通过进食污染虫卵的水或食物，或皮肤接触寄生虫。寄生虫寄居于人体，一是消耗气血津液等营养物质；二是影响脏腑功能导致疾病的发生。不同的寄生虫感染，其致病特点不同。蛔虫、钩虫、绦虫、蛲虫、血吸虫等致病的共同特点为腹痛、面黄肌瘦。其鉴别要点：蛔虫病伴睡时磨牙；蛲虫病以肛门奇痒为特征；钩虫病嗜食异物；绦虫病腹痛伴见食欲亢进、消瘦；血吸虫病以腹胀、腹水、胁下癥块为特点。

三、药邪

药邪，指因药物炮制，或使用不当而引起发病的一类致病因素。如有些药物用量过大，易于中毒，如生川乌、生草乌、马钱子、细辛、巴豆等。此外，有的药物应先煎以减低毒性，药物炮制或使用不当服用后也易致中毒。药邪致病，轻者表现为头晕心悸，恶心呕吐，腹痛腹泻，舌麻等。重者可出现全身肌肉震颤，烦躁，黄疸，发绀，出血，昏迷乃至死亡。

四、医源性因素

医源性因素，指由于医护人员的原因，而导致病情加重或变生他疾的一类致病因素。医源性因素的形成及致病特点如下。

（一）言行不当

医生言语亲切，态度和蔼，可起到辅助治疗的作用，有利于患者病情缓解。如果说话不注意场合，或语言粗鲁，会加重患者的心理负担，引起病情加重或导致患者拒绝治疗。若泄露隐私，会给患者造成更大的痛苦，甚至引起更严重的后果。

（二）处方草率

诊治时对患者漫不经心、马虎草率，会使患者产生不信任或疑惑感，将对治疗和服药效果带来不利影响。医生处方字迹潦草难辨，亦可引起错发药物，造成严重的医疗事故。

（三）诊治失误

医生诊察有失，辨证失准，以致用药失误，或手法操作不当，是重要的医源性致病因素。如用药寒热不辨，补泻误投；针刺时刺伤重要脏腑，导致气胸，或断针体内；推拿时用力过大或不当，引起筋脉损伤，甚或骨折等。

五、先天因素

先天因素是指人出生前因父母体质或胎儿发育过程中形成的病因，可分为胎弱、胎毒两个方面。

（一）胎弱

胎弱，也称胎怯，指胎儿禀受父母的精血不足或异常，以致畸形，或发育障碍。主要包括两类情况：一是各类遗传性疾病，如先天性畸形等。二是先天禀赋虚弱。如父母身体虚弱，或疾病缠身，致使胎元失养，比如小儿五迟（立迟、行迟、发迟、齿迟、语迟）等。

（二）胎毒

广义胎毒，指妊娠早期，其母感受邪气或误用药物、误食伤胎之物，导致遗毒于胎，出生后渐见某些疾病。如小儿出生之后，易患疮疖、痘疹等，多与胎传火毒有关。狭义胎毒，指某些传染病，在胎儿期由亲代传给子代。如梅毒可由其父母传染而得。

此外，近亲婚配，怀孕时遭受重大精神刺激，以及分娩时的种种意外等，也可成为先天性病因。如先天性心脏病、唇腭裂、色盲、癫痫等。父母的体质类型也可遗传给子女，造成子女对某些病变的易感性，易于患相同或相似的疾病。

小结

中医学运用整体观察法，通过在医疗实践过程中的观察与分析，将导致疾病的复杂原因分为外感病因、内伤病因、病理产物病因及其他因素四大类。

外感病因包括六淫和疠气，均属存在于外界的病邪。六淫包括风、寒、暑、湿、燥、火（热）六种外感病邪。风为阳邪，其性开泄，易袭阳位，善行而数变，主动，为百病之长；寒性收引，易伤阳气，凝滞主痛；暑性炎热、升散，易扰心神，伤津耗气；湿性重浊、黏滞、趋下，易伤阳气；燥性干涩，易伤肺脏和津液；热（火）性炎上，易伤津耗气，生风动血而扰心神。疫气是具有强烈传染性和致病性的外感病邪，易于流行，一气一病，症状相似。

内伤病因有情志、饮食、劳逸等因素。七情内伤可直接伤及内脏，影响脏腑气机，影响病情变化；饮食不节、饮食不洁、饮食偏嗜均可导致多种不同病证发生，劳力过度、劳神过度和房劳过度，体力过逸和脑力过逸，以及起居不节均可引起气机紊乱，致脏腑功能衰弱，引起多种疾病发生。

痰饮和瘀血属于病理产物致病因素，不仅可以加重原有病情，还可引起新的病变。痰饮有“有形之痰”和“无形之痰”，致病易阻滞气血运行、蒙窍扰神，致病广泛，变幻多端，病势缠绵的特点；瘀血包括积于体内的离经之血，以及阻滞于血脉及脏腑内运行不畅的血液，致病有阻滞气机、血脉运行，影响新血生成，病位固定，病证繁多的特点。

其他病因如外伤、寄生虫、药邪、医源性因素、先天因素等，应根据具体情况针对性地分析其致病性。

复习思考题

一、单项选择题

1. 最早明确提出“三因学说”的医家是（　　）
   A. 张仲景　　B. 陶弘景　　C. 陈无择
   D. 巢元方　　E. 刘完素
2. 以下属于病理产物性病因的是（　　）
   A. 疠气　　B. 六淫　　C. 七情
   D. 瘀血　　E. 劳逸
3. 六淫中具有病程长，难以速愈的邪气是（　　）
   A. 寒邪　　B. 火邪　　C. 风邪
   D. 暑邪　　E. 湿邪
4. 湿邪、寒邪的共同致病特点是（　　）
   A. 损伤阳气　　B. 阻遏气机　　C. 黏腻重浊
   D. 凝滞收引　　E. 易袭阴位
5. 致病后可出现各种秽浊症状的邪气是（　　）
   A. 风邪　　B. 寒邪　　C. 热（火）邪
   D. 湿邪　　E. 燥邪
6. 燥邪致病最易损伤人体（　　）
   A. 津液　　B. 气血　　C. 肾精
   D. 肝血　　E. 阳气
7. 只有外感而无内生的邪气是（　　）
   A. 寒邪　　B. 燥邪　　C. 湿邪
   D. 暑邪　　E. 热邪
8. 具有升散而又夹湿特性的邪气是（　　）
   A. 湿邪　　B. 燥邪　　C. 热邪
   D. 暑邪　　E. 寒邪
9. 风邪伤人，病位游移、行无定处，说明其病邪性质和特征是（　　）
   A. 风性善行　　B. 风性数变　　C. 风为阳邪

D. 风性开泄　　E. 风性轻扬

10. 疠气是指（　　）

A. 六淫邪气　　B. 异常气候　　C. 情志变化

D. 气机失常　　E. 乖戾之气

11. 怒则（　　）

A. 气缓　　B. 气上　　C. 气下

D. 气消　　E. 气结

12. 过度恐慌对气机的影响是（　　）

A. 气消　　B. 气结　　C. 气上

D. 气下　　E. 气乱

13. 疠气最主要的致病特点是（　　）

A. 发病急　　B. 病势重　　C. 症状相似

D. 传染性强　　E. 老少皆能致病

14. “百病多由痰作祟”主要是指痰（　　）

A. 致病广泛　　B. 病势缠绵　　C. 阻滞气机

D. 阻碍气血　　E. 扰动神明

15. 寒邪致病，多发作疼痛的主要原因是（　　）

A. 寒为阴邪，易伤阳气　　B. 寒性收引，气机收敛　　C. 寒主收引，经脉拘急

D. 寒客肌表，卫阳被郁　　E. 寒性凝滞，气血阻滞不通

二、填空题

1. 六淫之邪多从_______、______侵犯人体而发病。

2. 湿性黏滞，主要表现在两个方面：一是______；二是_______。

3. 燥邪的性质和致病特征是______、________。

4. 六淫致病具有_______、_______、_______、_______等共同特点。

5. 寒邪束表，阻遏卫阳，称为______；寒邪直中于里，伤及脏腑阳气，则称为______。

6. 七情致气机逆乱主要表现为“怒则气_____；喜则气_____；悲则气_____；恐则气_____；惊则气_____；思则气_____”。

三、名词解释

1. 辨证求因　2. 六淫　3. 疫气　4. 痰饮　5. 瘀血

四、问答题

1. 何谓病因？中医学认为可以导致人体发病的因素有哪些？

2. 六淫致病的共同特点有哪些？

3. 试述风邪的性质和致病特点。

4. 试述感受寒邪的原因以及寒邪的性质和致病特点。

5. 试述湿邪的性质和致病特点。

6. 火热邪气的性质和致病特点有哪些?

7. 何谓疫气?其致病特点如何?

8. 痰饮是如何形成的?其致病特点如何?

9. 瘀血是如何形成的?其共同的症状特点是什么?

第六章 发病与病机

【学习目标】

掌握发病的基本原理。

掌握邪正盛衰、阴阳失调、精气血津液失常及内生五邪的病机。

熟悉发病的形式。

熟悉基本病机与相关脏腑的关系。

了解影响发病的因素。

案例导入

都某，30岁，由于读书无所成就，想自己创业，但是由于家庭坚决反对，导致心中郁闷不解。于是出现言语错乱，时而发怒，时而狂歌，心中烦躁，夜不能寐，常常用手捶自己的胸部，别人问话也不回答。其体型强壮，六脉滑实，两寸尤其明显，脉率超过90次/分。

问题：此病案的病因是什么？试从邪正盛衰、阴阳失调、精气血津液失常和“内生五邪”方面分析其病机。

病机，即疾病发生、发展与变化的机理。病机学说是研究疾病发生、发展与变化的机理，并揭示其规律的基础理论。

第一节　发病原理

发病原理，是疾病发生的基本机制和理论，其内容包括发病的基本原理、影响发病的因素及发病形式。

一、发病的基本原理

发病，是正邪相争的结果。正气不足是发病的内在因素；邪气是发病的重要条件；正邪相搏胜负，决定发病与否。

（一）正气不足是发病的内在因素

正气，是人体生理功能的总称，主要包括对外界环境的适应能力、抗邪能力以及康复能力，简称为“正”。正气的充盛取决于精气血津液等物质的充足、脏腑形质的完整、功能活动的正常及协调。《黄帝内经》说：“正气存内，邪不可干。”《素问·评热病论》说：“邪之所凑，其气必虚。”充分体现了正气不足是病邪侵入发病的内在因素的观点。

正气在发病中的主导作用体现于：一是正虚感邪而发病。正气不足，抗邪无力，外邪易乘虚侵入而发病，或易因情志刺激而发病。二是正虚生邪而发病。正气不足，脏腑经络气血功能紊乱，可产生“内生五邪”或病理产物而发病。

（二）邪气是发病的重要条件

邪气，泛指各种致病因素。邪气侵犯人体，可导致生理功能失常，造成脏腑组织的形质损害，甚或改变体质类型。邪气在发病中的作用主要体现于：①邪气影响发病的特点与证候类型。例如，六淫致病，发病急，初起多有卫表证候；七情内伤多直接伤及脏腑。②邪气影响病情和病位。一般而言，感邪轻者，病情亦轻；感邪重者，病情亦重。如六淫致病，病情相对较轻；疠气致病，病情相对较重。病位也与邪气的种类和性质相关。如风为阳邪，易袭阳位；湿为阴邪，易袭阴位等。③某些情况下邪气在发病中起主导作用。如疠气、高温、外伤等。

（三）正邪斗争的胜负与发病

正胜邪负则不发病。正气强盛，抗邪有力，邪气难以侵害致病。

邪胜正负则发病。正气虚弱，抗邪无力，邪气乘虚入侵或邪自内生而发病。

二、发病的影响因素

（一）气候变化

气候异常变化是导致外感病发生的重要因素。如春易伤风、夏易中暑、秋易伤燥、冬易感寒等。反常的气候，如酷暑、久旱、淫雨不止等，可促成疠气病邪的传播，形成瘟疫流行。如麻疹、百日咳及流行性感冒多发生于冬春季节；痢疾、流行性乙型脑炎等多易发病于夏秋等。

（二）地域特点

不同的地域所形成的自然条件不同，形成了发病的地域性特点。例如，北方气候干燥寒凉，多寒病；东南沿海，气候多湿热，易见湿热为病；某些山区，人群中易患地方性甲状腺肿等。

（三）生活、工作条件

生活工作条件与疾病的发生有着密切联系。如工作环境中的废气、废液、废渣、噪声，均可成为直接的致病因素，造成矽肺、肿瘤，或急性、慢性中毒。居住阴暗潮湿、空气秽浊等，也是导致疾病发生和流行的条件。

（四）体质特点

体质是指个体在先天禀赋和后天获得的基础上所形成的形态结构、生理功能和心理状态方面相对稳定的特性。体质是机体发病的内部因素，体质在发病中的作用，具体表现如下。

1. 决定对某种病邪的易感性

不同的体质类型，体现着阴阳、寒热、虚实的差异，导致个体对某些病邪的易感性。如阳虚之体，易感寒邪；阴虚之质，易受热邪。小儿脏腑娇嫩，肺脾之气不足，常易感受外邪或因饮食所伤而发病；年高之人，脏腑精气已亏，易患痰饮、咳喘、眩晕、心悸、消渴等病证；肥人或痰湿内盛者，易患眩晕、中风；瘦人或阴虚体质者，易患肺痨、咳嗽诸疾等。

2. 决定某些疾病发生的证候类型

感受相同的病邪，由于体质不同，可表现出不同的证候类型。如同感风寒邪气，卫气盛者，易形成表实证；卫气虚者，易为表虚证。反之，体质相同，虽感受不同的病邪，也可表现出相同的证候类型。如阳热体质无论感受热邪或寒邪，都易表现为热证。

（五）精神状态

精神因素可以直接影响脏腑气血的功能活动，从而影响人体的抗病能力。情志舒畅，则气血调和，脏腑功能协调，正气旺盛，人体不易发病。反之，情志过激或过久，可引起神志疾患，如癫狂、抑郁、脏躁等；亦可致躯体疾患，如头痛、泄泻、心悸、失眠等。

三、发病形式

（一）感而即发

感邪后立即发病，称为感而即发，又称为卒发、顿发，常见于新感伤寒或温病、疫疠致病、情志剧变、外伤或中毒等。

（二）伏发

感邪之后，病邪潜伏于体内，经过一定的时间，或在诱因作用下而发病，称为伏发，如外伤或狂犬咬伤，多经过一定时间后发为破伤风、狂犬病等。

（三）徐发

徐发为缓慢发病，常与病因的种类、性质及体质因素等相关。如外感湿邪，其性黏滞、重浊，病多缓起。内伤病因致病，如思虑过度、饮食失宜等，常可引起机体渐进性病变。

（四）继发

继发，指在原发疾病的基础上继而发生新的疾病。如肝气郁结日久继发“癥积”“臌胀”；中风瘫痪，饮食困难，食物呛肺，造成肺热壅盛；小儿食积或营养不良则致“疳积”。

（五）复发

指疾病已愈，在病因或诱因的作用下，再次发病。其基本证候可类似初病，但往往比初病病情更为复杂、严重。复发的次数越多，预后越差，易留下后遗症。复发常见以下三种类型：一是疾病少愈即复发。多见于较重的外感热病，多因饮食不慎，又感风寒，而引起复发。二是休止与复发交替。见于病根未除，一旦正气不足，或感受新邪，引动宿邪而旧病复发，如癫痫、哮喘等。三是急性发作期与慢性缓解交替。病情的轻重，由邪正斗争的状况所决定，如胸痹心痛、胆石症等。

为了减少复发，避免诱因十分重要。常见的复发诱因有复感新邪、食复、劳复、药复。另外，气候因素、精神因素、地域因素等也可成为复发的因素。

第二节　基本病机

基本病机，是病因侵袭人体所产生的最基本的病理反应。

疾病是多种多样的，临床征象千变万化，错综复杂，不同疾病有其不同的病机。但基本病机可概括为邪正盛衰、阴阳失调和精气血津液失常。“内生五邪”是一类特殊的病机，在此一并介绍。

一、邪正盛衰

邪正盛衰，指在疾病的发生、发展过程中，机体正气的抗病能力与致病邪气之间相互斗争所发生的盛衰变化。邪气侵犯人体后，一方面是邪气对机体的正气起着损害作用；另一方面，正气也对邪气产生防御、祛除作用。

（一）邪正盛衰与虚实变化

一般来说，正气增长而旺盛，促使邪气消退；相反地，邪气增长而亢盛，会损伤正气。随着邪气和正气的消长盛衰变化，形成了虚与实病机。

1. 虚实病机

（1）邪实　实，是以邪气亢盛为矛盾主要方面的病机变化。发病后，邪气致病力强，正气的抗病能力未衰，正邪相搏，斗争激烈，可出现一系列比较剧烈的、亢盛、有余的表现。

邪实常见于外感六淫致病的初、中期，或由于水湿痰饮、食积、气滞、瘀血等引起的内伤病证。实证较多见于体质比较壮实的患者。常见壮热狂躁，声高气粗，痰涎壅盛，腹痛拒按，二便不通，脉实有力，舌苔厚腻等表现。

（2）正虚 虚，是以正气虚损为矛盾主要方面的病机变化。机体的精、气、血、津液和脏腑经络的生理功能减退，正气的防御能力下降，因而难以出现较剧烈的反应，出现一系列虚弱、衰退、不足的表现。

正虚，多由先天禀赋不足，或久病重病损伤正气，或因暴病吐泻、大汗、亡血等使正气随津血而脱失等引起，多见于疾病后期及体质虚弱者。临床常见身体瘦弱，神疲体倦，面色无华，自汗盗汗，声低气微，二便失禁，疼痛隐隐而喜按，或五心烦热，或畏寒肢冷，脉虚无力等表现。

2. 虚实变化

在某些病程较长、病情复杂的疾病中，还会出现虚实之间多种变化，主要有虚实错杂、虚实转化等。

（1）虚实错杂 指正虚与邪实同时并存的病机变化，有实中夹实、实中夹虚等情况。

虚中夹实，以正虚为主，兼有实邪为患。如脾阳不振、运化无权之水肿，既有脾气虚的神疲乏力、食少腹胀、便溏等症状，又有湿浊内停的水肿症状。

实中夹虚，指以邪实为主，兼有正气虚损。如外感热病，消灼津液而形成实热兼阴虚津亏证。既有高热、心烦、面红目赤、尿赤便秘等实热证的表现，又有口渴引饮、舌燥少津等阴津不足表现。

（2）虚实转化 在疾病发展过程中，可出现由实转虚和因虚致实的病机变化。

邪气过盛，或因失治、误治等原因，致使病程较长，虽邪气渐去，而正气已伤，疾病由实转虚。

正气虚为主的病变，转变为邪气盛突出的病变过程，为因虚致实。多由于脏腑功能减退，产生的各种病理产物；或正虚，外邪侵入，虚实并存，邪盛突出。

（二）邪正盛衰与疾病转归

邪正斗争发生的消长盛衰变化，对疾病发展的趋势与转归起着决定性作用。

1. 正胜邪退

在疾病过程中，正气渐趋强盛，而邪气渐趋衰减，促使疾病向好转和痊愈方向发展。

2. 邪去正虚

邪气被除，但疾病过程中正气被耗伤而虚弱，有待恢复。多由于邪气亢盛，或治疗措施过于猛烈，如大汗、大吐、大下等，病邪虽去，但正气亦大伤。多见于重病的恢复期。

3. 邪胜正衰

在疾病过程中，邪气亢盛，正气虚弱，抗邪无力，促使疾病向恶化、危重，甚至死亡方面发展变化。

4. 邪正相持

在疾病过程中，正气虚弱较轻，而邪气亦不亢盛，双方势均力敌，相持不下，从而使疾病处于迁延状态。或者正气大虚，余邪未尽，正虚邪恋，疾病处于缠绵难愈的病理过程。多见于疾病后期，或由急性转为慢性，或遗留某些后遗症而经久不愈等情况。

二、阴阳失调

阴阳失调，指在疾病的发生、发展过程中，由于致病因素的影响，导致机体阴阳双方失去相对的平衡，形成阴阳偏盛、偏衰、互损、格拒或亡失的病机变化。在中医病机理论体系中，阴阳失调是分析病机的总纲。

（一）阴阳偏胜

阴阳偏胜，指机体阴阳双方的某一方病理性亢盛，从而导致机体寒热的变化。

1. 阳偏胜

机体在疾病过程中所出现的一种阳气偏盛，功能亢奋，代谢活动亢进，机体反应性增强，阳热过剩的病机变化，为阴偏胜，即阳盛。病机特点为阳盛而阴未虚。形成阳偏胜的主要原因，多由于外感温热阳邪；或感受阴邪而从阳化热；或情志内伤，五志过极而化火；或因气滞、血瘀、食积等郁而化热所致。

阳邪亢盛，以热、动、燥为其特点。常表现为实性、热性病证。如壮热、烦渴、面红目赤、尿赤便秘、苔黄脉数等症。其病机发展趋势为：阳热亢盛，必然损伤阴液，出现口渴、小便少等阴津不足的症状，也就是“阳胜则阴病”。

2. 阴偏胜

机体在疾病过程中所出现的一种阴气偏盛，功能障碍或减退，产热不足，以及病理性代谢产物积聚的病机变化，称为阴偏胜，即阴盛。病机特点为阴盛而阳未虚。形成阴偏胜的主要原因，多由感受寒湿阴邪，或过食生冷，或阴寒性病理产物集聚，寒邪中阻，从而导致阳不制阴，阴寒内盛。

阴邪亢盛，以寒、静、湿为其特点。可见形寒肢冷、口淡不渴、舌淡脉迟等症。其病机发展趋势：阴邪偏盛，必然损伤阳气，也就是“阴胜则阳病”。

（二）阴阳偏衰

阴阳偏衰，指机体阴阳双方中某一方虚衰不足的病机变化。

1. 阳偏衰

机体阳气虚损，功能减退或衰弱，代谢活动减退，机体反应性低下，阳热不足的病机变化，称为阳偏衰，即阳虚。

形成阳偏衰的主要原因，多由于先天禀赋不足，或后天饮食失养，或劳倦内伤，或久病损伤阳气所致。阳气虚衰，突出的表现为温煦、推动和气化功能减退。临床常见畏寒肢冷、四肢不温、面色白、口淡不渴、精神不振、喜静蜷卧、小便清长、舌淡脉弱等表现。阳气不足，以脾肾阳虚为主，其中尤以肾阳虚衰最为重要。

2. 阴偏衰

阴偏衰，即阴虚，指人体之阴气不足，精、血、津液亏虚，滋润、宁静、潜降、成形和制约阳热的功能减退，称为阴偏衰，即阴虚，或阴液亏虚。

形成阴偏衰的主要原因，多由于阳邪伤阴，或因五志过极，化火伤阴，或因久病伤阴所致。阴液亏虚，主要表现为凉润、抑制与宁静的功能减退，阴不能制约阳，阳气相对偏亢，形成阴虚内热、阴虚火旺、阴虚阳亢等多种病变。临床常见潮热、盗汗、五心烦热、颧红、失眠多梦、舌红少苔、脉细数等症。阴虚病变，五脏皆可发生，但一般以肺、肝、肾之阴虚为主，尤以肾阴亏虚为主。

（三）阴阳互损

阴阳互损，指阴或阳任何一方虚损到一定程度，均会影响到另一方，形成阴阳两虚的病机变化。

1. 阴损及阳

阴损及阳，由于阴液亏损，使阳气生化不足或无所依附而耗散，从而形成以阴虚为主的阴阳两虚的病机变化。如肝阳上亢证，其病机是阴虚不能制阳，肾阴不足，水不涵木所致。若肾阴进一步亏损，继而损及肾阳，出现畏寒肢冷、夜尿清长等阳虚症状。

2. 阳损及阴

阳损及阴，指由于阳气虚损，无阳则阴无以生，累及阴液的生化不足，从而形成以阳虚为主的阴阳两虚的病机变化。如肾阳虚水肿先有畏寒肢冷、少气乏力等阳虚表现。若肾阳进一步亏损，可因阳气不足而导致阴液化生无源而亏虚，进而出现烦躁，甚至阴虚风动、抽搐等阴虚症状。

（四）阴阳格拒

阴阳格拒，是阴阳失调中比较特殊的一类病机。由于某些原因使阴和阳中的一方偏盛或偏衰至极，壅遏于内，将另一方格拒于外，迫使阴阳之间不相维系，从而出现真寒假热、真热假寒等复杂的病机变化。

1. 阴盛格阳

阴盛格阳，指阳气极虚，偏盛之阴盘踞于内，逼迫阳气浮越于外，使阴阳不相维系，而出现真寒假热的病机变化，其本质是极重的虚寒病变。由于阴盛而格阳于外，在原有面色苍白、四肢逆冷、精神萎靡、畏寒蜷卧、脉微欲绝等寒盛于内表现的基础上，反见身热，烦躁，口渴等假热之象，称为“格阳”；若阴盛于下，虚阳浮越，可见面赤，称为“戴阳”。仔细观察，则身虽热，反喜盖衣被；口虽渴而饮水不多；面虽红却浮如妆，游移不定，可作为辨别的依据。

2. 阳盛格阴

阳盛格阴，又称格阴，指邪热内盛，深伏于里，阳气被遏，郁闭于内，不得外达四肢，格阴于外，而导致真热假寒的病机变化，其本质是极重的实热病变，可出现壮热、面红、气粗、烦躁、舌红、脉数大有力等症状，但由于格阴于外，阳气不能外达，却出现四肢不温、脉象沉伏等假寒之象。仔细观察，虽四肢厥冷，但胸腹灼热，可作为辨别的依据。

（五）阴阳亡失

阴阳的亡失包括亡阴、亡阳两类，指机体内的阴气或阳气大量亡失而导致生命垂危的病机变化。由于阴阳互根，亡阴可迅速导致亡阳，同样，亡阳也会很快导致亡阴，最后，“阴阳离决”而死亡。

三、精气血津液失常

精气血津液失常，包括亏损不足、运行失常及相互关系失调等病机变化。

（一）精的失常

精的失常，主要包括精虚和精瘀两方面的病变。

1. 精虚

精虚，指肾精（主要为先天之精）和水谷之精不足，及其功能减退所产生的病机变化。

肾精亏虚主要由先天禀赋不足，或后天失养，或过劳伤肾所致。可见小儿生长发育不良、不孕不育、精神萎靡、耳鸣、健忘、腰膝酸软，以及成人体弱多病、未老先衰等。

水谷之精匮乏多由饮食失宜，脾胃功能失常或气虚失于固摄所致。可见面色萎黄，肌肉瘦削，头昏目眩，纳呆食少，疲倦乏力等虚弱状态。

2. 精瘀

精瘀，指男子生殖之精阻滞精道，排精障碍的病机变化。多由房劳过度，忍精不泄，少年手淫，惊恐伤肾，或瘀血、湿热瘀阻，或手术所伤，或肾虚推动无力，肝气郁结等引起。常见排精不畅或不能排精，可伴随精道疼痛、睾丸重坠、精索小核硬结等症状。若精瘀日久，可导致精少不育、排尿异常等。

（二）气的失常

气的失常，主要包括两方面：一是气的生化不足或耗损过多，从而形成气虚的病机变化；二是气的某些功能障碍及气的运动失常，从而表现为气滞、气逆、气陷、气闭或气脱等气机失调的病机变化。

1. 气虚

气虚指由于气的不足，导致脏腑组织功能低下或衰退的病机变化。引起气虚的原因主要有两方面：一是气之化生不足。如先天禀赋不足或后天脾胃失养而致。二是消耗太多。如劳倦内伤，久病不复等。常见精神萎靡、倦怠乏力、自汗、易于感冒、头昏耳鸣、舌淡脉虚等。

2. 气机失调

气机失调指气的升降出入失常而引起的气滞、气逆、气陷、气闭、气脱等病机变化。

若气的运行不畅，阻滞不通的病机变化，称为气滞。多由于情志不舒，或痰、湿、食积、瘀血等有形之邪阻碍气机；或因外邪侵犯，抑遏气机；或肝失疏泄；或气虚运行无力。尤以肺气壅滞、肝气郁滞和脾胃气滞为多见。

若气升之太过或降之不及的病机变化，称为气逆。多由于情志内伤，饮食不当，外邪侵犯，或痰浊壅滞所致，亦有因虚而致气机上逆者。气逆多见于肺、胃、肝等脏腑病变。

若气的上升不足，或下降太过，气虚升举无力而下陷，称为气陷。与脾气虚损的关系最为密切。多由气虚病变进一步发展所致。若素体虚弱，或病久耗伤，致使脾气虚损不足，清阳不升，或中气虚陷的病机变化。其病理表现主要为“上气不足”与“中气下陷”两方面。

若气闭阻于内，不能外出，以致清窍闭塞，出现昏厥的病机变化，称为气闭。气闭多由情志抑郁，或外邪、痰浊等闭塞气机所致，有触冒秽浊之气所致的闭厥，突然精神刺激所致的气厥，剧痛所致的痛厥，痰阻气道之痰厥等。

若气不内守，大量向外脱失，脏腑功能突然衰竭的病机变化为气脱。气脱多由正不敌邪，或慢性病长期消耗，气不内守而外散脱失；或因大出血、汗吐下太过等所致。

（三）血的失常

血的失常，一是血的生成不足或耗损太过，濡养功能减退引起血虚；二是血的运行失常所出现的病机变化。

1. 血虚

血虚指血液不足，血的濡养功能减退的病机变化。多由失血过多，或营养不足，或脾胃虚弱，肾精亏虚，血液生化乏源或久病慢性消耗所致。由于脾胃为气血生化之源，肾主骨生髓，故血虚的病变以脾胃、肾最为多见。

2. 血行失常

血行失常指血液运行失常出现的病机变化，主要有血瘀和出血。

血瘀指血液循行迟缓和不流畅的病机变化。血瘀的形成，主要有气滞血行受阻，气虚血行迟缓，或痰浊阻于脉络，久病入络，或寒邪入血、血寒而凝，或邪热入血，煎熬血液，或跌闪外伤等，均可形成血瘀。血瘀的病机主要是血行不畅。

出血指血液逸出脉外的病机变化。出血的形成因素，主要有外伤，气虚不摄，热邪迫血妄行，或瘀血内阻，血不归经等。突然大量出血，可致气随血脱的危象，甚至可导致死亡。逸出血脉的血液，称为“离经之血”。离经之血不能及时消散或排出，蓄积于体内，则称为瘀血。瘀血停积体内，又可引起多种病机变化。

（四）津液代谢失常

津液的代谢失常，包括津液不足及津液在体内滞留的病理变化。

1. 津液不足

津液不足，是指津液在数量上的亏少，进而导致在内的脏腑，在外的孔窍、皮毛失于濡润、滋养，而产生一系列干燥枯涩的病理变化。

导致津液不足的原因主要有三方面：一是热邪伤津，如外感燥热之邪，灼伤津液；或邪热内生，如五志化火等耗伤津液。二是丢失过多，如吐泻、大汗、多尿及大面积烧伤等，均可损失大量津液。三是生成不足，如体虚久病，脏腑功能减退，可见津液生成不足。另外，慢性疾病耗伤津液，亦致津液亏耗。

2. 津液输布排泄障碍

津液的输布和排泄是津液代谢中的两个重要环节。二者虽有不同，但其结果都能导致津液在体内不正常的停滞，成为内生水湿痰饮等病理产物的根本原因。

津液的输布障碍，是指津液得不到正常的转输和布散，导致津液在体内环流迟缓，或在体内某一局部发生滞留。肺失宣发和肃降、肝失疏泄、脾失健运、三焦的水道不利，均致津液输布障碍而生痰饮水湿之患。其中脾失健运，不但导致津液的输布障碍，而且水液不归正化，变生痰湿为患。

津液的排泄障碍，主要是指津液转化为汗液和尿液的功能减退，而致水液贮留体内，外溢于肌肤而为水肿。肾气的蒸化作用失常则起着主导作用，肾阳能推动和调节各脏腑的输布和排泄水液的功能，而且水液主要是通过尿液而排泄的。

津液的输布障碍和排泄障碍，常相互影响，互为因果，导致湿浊困阻、痰饮凝聚、水液潴留等多种病变。

（1）湿浊困阻　多因脾运失常，津液不能转输布散，聚为湿浊。湿性重浊黏滞，易于阻遏中焦气机，而见胸闷、脘痞、呕恶、腹胀、便溏、苔腻等症。

（2）痰饮凝聚　多因脾、肺等脏腑功能失调，津液停而为饮，饮凝成痰。痰随气升降，无处不到，病及脏腑经络，滞留于机体的不同部位而有多种的病理变化。饮停的部位比较局限，如停于胸胁的“悬饮”，饮留于胸膈的“支饮”等。

（3）水液贮留　多由肺、脾、肾、肝等脏腑功能失调，气不行津，津液代谢障碍，贮留于肌肤或体内，发为水肿或腹水。

（五）精气血津液关系失调

精、气、血、津液在生理上密切相关，在病理上常可相互影响。

1. 气与血关系的失调

气和血之间具有相互资生、相互依存和相互为用的关系。气的虚衰和升降出入异常，必然影响及血。同样，血的虚衰和血行失常时，也必然影响及气。常见如气滞血瘀、气虚血瘀、气血两虚、气不摄血、气随血脱病机变化，详见气血津液辨证部分。

2. 气与津液关系失调

津液的生成、输布和排泄，依赖于脏腑的气化和气的升降出入，同时气也以津液为载体。因此，气和津液在病理上相互影响，如出现水停气阻、气随津脱等。

水停气阻，指津液代谢障碍，水湿痰饮停留导致气机阻滞的病理变化。因水湿痰饮皆为有形之邪，易阻碍气的运行，其临床表现因水液停蓄的部位不同而异。如水饮阻肺，可见胸满咳嗽，喘促不能平卧；水饮停于四肢，则可使经脉气血阻滞，可见四肢浮肿、沉重胀痛等临床表现。

气随津脱，主要指津液大量丢失，气失其依附而随津液外泄出现暴脱亡失的病理变化。多由高热伤津，或大汗伤津，或严重吐泻耗伤津液等所致。

3. 血与津液关系失调

津液与血相互化生，津液充足是保持血脉充盈、运行通畅的条件，而血液的充沛和畅行，也是津液充盛和流行的条件。因此，血和津液在病理上亦相互影响，如津枯血燥、津亏血瘀等。

津枯血燥，主要指津液亏乏枯竭，导致血燥虚热内生或血燥生风的病理变化。常见心烦、鼻咽干燥、肌肉消瘦、皮肤干燥，或肌肤甲错、皮肤瘙痒或皮屑过多、舌红少津等病理表现。

津亏血瘀，主要指津液耗损导致血行瘀滞不畅的病理变化。主要因高热、烧伤，或吐泻、大汗等因素，致使津液大量亏耗，血液循行不畅而致血瘀。临床表现除了津液不足的表现外，还出现舌质紫绛，或有瘀点、瘀斑，或见斑疹显露等症状。

四、内生五邪

内生五邪，指在疾病过程中，由于脏腑功能异常而导致化风、化寒、化湿、化燥、化火的病机变化。由于病起于内，且临床表现与外感风邪、寒邪、湿邪、燥邪、火邪致病相似，故分别称为“内风”“内寒”“内湿”“内燥”“内火”，统称为“内生五邪”。

（一）内风

内风又称“风气内动”，指体内阳气亢逆而致风动之征的病机变化。因与肝关系密切，故又称“肝风”。《素问·至真要大论》说：“诸风掉眩，皆属于肝。”常见的有肝阳化风、热极生风、阴虚动风、血虚生风四种情况。

（二）内寒

内寒又称“寒从中生”，指机体阳气虚衰，温煦气化功能减退而使阴寒内生的病机变化。内寒病机主要包括两个方面：一是温煦失职，虚寒内生，可见面色苍白、形寒肢冷、肢节痹痛等。二是阳气不足，气化功能减退，而见尿、痰、涕、涎等澄澈清冷，或大便泄泻，或水肿等。内寒病变，以心、脾、肾之阳虚为主，肾阳虚衰尤为关键。

（三）内湿

内湿又称“湿浊内生”，指脏腑功能异常，水液代谢失调而致湿浊停聚的病机变化。多因素体肥胖，喜静少动，致痰湿过盛；或恣食生冷，过食肥甘所致。脾运化失职是湿浊内生的关键。湿性重浊黏滞，可阻滞机体任何部位，但以湿阻中焦脾胃为主，因此，腹胀、脘痞、呕恶、便溏、苔腻是其常见之症。

（四）内燥

内燥又称“津伤化燥”，指机体津液不足，出现以干燥枯涩失润为特征的病机变化。多因热盛伤津，或汗、吐、下太过，或久病伤阴耗液，或亡血失精，导致阴亏津少所致。内燥以肺、胃、大肠病变为多，临床常见口燥咽干、干咳无痰、肌肤干燥脱屑，或皲裂、便秘等症。

（五）内火

内火又称“火热内生”，指脏腑阴阳失调，而致火热内扰的病机变化。常见的有以下几种。

阳气过盛化火。阳气过盛，功能亢奋，热量过剩，火热由此而生，即所谓“气有余便是火”。

邪郁化火。外感六淫病邪，可郁而从阳化热化火，如寒郁化热、湿郁化火等。另外，体内的病理产物等有形实邪，亦可导致人体气机郁滞生热、化火。

五志过极化火。情志过激，影响脏腑气机，导致气机郁结或亢逆。气郁日久则可化热，气逆可化火。如悲哀气郁，可生肺火；大怒气逆，可致肝火等。

阴虚火旺。多因津液亏虚，阴气大伤，阴虚阳亢，则虚热虚火内生。阴虚火旺，火热征象多集中于机体某一部位，如虚火上炎所致的牙痛、齿衄、咽痛、颧红等。

小结

中医学认为，发病过程是致病邪气与人体正气之间的斗争关系，即所谓的邪正相搏。当环境影响了人体的适应能力，或者人体自身的功能失常、难以适应环境的变化，会导致疾病的发生。发病学说的内容包括发病的基本原理、影响发病的因素和发病形式三个方面。

人体的疾病过程非常复杂，牵涉局部和整体的各个层次，因此，对病机的研判需从不同层面和角度进行分析。中医学的基本病机是邪正盛衰、阴阳失调、精气血津液失常，“内生五邪”为一类特殊的病机。

复习思考题

一、单项选择题

1. 疾病发生的内在因素是（　　）

A. 邪气强盛　　B. 正气不足　　C. 邪胜正负

D. 正虚邪不胜　　E. 正胜邪衰

2. 中医认识发病原理，主要从以下哪个角度来认识（　　）

A. 正邪相搏　　B. 阴阳失调　　C. 饮食失调

D. 气血失常　　E. 脏腑功能失调

3. 疾病复发的首要条件是（　　）

A. 新感病邪　　B. 过于劳累　　C. 正虚未复

D. 邪未尽除　　E. 饮食不慎

4. 内风与那个脏关系最为密切（　　）

A. 心　　B. 肝　　C. 脾

D. 肾　　E. 肺

5. 内湿与那个脏关系最为密切（　　）

A. 心　　B. 肝　　C. 脾

D. 肾　　E. 肺

6. 气陷与哪个脏腑关系最为密切（　　）

A. 心　　B. 肝　　C. 脾

D. 肾　　E. 肺

7. 病机属虚中夹实的是（　　）

A. 痰涎壅盛，咳嗽气粗

B. 脾失健运，水湿停聚，水肿

C. 大实之病，反见羸状

D. 久病心悸，面憔体倦

E. 纳食减少，疲乏无力，腹满痛喜按

8. 患者持续高烧，突然出现面色苍白，四肢厥冷，脉微欲绝，其病机应是（　　）

A. 重阳必阴　　B. 寒极生热　　C. 阳胜则热，从阴化寒

D. 阳损及阴　　E. 阳长阴消

二、填空题

1. 发病的内在基础是 ________，发病的重要条件是 ________。

2. 正邪相搏，________ 则不发病，________ 则发病。

3. 中医发病学的基本观点有“________ 存内，邪不可干”。“邪之所凑，其气 ________”。

4. 风气内动的类型，主要包括 ________、________、________ 和 ________。

5. 中医学的基本病机，包括 ________、________、________、________ 四个方面。

6. 虚实错杂主要包括 ______、_______ 两个方面。

7. 气逆病机常见于 _____、______、_____ 三个脏腑。

8. 阴阳互损主要包括 _________、________ 两个方面。

三、名词解释

1. 正气

2. 阴盛格阳

3. 气逆

4. 内生五邪

四、思考题

1. 简述疾病复发的形成条件。

2. 简述中医学疾病的发病类型。

3. 简述阴阳偏衰的形成原因及临床表现。

4. 简述虚性病机的形成原因及临床表现。

5. 简述内热的病机类型。

6. 简述邪正盛衰与疾病转归。

第七章 诊法

【学习目标】

掌握常见现在症的内容、表现及其诊断意义。

掌握望神、望色、望舌等的常见异常表现及其诊断意义。

掌握听语言、呼吸、咳嗽的诊断意义。

掌握诊脉的方法及技能、正常脉象特征、常见异常脉象的特征及诊断意义。

熟悉问诊的范围及注意事项。

熟悉望诊的原理、方法及临床意义，望舌与望小儿食指络脉的方法及临床意义，望涎、呕吐物的异常表现及其临床意义。

熟悉常见异常声音、病体之气的特征及诊断意义。

熟悉按诊的方法及技能。

了解问诊的意义。

了解望形态、局部望诊的诊断意义。

了解病室异常气味及其临床意义。

了解脉诊的原理。

中医诊法主要包括望、闻、问、切四种诊察手段，简称“四诊”。通过四诊收集到的病情资料，包括病史、症状和体征等，是判断病种、辨别证候的主要依据。病史是就诊者此次疾病情况以及既往身体状况、生活状况等；症状是就诊者主观感觉到的痛苦或异常变化；体征是客观检查到的异常表征。四诊从不同的角度诊察病情，既有各自独特的方法和意义，又具有一定局限性，可以互补但不能互相取代。只有综合运用四诊，才能系统、全面地收集病情资料，从而确保诊断的正确性，因此，中医临证时应四诊合参。

第一节　问　诊

案例导入

王某，女，37岁。两天前因气温突降，出现发热、怕冷、头痛、咳嗽等症。今天体温上升至39.3℃，前来就诊。

问题：应如何对该就诊者进行问诊？

问诊是指通过对就诊者或陪诊者进行有目的的询问，以了解现在症，以及疾病的起始、发展、诊断与治疗经过和其他相关情况，从而诊察疾病的一种方法。

一、问诊范围

明代医家张景岳认为，问诊是“诊病之要领，临证之首务”，强调了疾病诊治过程中问诊的重要性。就诊者的自觉症状，疾病的发生、发展、病变过程及诊治经过，以及既往病史、生活习惯、情绪状态等，是诊断和治疗疾病的重要依据，医生要在与就诊者的短暂交流中，及时、准确、全面地获得有关病情的资料，问诊的方法和技巧就显得尤为重要。

问诊时应选择安静适宜的环境，以免受到干扰。注意保护就诊者隐私不被侵犯，尤其对于某些病情不便当众表述的，应单独询问。问询的态度要严肃和蔼，使其感到温暖、亲切，愿意主动陈述病情。询问病情时，应使用通俗易懂的语言，避免使用听不懂的医学术语。如发现就诊者叙述病情不够清楚，可对其进行必要的询问或提示，但绝不可凭个人主观臆测去暗示或套问，以免病情资料失真，影响诊断。对病情危急情况下，应扼要地询问，不必面面俱到，待病情缓解后再详细询问。

询问病情应直接问就诊者本人，若因就诊者不能自述，可向伴随者或知情人询问。问诊时，既要详尽全面，又要突出重点，要善于抓住主症、确定主诉，并有目的地围绕主诉进行深的询问，同时与辨证相结合，减少问诊的盲目性，以利于正确诊断病证。

问诊的内容包括一般情况、主诉、现病史、既往史、个人生活史和家族史等。询问时，应根据就诊者的具体情况，如初诊或复诊等，进行系统而有主次的询问。

一般情况包括姓名、性别、年龄、婚否、民族、职业等。记录一般情况，便于与就诊者或家属联系和随访，为职业病、地方病、传染病、老年病、妇科病的诊断与治疗提供依据。

主诉，是就诊时最感痛苦的症状、体征及持续时间。主诉一般只有一两个症状，通过主诉常可初步估计疾病的范畴类别、病势的轻重缓急，具有重要的诊断价值。询问主诉时需要注意：第一，要在应诊者众多症状中，准确抓住主诉，以主诉为中心，进行细致深入的询问，做到问深问透、问准问清；第二，主诉记录要用医学术语描述，不能把病名或诊断结果作为主诉。第三，主诉要精炼简要，一般不能超过20字。

现病史，是指从起病到此次就诊时疾病发生、发展、变化、治疗的全部经过以及现在的症状。现病史包括起病情况、病变过程、诊治经过、现在症状四部分。询问起病情况，包括发病的原因或诱因，最初的症状及其部位、性质，当时曾做过何处理等。询问病变过程，宜按照疾病的时间先后顺序去询问，出现过哪些主要表现，症状的性质、程度，病情变化情况及是否规律等，可了解疾病邪正斗争情况，以及病情的发展变化趋势等。询问诊治经过，主要询问患病过程中，做过哪些检查，以及检查结果，经过哪些治疗，治疗效果及反应如何等，可了解既往诊治情况，作为当前疾病诊断与治疗的参考。询问现在症状是问诊的核心内容，将在后文介绍。

既往史，又称过去病史，是过去的健康状况及曾患过的主要疾病，往往与现病有关，可作为诊断现病的参考。此外，还要询问是否有预防接种、有无药物或其他物品的过敏史、做过何种手术治疗、有无外伤史等。

个人生活史，主要包括生活经历、精神情志、生活起居、饮食嗜好、婚姻生育等。

家族史，包括与就诊者接触密切者的健康和患病情况。必要时应注意询问直系亲属的死亡原因。询问家族史，对诊断某些遗传性疾病和传染性疾病有重要意义。

二、问现在症

问现在症是指对就诊时所感到的痛苦和不适，以及与疾病有关的全身情况进行详细询问。现在症状是当前病理变化的反映，是诊病、辨证的主要依据。

（一）寒热

寒是有怕冷的主观感觉，根据其临床表现不同，有畏寒、恶寒、恶风、寒战之别。畏寒是指身寒怕冷，加衣覆被或近火取暖，寒冷能缓解。恶寒是指自觉怕冷，加衣覆被或近火取暖，仍不能缓解。恶风是指遇风觉冷，避之可缓的症状，较恶寒轻。寒战是指恶寒严重伴有全身发抖的症状，为恶寒重症。

热是发热，包括体温升高或体温正常而自觉全身或局部发热的感觉。

寒与热的产生，主要取决于病邪性质和机体阴阳盛衰两个方面，是正邪交争、阴阳盛衰的反映。若寒邪致病，多为恶寒；若热邪致病，多为发热；机体阴阳失调时，阳盛则热，阴盛则寒，阳虚则寒，阴虚则热。所以，询问怕冷与发热情况，可以辨别病邪性质和阴阳盛衰。

问寒热时，应注意询问应诊者寒热的有无、出现的时间、持续的长短、轻重程度及兼症等，常见以下几种类型。

1. 恶寒发热

恶寒发热是指恶寒与发热同时出现，是表证的特征性症状。由于感受外邪的性质不同，寒热症状及兼症又有轻重的区别，可分为三种类型。

恶寒重而发热轻：感觉恶寒明显，伴无汗，周身疼痛，并有轻微发热，为风寒表证的表现，多因外感风寒之邪所致。

发热重而恶寒轻：感觉发热较重，伴口渴，面红，同时又感轻微怕冷，为风热表证的表现，多因外感风热之邪所致。

发热轻而恶风：感觉有轻微发热并有遇风觉冷、避之可缓，为伤风表证的表现，是外感风邪所致。

外感表证的寒热轻重，不仅与感邪性质、轻重有关，也与邪正盛衰密切相关。如邪正俱盛者，恶寒发热皆重；邪轻正衰者，恶寒发热均轻；邪盛正衰者，多为恶寒重发热轻。

2. 但寒不热

但寒不热是指只感怕冷而不觉发热的症状，多见于阴盛或阳虚所致的里寒证。根据发病急缓、病程长短及兼症，可分为两种类型。

新病恶寒：突然恶寒，四肢不温，伴脘腹冷痛，或咳喘痰鸣，脉沉实有力等，属里实寒证。多因寒邪直接侵袭脏腑经络，阳气被遏，肌表失于温煦所致。

久病畏寒：常觉身寒肢冷，得温可缓，面白舌淡，脉沉迟无力等，属里虚寒证。多因阳气虚衰，形体失于温煦所致。

3. 但热不寒

但热不寒是指只发热而不觉寒冷，或反恶热的症状。多见于阳盛或阴虚所致的里热证。依据发热的轻重、时间、特点及兼症等不同，可分为三种类型。

壮热：表现高热，体温超过 39℃以上持续不退，不恶寒反恶热；常见口渴、汗多、舌红苔黄、脉洪大等热盛症状，属里实热证。多因风寒入里化热，或风热内传，或热邪直中所致。

潮热：定时发热或定时热势更甚，发热有一定规律，如潮汐之有定时。潮热的类型有日晡潮热、午后及夜间潮热之分。

日晡潮热，常于日晡（下午 3 ～ 5 时）发热明显或热势更甚，特点为热势较高，常伴口渴、喜冷饮、腹满硬痛、大便秘结、舌苔黄厚等症状，属阳明腑实证。

湿温潮热，午后发热明显，特点为身热不扬（肌肤初扪之不觉很热，但扪之稍久即感灼手），常伴脘痞身重、胸闷呕恶、舌红苔黄腻等症状，多属湿温发热。

阴虚潮热，指午后及夜间低热，特点为五心烦热，常伴骨蒸发热、盗汗颧红、舌红少津等症状，多属阴虚证。

（3）微热

轻度发热，体温一般不超过38℃，发热时间较长，或体温正常仅自觉发热。多见于阴虚发热、气虚发热、气郁发热、血瘀发热。

阴虚发热，即阴虚潮热，多见于外感温热病后期。

气虚发热，特点是长期微热，劳累后发热加重，伴随少气自汗、倦怠乏力、舌淡嫩等症状。

气郁发热，特点是情志不舒，时有微热，伴有急躁易怒、胁肋胀痛、脉弦等症状，多因情志不畅，肝气郁结化火所致。

血瘀发热，可见长期微热，口唇紫暗，肌肤干涩，舌色紫暗，脉涩等症，多因瘀血久留不散，郁久化热所致。

4. 寒热往来

寒热往来是指自觉恶寒与发热交替发作的症状。寒热往来是邪正相争，互为进退的病理反应，属半表半里证的特征，可见于少阳病和疟疾。临床有以下两种类型。

（1）发无定时　时冷时热，发作无时间规律，一日数发无定时，常兼见口苦、咽干、目眩等，多见于少阳病，是外感病邪进入半表半里阶段的典型表现。

（2）发有定时　恶寒与发热交替发作，发有定时，每日发病一次，或二三日发病一次，有时间规律，兼见头痛、口渴、多汗等症，多见于疟疾。

（二）汗出

问汗指询问有无汗出异常的情况。《素问》说“阳加于阴谓之汗”，汗是阳气蒸化津液经汗孔达于体表而成。正常人在劳动奔跑、穿衣过厚、进食辛辣、气候炎热、情绪激动等情况下出汗，属生理现象。若全身或身体的局部，应汗出而无汗，不应汗出而汗多，属病理现象。通过询问汗出的异常情况，对于判断病邪的性质及阴阳的盛衰有重要的意义。问汗时，应着重询问就诊者有无汗出，汗出的时间、多少、部位及兼症等。

1. 汗出有无

无汗是指当出汗而不出汗。有汗是指不当汗出而汗出，或汗出较多。

表证无汗：常伴恶寒重、发热轻、头身痛、脉浮紧等症状，多见于外感风寒所致的表实证。

表证有汗：常伴发热恶风、脉浮缓等症状，多见于外感风邪所致的表虚证；若兼发热重、恶寒轻、咽痛、脉浮数等症，多为外感风热所致的表热证。

里证无汗：多因阴寒内盛，阻遏阳气，蒸化功能失常所致，或津血亏虚，生化乏源所致。

里证有汗：原因较多，常见于里热炽盛、阴虚内热、阳气亏虚等证。若汗出量多，伴发热、口渴、舌红苔黄等症，多见于里热证。

2. 特殊汗出

特殊汗出是指汗出的时间、汗出的状况等方面具有特殊表现的病理性汗出。

自汗：经常日间汗出不止，活动后更甚。多见于气虚证、阳虚证。

盗汗：入睡后汗出，醒后汗自止，多见于阴虚证。

绝汗：在病情危重阶段，出现大汗不止，又称脱汗，多见于亡阴证、亡阳证等危重证候。

战汗：先全身恶寒战栗，而后汗出，多见于外感热病，是邪正相争的转折点。若汗出热退、脉静身凉，为邪退正复的好转现象；反之，汗出而身热不减、烦躁不安、脉来急疾，为邪盛正衰之危象。

冷汗：出汗有冷感，多因突然受到惊吓，或阳气亏虚、津液失于约束所致。

3. 汗出部位

身体某一局部汗出异常，也是体内病变的反映。临床常见的汗出部位有以下几种。

头汗：仅在头部或头颈部出汗较多。若伴有心烦口渴、苔薄黄等症，多因上焦热盛，邪热迫津外泄所致；若伴有身重倦怠、舌苔黄腻等症，为中焦湿热，迫津上越所致。

半身汗：身体的一半完全无汗，可见于左半身或右半身，也可见于上半身或下半身，无汗的半身为病变的部位。多见于痿证、中风及截瘫等病中，多因风痰、痰瘀、风湿之邪阻滞经络所致。

心胸汗：心胸部易汗出或汗出过多，多因心脾不足所致，多见于虚证。若伴心悸、神疲乏力、多梦健忘等症，属心脾两虚；若伴心悸不安、心烦失眠、五心烦热，属心肾不交。

手足心汗：手足心汗出过多的症状，多由阴经郁热、阳明热盛、中焦湿热等引起。若伴五心烦热、咽干口燥、盗汗等症，为阴虚内热；若伴日晡潮热、腹胀便秘等症，主阳明腑证；若伴口干、牙龈肿痛等症，为胃热证。

阴汗：外阴部及其周围汗出过多的症状，多由下焦湿热郁蒸或肾气不固所致。

（三）疼痛

疼痛是常见的自觉症状，机体的各个部位均可发生。其病机可概括为虚实两类。因感受外邪、气滞血瘀、痰浊、食滞、虫积等，阻滞脏腑经络，气机不畅，气血闭阻者，属因实而致痛，即“不通则痛”。因气血不足，阴精亏损，使脏腑经络失养而致者，属因虚而致痛，即“不荣则痛”；问疼痛时，应注意询问疼痛的部位、性质、程度、时间及疼痛的喜恶等。

1. 疼痛性质

胀痛：疼痛伴有胀满的感觉，是气滞的表现。

刺痛：特点是疼痛相对比较剧烈，范围较小，部位多固定不移，按之痛甚或拒按，是血瘀的表现。

走窜痛：特点是痛处不固定，游走不定，或走窜攻痛，甚至感觉不到确切的疼痛部位。胸胁、脘腹疼痛而走窜不定者多因气滞所致；肢体关节疼痛而游走不定者，多见于风湿痹证。

固定痛：胸胁、脘腹等处固定作痛，多属血瘀所致；肢体关节疼痛而固定不移，多见于血瘀或寒湿痹证。

灼痛：痛处有灼热感，喜冷恶热，多属热证，常见于两胁、胃脘、肌表等处，为火邪窜络或阴虚火旺所致。

冷痛：疼痛伴有冷感而喜暖，遇寒加剧，得温痛减。多属寒证，常见于腰脊、脘腹、四肢关节等处。常因寒邪阻络；或阳气不足所致。

绞痛：疼痛剧烈如刀绞，持续不减。多因有形实邪闭阻，或寒邪内侵所致，如心脉痹阻所引起的“真心痛”、结石阻塞尿路引起的腰腹痛、寒邪内侵肠胃所致的脘腹痛等，都具有绞痛的特点。

隐痛：疼痛不甚剧烈，痛势较缓，常可忍耐，多属虚证，常见于头部、脘胁腰腹等部位。

重痛：疼痛兼有沉重感，常见于头部、四肢、腰部。多因湿邪阻滞经脉，气机不畅所致。但头部重痛，亦可因肝阳上亢、气血上壅所致。

空痛：常见于头部或小腹部，多由气血精髓亏虚所致。头部空痛多属肾虚，小腹空痛多属血虚。

酸痛：疼痛有酸软感觉。常见于四肢、腰背等处，多因湿邪侵袭，或因肾虚骨髓失养所致。

掣痛：抽掣牵扯作痛，由一处而连及他处，常呈放射状，亦称引痛、彻痛。疼痛多与肝筋病变相关。

新病疼痛，痛势剧烈，持续不解，痛而拒按者，多属实证；久病疼痛，痛势较轻，时作时止，痛而喜按者，多属虚证。

2. 疼痛部位

头痛：外感头痛，发病急、病程短、头痛较剧、痛无休止者，属实证。内伤头痛，发病慢、病程长、头痛较缓、时痛时止者，属虚证。根据头痛部位，可确定病变经络。如前额眉棱骨痛，与阳明经有关；头痛连项，与太阳经有关；两侧头痛，与少阳经有关；颠顶头痛，与厥阴经有关。

胸痛：胸部正中或偏侧疼痛，多为心肺病变。

胁痛：胁肋一侧或两侧疼痛，多与肝胆病变有密切联系。

脘痛：上腹部、剑突下疼痛，又称胃脘痛。进食后痛势加剧或拒按者，多属实证；进食后疼痛缓解或喜按者，多属虚证。

腹痛：胃脘以下、耻骨毛际以上的部位发生疼痛。腹部范围较广，可分为大腹、小腹、少腹、脐腹四部分。多种原因可导致腹痛，疼痛部位可以反映相应脏腑病变。脐以上为大腹，属脾胃；脐以下至耻骨毛际以上为小腹，属膀胱、大小肠、胞宫；小腹两侧为少腹，是足厥阴肝经循行部位；脐周围的腹部为脐腹，为足太阴脾经循行之处，内藏大小肠。临床问诊时，应与按诊密切配合。见图 7–1。

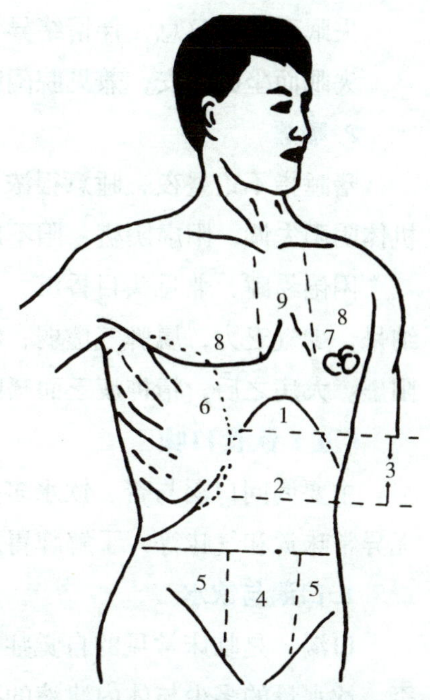

图 7–1 胸腹部位划分图

1. 心下 2. 胃脘 3. 大腹 4. 小腹 5. 少腹 6. 胁肋 7. 虚里 8. 左、右胸 9. 胸膺

腰痛：腰部两侧或腰脊正中疼痛，多与肾或局部病变引起。腰脊或腰骶部冷痛重痛，阴雨天加重，多因寒湿阻络所致；腰痛如刺，固定不移，多因瘀血阻络或腰椎病变所致；腰部绞痛或钝痛、叩击痛，伴有尿血、砂石，多因结石阻滞所致。

背痛：脊背痛多与督脉、足太阳膀胱经病证有关。

四肢痛：四肢肌肉、关节、筋脉等部位疼痛，多见于风湿侵袭关节的痹证。足跟或胫膝酸痛，多属肾虚所致，常见于年老体衰之人。

周身痛：头身、腰背、四肢等部位均感疼痛。新病周身痛，常因外感风寒湿邪所致，多属实证；久病卧床不起而周身痛，常因气血亏虚，不能荣养所致，多属虚证。

（四）睡眠

睡眠是人体的正常生理现象。正常情况下，白天卫气行于阳经，阳气盛则醒；夜晚卫气行于阴经，阴气盛则眠。睡眠不仅与卫气循行和人体阴阳盛衰有关，还与气血盈亏及心肾功能有关。

问睡眠时，应注意询问入睡的难易、睡眠时间的长短、有无多梦等情况。睡眠失常主要有失眠和嗜睡两种情况。

1. 失眠

失眠指经常不能入睡；或睡而易醒，难以复睡；或眠而不酣；甚至彻夜不眠的症状，又称不寐、不得眠。失眠是由于机体阴阳平衡失调，阴虚阳盛，阳不入阴，神不守舍所致。

不易入睡，兼见心烦多梦，潮热盗汗，腰膝酸软，属心肾不交。

睡后易醒，兼见心悸，纳少乏力，舌淡脉虚，属心脾两虚。

失眠而时时惊醒，兼见眩晕胸闷，胆怯易惊，心悸气短，属心胆气虚。

失眠而频频叹息，伴情绪异常，为肝气郁结。

失眠而坐卧不安，兼见脘闷嗳气，腹胀不舒，舌苔厚腻，属食滞内停。

2. 嗜睡

嗜睡指不论昼夜，睡意很浓，经常不自主地入睡的症状，又称多寐、多睡眠。嗜睡是机体阴阳失调，阳虚阴盛，阳不出阴所致。

困倦易睡，兼见头目昏沉，身重脘闷，属痰湿困脾；饭后嗜睡，兼见神疲困倦，食少纳呆，少气乏力，属脾气虚弱；精神极度疲惫，意识朦胧，困倦易睡，肢冷脉微，属心肾阳虚。大病之后，精神疲乏而嗜睡，是正气未复的表现。

（五）饮食口味

主要询问口渴与否、饮水多少、喜冷喜热、食欲情况、食量大小、食物喜恶、口中有无异常味觉和气味等，了解脾胃及相关脏腑的功能强弱以及体内津液的盈亏及输布情况。

1. 口渴与饮水

口渴，是临床常见的自觉症状，是口干而渴的感觉；饮水，指实际的饮水量。口渴与否、饮水量的多少与体内津液的盈亏及输布情况、阴阳的盛衰关系密切。

口不渴：口不渴，不欲饮水，为津液未伤，多见于寒证、湿证，或无明显燥热证。

口渴多饮：口渴明显，饮水量多，为津液大伤，多见于燥证、热证。大渴喜冷饮，兼壮热面赤、烦躁多汗、脉洪数，多见于里实热证；口渴多饮伴小便量多、多食易饥、体渐消瘦，属消渴，多因肾阴亏虚所致；大汗、剧烈吐下、大量利尿后，见口渴多饮，是因津液耗伤所致。

渴不多饮：口渴但饮水不多，为津液输布障碍，不能滋润口腔或津伤不重所致。若口燥咽干，兼潮热、颧红、盗汗、舌红少津，多因阴虚内热所致；兼头身困重、脘闷、苔黄腻，多因湿热内蕴所致；若渴喜热饮，饮水不多，或水入即吐者，多属痰饮内停，或阳气虚弱所致；若口干但欲漱水而不欲咽，兼舌紫暗或有瘀斑瘀点，多为瘀血内阻所致；口渴但饮水量不多，亦可见于温病营分证。

2. 食欲与食量

食欲，指进食的要求及对进食的欣快感。食量，指实际进食的多少。二者对判断脾胃功能的强弱、疾病的预后及转归，具有重要的意义。

食欲减退：不想进食，或食之无味，食量减少，无饥饿感，可食可不食。新病食欲减退，多是正气抗邪的保护性反应，其病情较轻，预后良好；久病食欲减退，兼腹胀便溏，面色萎黄，脉虚，多为脾胃虚弱；食少，伴头身困重，脘闷腹胀，舌苔厚腻，多为湿浊困脾。

厌食：厌恶食物或恶闻食味，又称恶食。若伴嗳气酸腐，脘腹胀满，舌苔厚腻，多因饮食停滞所致；厌食油腻之物，兼脘腹痞闷，呕恶便溏，肢体困重，多为脾胃湿热；厌食油腻厚味，伴胁肋胀痛灼热，口苦泛呕，身目发黄，舌苔黄腻，多为肝胆湿热。妇女妊娠早期厌食，属生理现象，多若反复恶心呕吐，称为妊娠恶阻，属病理现象。

消谷善饥：食欲过于旺盛，进食量多，食后不久即感饥饿，又称“多食易饥”。若伴牙龈肿痛、口渴便秘，多因胃火炽盛所致；若伴形体消瘦，多饮多尿，属消渴；兼颈前肿物、心悸、多汗，多属瘿病；兼大便溏泄，属胃强脾弱。

饥不欲食：有饥饿感，但不欲食，或进食不多，多因胃阴不足，虚火内扰所致。

除中：病重本不能食，突然索食能食，甚则暴食，多因脾胃之气将竭所致。

偏嗜食物：偏嗜肥甘，易生痰湿；偏食生冷，易伤脾胃；过食辛辣，易病燥热。妇女妊娠期间，偏嗜酸辣等食物，一般不属病态。

3. 口味

口味，指口中有无异常的味觉或气味。口味异常，是脾胃功能失常或其他脏腑病变的反映。

口淡：口中无味，舌上味觉减退，又称口淡乏味，多因脾胃气虚所致。

口苦：口中有苦味，属热证。若兼胸胁胀满，多因肝胆火旺所致；若兼心烦，失眠，多因心火亢盛所致；若兼口渴，多食易饥，齿龈溃烂，多因胃火炽盛所致。

口甜：口中有甜味，又称口甘。多因脾胃湿热所致，常兼头身困重，口中黏腻，舌苔黄腻等症状。

口酸：口中泛酸，兼胁肋胃脘灼痛，易郁易怒，多因肝胃郁热，肝胃不和所致；口中酸馊，兼见脘腹胀满，多因饮食停滞所致。

口咸：多归因于肾。若兼头晕，腰痛胫酸，烦热咽干，多因肾阴亏虚所致；若兼畏寒肢冷，腰膝冷痛，小便清长，多因肾阳不足，寒水上泛所致。

口黏腻：口黏腻而甜，多因脾胃湿热所致；黏腻而苦，多因肝胆湿热所致；兼呃逆、嗳气，胃脘胀满，矢气频频，多因饮食积滞所致。

（六）二便

主要询问大小便的性状、颜色、气味、时间、便量多少、排便次数、排便感觉等有关情况。询问大小便状况，是判断相关脏腑病变与疾病寒热虚实的重要依据，可以了解机体消化功能的强弱、水液代谢的情况。

1. 大便

健康人一般每日大便1次，排便顺畅，色黄呈圆柱状软便，内无脓血、黏液及未消化的食物，无不适感。

（1）便秘　大便秘结不通，便次减少，或排便困难。

大便干结，兼小便短赤，舌红苔黄，脉数，多因热伤津液所致。

大便秘结，兼面白无华，头晕目眩，心悸失眠，舌质淡嫩，脉细，多因津亏血虚所致。

大便秘结，兼胸腹胀满，嗳气频作，舌苔薄，脉弦，多因气机郁滞所致。

大便艰涩，排出困难，兼腹中冷痛，四肢不温，舌淡苔白，脉沉迟，多因寒结肠腑所致。

虽有便意，但难以排出，临厕努挣乏力，汗出气短，舌淡嫩，脉虚，多因脾肺气虚所致。

（2）泄泻　指便次增多，便质稀薄，甚至便稀如水样。

泻下黄糜，兼腹痛，肛门灼热，舌苔黄腻，多因大肠湿热所致。

泻下稀便，夹有不消化食物，兼脘腹胀满，嗳腐吞酸，苔厚脉滑，多因宿食停滞胃肠所致。

水泻肠鸣，便次频多，兼脘腹痞闷，肢体困重，舌淡脉缓，多因湿浊困脾所致。

腹痛肠鸣，泻后痛减，兼胸胁胀闷，每因恼怒紧张而泄泻，脉弦，多因肝郁乘脾所致。

黎明腹痛作泄，泻后则安，兼形寒肢冷，腰膝酸软，脉沉细，称“五更泄”，多因肾阳虚衰所致。

（3）溏结不调　指大便时干时稀，多因肝郁脾虚，肝脾不调所致；大便先干后稀，多因脾胃虚弱所致。

（4）便血　血液从肛门排出体外，或大便带血，或便血相混，或便后滴血，或全为血便，多因胃肠脉络受损所致。根据出血部位离肛门的远近，分为远血与近血。便血紫暗，或便黑如柏油，提示出血部位离肛门较远；便血鲜红，提示离肛门较近。

（5）脓血便　大便中夹有脓血或黏液，常见于痢疾。

（6）陶土便　大便色灰白呈陶土色，多见于黄疸病，因胆汁不能下注于肠所致。

（7）排便感异常　肛门灼热，指排便时肛门有灼热感，多因肠腑热盛，或湿热内蕴所致。

里急后重，是里急与后重的合称。里急，指腹痛窘迫，时时欲便，且欲泻之势紧急而不可耐。后重，指排便时，肛门重坠，便出不爽，或欲便又无。多因肠道湿热所致，常见于痢疾。

排便不爽，排便不通畅，感觉滞涩难尽，多因肠道气机不畅，传化失常所致。

大便失禁，大便不能控制，滑出不禁，甚则便出而不自知，又称“滑泻”。多因脾肾虚衰，肛门失约所致，常见于久病年老体衰，或久泻不愈者。

肛门气坠，肛门有重坠向下之感，甚则脱肛。多因脾虚气陷所致。

2. 小便

健康成人日间排尿 3 ～ 5 次，夜间排尿 0 ～ 1 次，每日昼夜总尿量 1000 ～ 1800mL，正常小便颜色淡黄，清净而不混浊。尿次和尿量受饮水、温度、出汗、年龄等因素的影响。小便为津液所化，询问尿量、尿次、尿质、排尿感觉异常等情况，可诊察体内津液的盈亏和有关脏腑的气化功能是否正常。

（1）尿量增多　小便清长量多，常见于虚寒证、消渴。

小便清长，次数增加，或夜尿多，兼畏寒肢冷，常见于下焦虚寒证；兼多饮、多食、消瘦等症，属消渴，多因肾阴亏虚，开阖失司所致。

（2）尿量减少　常见于癃闭。癃，指小便不畅，点滴而出；闭，指小便不通，点滴不出。因瘀血、结石、湿热阻滞或阴部手术等阻塞尿路所致者，为实证；因久病，或老年气虚、阳虚所致者，为虚证。

小便量少色黄，兼发热面红，多因热盛伤津所致。

小便短少，口燥咽干，皮肤干燥，多因津伤所致。

尿少色清，兼见水肿，多与肺失宣降、脾失运化、肾失气化有关。

（3）小便质地异常　尿次增多：尿量较正常尿量增多。常见于下焦湿热，或下焦虚寒。新病小便频数而急迫，量少色黄，多因膀胱湿热所致。

尿血：尿中带血，或尿常规检查潜血阳性，多因下焦热盛或阴虚火旺，热伤血络，或湿热蕴结膀胱，或结石损伤血络，或脾肾不固，统血无力所致。

尿有砂石：多因湿热蕴结膀胱，煎熬津液，日久结为砂石所致。

尿浊：小便浑浊如米泔水，或油腻如脂膏者。多因脾肾亏虚，清浊不分，脂液下流，或下焦湿热，气化不利，清浊不分并下趋所致。

（4）排尿感异常　尿道涩痛：排尿时自觉尿道灼热疼痛，小便滞涩不畅，多因湿热蕴结，膀胱气化不利所致，常见于淋证。

余沥不尽：小便后点滴不尽，又称尿后余沥，多因肾气不固，膀胱失约所致，常见于老年，或久病体衰者。

小便失禁：小便不能随意识控制而自动遗出，又称尿失禁，多因肾气不足，下元不固所致。

遗尿：成人或3周岁以上小儿，在睡眠中经常不自主排尿。多因禀赋不足、肾气亏虚，或肝经湿热所致。

（七）经带

问经带包括问月经和问带下两部分。月经是健康而发育成熟的女子有规律、周期性胞宫出血的生理现象。月经一般每月1次，信而有期，又称“月信”“月水”“月事”“经水”等。带下是女子阴道内的一种少量白色透明、无臭的分泌物。

1. 月经

月经第一次来潮，称为初潮，多在14岁左右。49岁左右月经闭止，称为绝经。月经周期一般为28天左右，行经天数3～5天，经量中等（50～100mL），经色正红，经质不稀不稠，不夹血块。询问月经，应重点询问月经的周期，行经的天数，月经的量、色、质，有无行经腹痛，初潮或绝经年龄，末次月经日期等。

（1）经期异常　月经先期：连续2个月经周期出现月经提前7天以上者。多因脾肾阳气不足，冲任不固；或热扰冲任，血海不宁所致。

月经后期：连续2个月经周期出现月经延后7天以上者。多因气血亏虚，肾精不足，血海失养；或气滞血瘀，寒凝血滞，痰湿阻滞，冲任不畅所致。

月经先后无定期：经期不定，连续2个月经周期出现月经时而提前、时而延后7天以上者，又称经期错乱。多因脾肾不足，或肝气郁滞，或瘀血阻滞，冲任失调所致。

闭经：女子年逾18周岁，月经尚未来潮，或正常月经周期建立后，月经停止6个月以上；或按自身原有月经周期，停止3个周期以上者。多因肝肾不足、气血虚弱、阴虚血燥，导致冲任不充，或痰湿阻滞、气滞血瘀等造成胞脉不通，经血闭塞所致。妊娠期、哺乳期、绝经期的月经停闭，属生理现象。少女初潮后，又出现一时性停经，而无其他不适症状者，不作闭经论治。

（2）经量异常

月经过多：月经周期、经期基本正常，但经量较常量明显增多者。多因热迫血行，或气不摄血，或瘀血阻滞所致。

月经过少：月经周期基本正常，但经量较常量明显减少，甚至点滴即净者。多因精血不足，或寒凝、血瘀、痰阻所致。

（3）经色、经质异常　月经色淡红质稀薄，多属气虚，或血虚；经色深红质黏稠，多属血热内炽；经色紫暗，夹有血块，兼小腹冷痛者，多属寒凝瘀阻胞宫。

（4）痛经　正值经期，或行经前后，出现周期性小腹疼痛，或痛引腰骶，甚至剧痛难忍。经前或经期小腹胀痛或刺痛，拒按，经行不畅，脉弦者，多因气滞血瘀所致；经前或经期小腹冷痛，得温痛减，遇冷加重者，多因寒凝血瘀所致；经期或经后小腹隐痛，兼腰部酸痛者，多因气血两虚，或肝肾亏虚所致。

（5）崩漏　非行经期间，阴道内忽然大量出血，或持续下血，淋漓不止者。来势急，出血量多，称“崩”；来势缓，出血量少，称“漏”；二者合称为崩漏。崩漏多因血热妄行、瘀阻冲任、脾虚失于固摄、肾虚失于封藏等所致。

2. 带下

带下量过多，淋漓不断，或伴有颜色、质地、气味等异常改变者，为病理性带下。妇女在月经期前后、排卵期、妊娠期，带下量略有增加，属生理现象。问带下应注意询问量的多少、色质和气味等情况。临床上常根据带下颜色的特征，分为白带、黄带、赤白带。

带下色白量多，质稀如涕，淋漓不绝，多因脾肾阳虚，寒湿下注所致。带下色白质稠，状如凝乳，或呈豆腐渣状，气味酸臭，兼阴部瘙痒，多因湿浊下注所致。

带下色黄，质黏，气味臭秽，多因湿热下注所致。

白带中混有血液，赤白杂见，多因肝经郁热，或湿热下注所致。中老年妇女，带下颜色赤黄略褐，古称“五色带”，或绝经后仍见赤白带淋漓不断，兼气味臭秽异常，多因湿热夹毒下注所致，有癌变可能，需做妇科检查，以进一步明确诊断。

（八）情志

情志是指喜、怒、忧、思、悲、恐、惊七种情志活动，是以心为主导，诸脏共同参与的复杂的神志活动过程。了解就诊者的情绪状态，对于判断以情绪异常为主要表现的疾病，及时进行心理疏导具有重要的意义。

1. 烦躁

烦躁主要表现为心中烦热、手足躁扰，甚至坐卧不宁。实证多因邪热、痰火、瘀血、食积化热上扰心神者，多属实证；虚证多因阴血不足，虚火内扰者，多属虚证。

2. 抑郁

抑郁主要表现为情绪低落，寡言少语，唉声叹气，善悲易哭，甚至意志消沉，悲观绝望，自罪自责，有自杀倾向等表现。常见于肝气郁结、心脾两虚、肝郁脾虚、脾肾阳虚等证。

3. 过度兴奋

过度兴奋主要表现为表现出与环境不相符的过分的病态喜乐或过度激动，如精力充沛，情绪不稳，兴奋多语，语调高昂，喜笑颜开，表情丰富，对一切都感到非常乐观，对任何事都有兴趣，自负自信，甚至夸大其词等。多因心肝火旺，痰火扰神，或心肾不交，虚火内动所致。

4. 焦虑

焦虑主要表现为无明显诱因的情况下，经常忧虑不安，紧张害怕，顾虑重重，甚则出现搓手顿足，坐卧不宁，如大祸临头，惶惶不可终日，多因脏腑亏损，心神失养，或邪热内扰，心神不安所致。

5. 恐惧

恐惧主要表现为对客观刺激产生的一种不合理的恐惧反应，表现为紧张、害怕、提心吊胆，并伴有心悸、气促、汗出、颤抖、面色改变等。临床常见于肝胆气虚、胆郁痰扰等证。

（九）头身症状

问头身胸胁脘腹，指问头身胸胁脘腹疼痛以外的其他不适。如头晕、胸闷、心悸、胁胀、脘痞、腹胀、身重、麻木、乏力等。

1. 全身症状

（1）乏力　自觉肢体倦怠无力。若兼纳差，便溏，多因脾虚湿阻所致；若兼少气懒言，头晕自汗，心悸，多因气血不足所致；若兼少气懒言，口渴心烦，身热，汗出，尿赤，多因暑热伤气所致。

（2）身重　自觉身体有沉重酸困的感觉，如负重物，转侧挪动困难。常因肺、脾、肾功能失调，水湿滞留肌肤、骨节，或温热耗伤气阴，机体失养所致。

（3）麻木　肌肤感觉减退，甚至消失，又称不仁。常见于头面四肢，多因气血不足，肝风内动，痰湿瘀阻，肌肤失养所致。

2. 头部症状

头晕，自觉头脑有晕眩感，轻者闭目可缓解，重者感觉自身或景物旋转，站立不稳，闭目亦不能缓解。头晕可由多种原因所致，询问时应注意了解诱发或加重头晕的可能因素及兼症。

若兼胀痛，烦躁易怒，舌红苔黄，脉弦数，多因肝火上炎所致。

若兼胀痛，头重脚轻，耳鸣，舌红少津，脉弦细，多因肝阳上亢化风，扰动清窍所致。

因过劳或突然站立而加重，甚至猝然昏倒，兼心悸，神疲体倦，脉细弱，多因气血亏虚，脑府失养所致。

若兼耳鸣、健忘或失眠，多因肾气虚衰，脑海失养所致。

若兼头重如物裹缠，胸闷呕恶，舌苔白腻，多因痰湿内阻，清阳不升所致。外伤后头晕，痛如针刺，部位不移，舌暗脉涩，多因瘀阻脑络所致。

3. 耳目症状

（1）问耳　耳部疾病主要询问有无耳鸣、耳聋等听觉的异常变化。听力减退，轻者为重听，重者为耳聋。耳鸣、耳聋可单独出现，也可同时并见，耳聋常由耳鸣发展而来。临床应注意询问其特点、新久、程度及兼症等，以此作为辨证的依据。

耳鸣，指自觉耳内鸣响，如闻蝉鸣，或如潮声，妨碍听觉。凡突发耳鸣，声大如蛙鸣，或如潮声，按之鸣声不减，属实证，常因肝胆火盛，或痰火郁结所致。凡渐觉耳鸣，声音细小，如闻蝉鸣，按之鸣声减轻或暂止，属虚证，常因肝肾阴虚阳亢，或肾虚精亏所致。

耳聋，指有不同程度的听力减退，妨碍交谈，甚至听力丧失，不闻外声，亦称耳闭。凡新病暴聋者，属实证，常因肝胆火逆，或邪壅上焦，耳窍失灵所致。凡久病或年老渐聋者，属虚证，多因精气虚衰，不能上充清窍所致。

（2）问目　目的病变繁多，问目可了解五脏六腑精气的盛衰，重点是诊察肝的病变。

目眩：视物旋转动荡，如坐舟车，或眼前如有蚊蝇飞动之感。目眩兼头晕，称为眩晕。多因风火上扰，或痰湿上蒙所致；亦可因中气下陷，或肝肾不足，精亏血虚所致。

目痛：目痛剧烈属实，微痛属虚。目赤而痛，兼头痛眩晕，烦躁易怒，多因肝火上炎所致；目赤肿痛，羞明多眵，多因肝经风热所致；眼珠胀痛，兼头痛头晕，视物昏花，瞳孔散大，属青风内障，即青光眼；两目隐痛，时作时止，多因肝肾阴虚，虚火上炎所致。

目昏：视物昏暗不明，模糊不清，多因肝肾亏虚，精血不足所致，常见于久病或年老体弱之人。

3. 胸胁脘腹症状

（1）胸闷　自觉胸部有堵塞满闷感，又称胸痞、胸满。胸闷与心、肺、肝等脏气机不畅关系密切。

若兼心悸，气短，多因心气不足，心阳不振所致。

若兼面舌唇淡白，多因心血亏虚所致。

若兼心胸刺痛，舌暗有瘀斑，多因心血瘀阻所致。

若兼咳喘痰多，多因痰湿阻肺所致。

若兼胁胀，善太息，多因肝气郁结所致。

（2）心悸　经常自觉心跳、心慌、悸动不安。心悸是心神或心脏病变的反映。

兼面白唇淡，头晕气短，多因气血不足所致。

兼颧红盗汗，多因阴虚火旺所致。

兼气短乏力，自汗，肢冷，多因心阳亏虚所致。

兼下肢或颜面浮肿，畏寒喘促，多因脾肾阳虚，水气凌心所致。

兼心胸刺痛，短气喘息，舌暗，多因心脉痹阻所致。

心悸有惊悸与怔忡之分。惊悸，指惊恐而悸，或心悸易惊，恐惧不安。其全身情况较好，病情较轻，常由目见异物、遇险临危等外因所致，多时发时止。怔忡，指心跳剧烈，上至心胸，下至脐腹。其全身情况较差，病情较重，常是惊悸的进一步发展，多由内因引起，劳累即发，持续时间较长。

（3）胁胀　胁肋的一侧或两侧有胀满不舒感，是肝胆病变的反映。

胁胀易怒，善太息，多因肝气郁结气致。

胁胀口苦，舌苔黄腻，多因肝胆湿热所致。

（4）脘痞　自觉胃脘部胀闷不舒，又称脘胀。脘痞是脾胃病变的反映。脘痞，嗳腐吞酸，属实证，多因饮食伤胃所致；脘痞，食少，便溏，属虚证，多因脾胃虚弱所致。

（5）嘈杂　胃中不适，似饥非饥，似痛非痛，欲食不能食，食后有不适感觉，多因胃阴不足，虚热内扰所致。

（6）腹胀　自觉腹部胀满痞塞不舒，如物支撑，或兼见腹部增大，是脾、胃肠、肝肾病变的反映。

间歇性胀满而喜按，属虚证，多因脾胃虚弱所致。

持续性胀满不减而拒按，属实证，多因食积胃肠或实热内结，阻塞气机所致。

腹胀如鼓，皮色苍黄，腹壁青筋暴露，称为“臌胀”，多因酒食不节，或情志所伤，或虫积血瘀，致使肝、脾、肾功能失常，气、血、水等邪结聚于腹内而成。

小儿腹胀而大，面黄肌瘦，纳呆，属疳积，多因脾胃虚弱所致。

第二节　望　诊

案例导入

刘某，男，1岁半，2018年10月6日就诊。患儿9个月才开始出乳牙，此后出牙缓慢，长期服用鱼肝油及钙剂效果不佳。现患儿共出乳牙6个。平时胃纳不佳，行走不稳，烦躁多啼，夜睡不宁，自汗盗汗，体形微胖，面色苍白，肌肉不实，前囟未闭，方颅，头发稀黄，枕部脱发，肋缘外翻，舌质淡红，苔薄白，小儿指纹淡。

问题：患儿应诊为何病？典型症状有哪些？

望诊，指对就诊者的神色形态等全身或局部情况、舌象、分泌物和排泄物等进行有目的地观察，以收集病情资料的一种方法。

“望而知之谓之神”，望诊在四诊中居于首位，在中医诊断学上有着重要作用和意义。但望诊易受主观因素和环境因素的影响，所以诊病时还需四诊合参，才能全面了解病情。

望诊的内容，主要包括全身望诊、局部望诊、望舌、望排出物和望小儿食指络脉等。望诊时，有以下几个方面必须注意。一是望诊应尽量在明亮、柔和的日光或日光灯下进行，避开有色光线的干扰。二是诊室温度适宜，避免过凉过热影响真实性。三是充分暴露受检部位，以便进行完整、清楚、细致地观察。四是为了更好地识别病理体征，必须熟悉各部位组织的正常表现，运用整体观念进行全面观察、动态分析，判断病理体征所提示的临床意义。

一、全身望诊

全身望诊，指通过观察精神、面色、形体和姿态等全身情况的变化，从而对就诊者病性的寒热虚实和病情的轻重缓急做出初步诊断的过程。全身望诊的内容，主要包括望神、望色、望形体和望姿态等。

（一）望神

望神，即通过观察人体生命活动的外在表现，即观察人的精神状态和功能状态以诊察疾病的方法。望神应重点观察精神意识、思维活动、面色眼神、形体动作、语言呼吸和反应能力等，尤应重视眼神的变化。

通过望神，可以了解脏腑精气的盛衰，判断病情的轻重和预后。精充气足则体健神旺，抗病力强；精亏气虚则体弱神衰，抗病力差。

按神的盛衰和病情的轻重，神的表现可分为得神、少神、失神、假神和神乱等五类。

1. 得神

【主要特征】神志清楚，语言清晰，表情自然，面色荣润，两目灵活，呼吸平稳，肌肉丰满，动作自如，反应灵敏。

【诊断意义】得神，即“有神”，提示正气充足，精气充盛；或病情轻浅，预后良好。

2. 少神

【主要特征】精神不振，思维迟钝，两目乏神，面色少华，少气懒言，倦怠乏力，肌肉松软，动作迟缓。

【诊断意义】少神，即“神气不足”，介于得神和失神之间，提示精气轻度损伤，机体功能减弱。多见于虚证或疾病恢复期，也可见于体质虚弱者。

3. 失神

【主要特征】失神，其临床表现有虚实之分。

正衰失神：目无光彩，精神萎靡，意识模糊，面色无华，眼神呆滞，呼吸气微或喘促，语言错乱，形体羸瘦，动作艰难。

邪盛失神：壮热烦躁，四肢抽搐，神昏谵语，或循衣摸床，撮空理线，或突然晕倒，神志昏迷，两手握固，牙关紧闭。

【诊断意义】失神，即“无神”，提示精虚神衰，或邪盛神乱，病情严重，预后不良。

4. 假神

【主要特征】本已神志不清，却突然精神转佳，欲见亲人；本已目无精彩，却突然目光转亮；本已面色晦暗，却突然颧红如妆；本已久不能食，却突然食欲增进等。

【诊断意义】假神，又称“回光返照”，提示阴阳离决，精气衰竭，病情危笃，即将临终。

5. 神乱

【主要特征】焦虑恐惧，或淡漠痴呆，或狂躁妄动，或突然昏倒。

【诊断意义】神乱，即神志异常，提示精神失常或意识错乱，多见于脏躁、癫证、狂证和痫证等。或因心神失养，或因痰迷心窍，或因痰火上扰或因肝风夹痰，不一定意味着病情严重，但多反复发作。

（二）望色

望色，指通过观察全身皮肤的色泽变化以诊察疾病的方法。因面部皮肤薄嫩，血脉丰富，容易显露，易于观察，所以望色一般以望面部的色泽变化为主。

皮肤色泽是脏腑气血外荣的表现，通过观察皮肤色泽的变化，可以了解脏腑的虚实、气血的盛衰、病变的部位、病邪的性质、病情的轻重与转归。凡五色荣润光泽，提示脏腑精气充盛，无病或病轻；凡五色晦暗枯槁，提示脏腑精气已衰，病情多危重。

望色诊察疾病时，需要注意光线、昼夜、情绪、饮食等非疾病因素对面色的影响。当面色不易辨别，或面色与疾病不一致时，还应注意四诊合参，并根据病情综合分析，以做出正确判断。

1. 常色

常色，指人在健康状态时的面色，其特点是明润和含蓄。明润，指面色光明润泽，表明精气充足，脏腑功能正常；含蓄，指颜色含于皮肤之内而不暴露，表明精气内含而不外泄。

面色因种族不同而有差异，我国人民属于黄色人种，正常面色为红黄隐隐，明润含蓄。由于遗传及时间、气候、环境等因素，常色又有主色与客色之分。

主色：与生俱来的基本肤色，受禀赋影响，一生基本不变。主色因禀赋不同，肤色可有偏红、偏白、偏青、偏黄和偏黑的个体差异。

客色：因季节、气候、情绪、运动和饮食等因素，而发生的面色短暂或轻微的改变。如春季面色稍青，夏季面色稍红，情绪激动、剧烈运动或饮酒后，面色通红等。

2. 病色

病色，指人体在疾病状态时的面色。病色的特点是晦暗和暴露。晦暗，是相对于正常明润而言，面部皮肤光泽度下降或枯槁，表明脏腑精气虚衰，胃气不能上荣于面；暴露，是指某种面色异常明显暴露于外，是病色外现的表现。

由于病情的轻重、病程的长短等因素，病色又有善色与恶色之分。

善色：面色虽有异常，但仍有光明润泽，说明虽病而脏腑精气未衰，尚能上荣于面，提示病情较轻，预后较好。

恶色：面色异常，且晦暗甚至枯槁而暴露，说明脏腑精气已衰，不能上荣于面，提示病情较重，预后较差。

3. 五色主病

五色有青、赤、黄、白、黑五种，分别见于不同脏腑和不同性质的疾病。根据五行学说理论，五色与五脏相应。青为肝，赤为心，黄为脾，白为肺，黑为肾。根据面部五色的变化，可诊察疾病之所在及病邪的性质。

（1）青色　主寒证、疼痛、气滞、血瘀和惊风。

【形成机理】面见青色，多为经脉瘀滞，气血运行不畅所致。

【诊断意义】面色淡青或青黑，多为寒盛或痛剧；久病面色与口唇青紫，多为心阳不振，心脉痹阻，或肺气郁闭，呼吸不利；突然面色青灰，口唇青紫，肢凉脉微，多为心阳虚衰，心血瘀阻；小儿高热，眉间、鼻柱、唇周色青，多为惊风，或惊风先兆。

（2）赤色　主热证，也主戴阳证。

【形成机理】赤色属火，面见赤色，多因热盛而脉络扩张，面部气血充盈所致，也可见于久病阳气虚衰，阴盛格阳，虚阳浮越者。

【诊断意义】满面通红，多为外感发热，或脏腑火热内盛的实热证；午后两颧潮红，多为阴虚阳亢，虚火上炎的虚热证；久病重病面色苍白，却时而泛红如妆，游移不定，多为脏腑精气衰竭，阴不敛阳，虚阳浮越的戴阳证。

（3）黄色　主脾虚，也主湿证。

【形成机理】黄色属土，面见黄色，多由脾虚失运，气血乏源，或湿邪内蕴所致。

【诊断意义】面色萎黄，多为脾胃气虚，气血不足；面色黄胖，多为脾虚湿蕴；面色苍黄，多为肝郁脾虚；面目一身俱黄，多为黄疸。若黄而鲜明如橘皮色，属阳黄，多因湿热熏蒸所致；若黄而晦暗如烟熏，属阴黄，多因寒湿困阻所致。

（4）白色　主气血不足、寒证。

【形成机理】白色属金，面见白色，多因气血不足，不能上荣于面，或阳虚寒盛，血行迟滞，面部脉络不充所致。

【诊断意义】面色淡白无华，伴唇舌色淡，多为气血不足；面色㿠白，伴畏寒肢冷，多为阳气不足的虚寒证；面色苍白，伴形寒肢冷，多为阴寒凝滞，血行不畅；面色苍白，伴冷汗淋漓，多为阳气暴脱。

（5）黑色　主肾虚、寒证、水饮和血瘀。

【形成机理】黑色属水，面见黑色，多因肾阳虚衰，水饮不化，阴寒内盛，血失温养，或肾精亏虚，面部失荣所致。

【诊断意义】面色黑而暗淡，多为肾阳虚衰，水寒不化，血失温养；面色黑而干焦者，多为肾精亏虚，虚火灼阴，面部失荣；眼睛周围色黑，多为肾虚水饮，或寒湿带下；面色黧黑，肌肤甲错，多为血瘀日久，肌肤失养。

（三）望形态

望形态，主要观察形体的强弱胖瘦等。外在形体的强弱与内脏功能的盛衰是一致的，内盛则外强，内虚则外弱。通过观察形体的强弱胖瘦，可以了解脏腑的虚实，气血的盛衰及其他病变情况。

1. 望形体

（1）形体强弱　应重点观察骨骼的粗细、肌肉的丰瘦、皮肤的润枯和胸廓的宽窄等。

体强，表现为骨骼粗大，胸廓宽厚，肌肉强健，皮肤润泽，精力充沛，食欲旺盛，说明脏腑精气充盛，抗病力强，有病易治，预后较好。

体弱，表现为骨骼细小，胸廓狭窄，肌肉瘦削，皮肤不荣，精神不振，食少纳呆，说明脏腑精气不足，抗病力弱，有病难治，预后较差。

（2）形体胖瘦　在观察形体胖瘦时，应注意结合精神状态和食欲食量等，以进行综合分析和判断。

体胖，表现为头圆，颈短粗，肩宽胸厚，大腹便便。若体胖能食，肌肉坚实，动作灵活，多为形气有余，说明精气充足，身体健康；若体胖食少，肌肉松软，神疲乏力，多为形盛气虚，说明阳气不足，多痰多湿。

体瘦，表现为头长，颈细长，肩窄胸狭，大腹瘦瘪。若形体消瘦，但精力充沛，应属健康之人；若形瘦乏力，多为气血亏虚；若形瘦食少，多为脾胃虚弱；形瘦食多，多为中焦有火；若形瘦颧红，伴潮热盗汗，多为阴虚火旺。

2. 望姿态

望姿态，主要观察动静姿态和肢体的异常动作。阳主动，阴主静，一般来说，凡躁动不安者，多属阳证、热证和实证；静而少动者，多属阴证、寒证和虚证。

（1）动静姿态　正常人能随意运动，而且动作协调，体态自然。病理情况下，姿态的表现主要有动静、强弱、伸屈和俯仰等。

坐态。坐而喜俯，多为肺虚少气；坐而喜仰，多为肺实气逆；但坐不得卧，卧则气逆咳喘，多为肺胀，或饮停胸腹；但卧不耐坐，坐则头晕神疲，多为气血亏虚；坐卧不安，是烦躁之征，或腹满胀痛之故。

卧态。卧时常向外，身轻可自转侧，多为阳证、热证和实证；卧时喜向里，身重不便转侧，多为阴证、寒证和虚证；蜷卧缩足，喜加衣被，多为阳虚；仰卧伸足，欲掀衣被，多为热盛。

行态。行走之时，以手护腹，弯腰屈背，多为腹痛；突然停步，以手护心，不敢行动，多为怔忡或心痛；蹙额捧头，表情痛苦，多为头痛。

立态。站立不稳，如坐舟船，常伴眩晕，多属肝阳上亢，或痰饮上泛；不耐久立，立则需倚物支撑，多属气血亏虚。

（2）异常动作　不同的疾病产生不同的病态，观察肢体的异常动作，有助于相应疾病的诊断。

睑、面、唇、指（趾）等部位，不时颤动，不能自主，在外感病中，多为热盛动风之兆，在内伤病中，多为虚风内动之征。

四肢抽搐，甚则颈项强直，两目上视，多为痉病。

猝然昏倒，口吐涎沫，或做猪羊叫声，多为痫病。

猝然昏倒，伴口眼㖞斜，半身不遂，多为中风。

猝然昏倒，伴四肢厥冷，呼吸自续，多为厥证。

夏季高温，猝然昏倒，伴高热面赤，多为中暑。

二、局部望诊

局部望诊，是在全身望诊基础上，根据病情和诊断需要，对就诊者身体某些局部进行细致的观察，以诊察疾病的方法。局部望诊时，要把病理特征和正常表现相比较，要联系其与脏腑经络的内在关系，然后进行综合分析，以明确其诊断意义。局部望诊的内容，主要包括望头面、望五官、望舌、望躯体、望四肢、望二阴、望皮肤和望小儿食指络脉等。其中，望舌单列一节详细论述。

（一）望头面

1. 望头部

望头部时，应注意观察头颅和囟门的异常变化、头的动态以及头发的形色等。

（1）头部形态　头颅过大或过小均属异常，但若智力发育正常，一般无病理意义。

头颅增大，颅缝开裂，颜面较小，伴智力低下，多因先天不足，肾精亏损，水液停聚于脑。

头颅狭小，头顶尖圆，颅缝早合，伴智力低下，多因肾精不足，颅骨发育不良。

方颅，前额左右突出，头顶平坦，颅呈方形，多因肾精不足，或脾胃虚弱，颅骨发育不良，多见于佝偻病患儿。

（2）头部动态　头摇不能自主，无论成人或小儿，皆为肝风内动之兆。

（3）头发形色　正常人发黑浓密而润泽，是肾气充盛和精血充足的表现。

头发的色泽异常，主要有发黄和发白两种。发黄干枯，稀疏易落，多为精血不足；若小儿头发稀疏黄软，生长迟缓，多为先天不足，或后天失养；若小儿发结如穗，伴面黄肌瘦，多为疳积。

成人 40 岁以后，头发逐渐变白，属正常生理现象。年少发白，若伴失眠健忘，多为劳神伤血；若伴腰膝耳鸣，多为肾虚；若无其他病象，多受先天禀赋影响，不作病态。

头发的脱落，多与肾虚、血热、血虚、劳神过度、情志刺激和先天遗传等因素有关。

青壮年脱发，伴眩晕健忘，腰膝酸软，多属肾虚；头发易落，伴头皮瘙痒，多屑多脂，为脂溢性脱发，多属血热化燥。

头发突然片状脱落，显露圆形或椭圆形光亮头皮，为斑秃，多属血虚受风，或情志刺激。

头顶发脱，为顶秃，多属劳神过度，或先天遗传。

2. 望面部

面部的神色望诊前面已经讲述，这里重点介绍面部的形态变化及意义。

（1）面肿　面部浮肿，多见于水肿病，常是全身水肿的一部分；头面皮肤红肿疼痛，多因风热火毒上攻；面目肿甚，目不能开，多因天行时疫，火毒上攻。

（2）腮肿 腮部一侧或两侧以耳垂为中心肿起，边缘不清，疼痛拒按，多因外感风温毒邪，见于痄腮；颧下颌上耳前红肿，伴寒热疼痛，多因阳明热毒上攻。

（3）口眼㖞斜 一侧面肌弛缓，额纹消失，口角下垂，而无半身瘫痪，多因风邪中络；若口眼㖞斜，伴半身不遂，多为中风。

（二）望五官

望五官，指通过观察目、舌、口、鼻、耳、唇、齿龈和咽喉等头部器官的变化，以诊察疾病的方法。五官与脏腑有密切的关系，通过诊察五官的异常变化，可以了解内在脏腑的病变。

1. 望目

重点观察目的神色、形态的异常改变。

目赤肿痛，多为实热。白睛发黄，多为黄疸；目眦淡白，多为血虚。目胞晦暗，多为肾虚。

目形：目胞浮肿，皮色不变，为水肿初起；伴红肿热痛，多因火热上攻；眼窝凹陷，多因吐泻伤津，或气血亏虚；眼球突出，炯炯有神，伴颈前喉结旁漫肿，为瘿病。胞睑红肿，为针眼、眼丹。

目态：横目斜视，多为外伤或先天之因；闭目障碍，多为风中面络；眼睑下垂，多因脾肾亏虚。小儿睡眠露睛，多因脾虚胞睑失养。

2. 望耳

应重点观察耳的色泽、形态及耳道内的变化情况，反映肾和局部病变。

耳郭瘦薄，多为肾气亏虚；耳轮萎缩，多为肾精耗竭。

耳道红肿疼痛，多为耳道疖肿。

若耳内长出小肉，无红肿疼痛等不适，不作病态。

3. 望鼻

应注意观察其色泽变化、形态变化和鼻道病变。

（1）色泽变化 鼻端色白，多为气血亏虚；鼻端色赤，多为肺脾蕴热；鼻端色青，多为阴寒腹痛；鼻端色黄，多为内有蕴热；鼻端色黑，多为肾虚寒水内停。

（2）形态变化 红肿生疮，多属胃热或血热；色红生刺，多为肺胃蕴热，常见于酒渣鼻。

（3）鼻道病变 鼻流清涕，多为外感风寒；鼻流浊涕，多为外感风热；鼻流腥臭脓涕，多为鼻渊，或肺经风热，或肝胆湿热；鼻腔出血，多为肺胃蕴热，或阴虚肺燥；鼻孔赘物，多为鼻息肉。

4. 望口唇

应注意观察口唇的形色、润泽和动态变化。

色泽变化：唇色淡白，多属血虚；唇色红赤，多属热盛或热极；唇色青紫，多因阳气虚衰，血行郁滞；唇色青黑，多因寒凝血脉，或血络瘀阻；唇色樱桃红，多因煤气中毒。

形态变化：口唇干裂，多为燥热伤津，或阴虚液亏；口唇糜烂，多为脾胃积热；口角流涎，多为脾气虚弱，或风中络脉；口舌生疮，多为心脾积热，或阴虚火旺；小儿口腔舌上，满布片状白屑，多为感受湿热秽浊之邪。

动态变化：口开不闭，多为虚证；口闭难开，多为实证，可见于中风、痫病、惊风和破伤风等；口角向一侧歪斜，多为风邪中络，或风痰阻络；口角掣动不止，则为动风之象。

5. 望齿与龈

应注意观察其色泽、润燥、荣枯和形态等变化。

色泽变化：牙齿干燥，多为胃津已伤；若光燥如石，多为阳明热盛；若牙齿有洞腐臭，多为龋齿。

动态变化：若牙关紧闭，多为肝风内动；咬牙龂齿，多为热盛动风，或胃热或虫积。

齿龈的色泽变化：齿龈淡白，多为血虚；齿龈肿痛，多为胃火亢盛；齿龈萎缩，多为肾虚；齿龈出血，多为胃火亢盛，或脾气虚弱，或肾阴亏虚。

6. 望咽喉

应注意观察咽喉色泽和形态的变化。

色泽变化：若红赤肿痛，多为肺胃热盛；若色红娇嫩，多为肺肾阴虚，虚火上炎；若淡红漫肿，多为痰湿凝聚所致。

形态变化：若喉核红肿灼痛，多因肺胃热盛；若咽喉红肿，身热恶寒，多为脏腑蕴热，复感外邪；若咽喉部有灰白色伪膜，伴犬吠样咳嗽，多为外感疫毒，或热毒伤阴。

（三）望躯体

1. 望颈项

应重点观察颈项的外形和动态变化。

外形变化：喉结处有肿块，可随吞咽上下移动，多为肝郁气滞痰凝，或与地方水土有关；颌下有肿块如豆，多因虚火炼液为痰，或外感风热时毒；颈项肿块，红肿热痛，多为肺热毒盛，气血壅滞。

动态变化：颈项拘急，伴头痛恶寒，多因风寒侵袭太阳经脉；小儿项软，多为先天不足，或后天失养。安静状态下人迎脉搏动明显，多为肝阳上亢。

2. 望胸胁

应重点观察胸廓外形的变化和呼吸的异常。

正常情况下，胸廓呈椭圆形，两侧基本对称。胸廓外形的异常改变，多与慢性疾病或发育不良有关。

正常情况下，呼吸均匀，节律规整。呼吸急促，多为实热证；呼吸微弱，多为肺气不足。

3. 望腹部

应注意观察其外形、皮肤色泽变化和紧张度等。

腹部膨隆：单腹胀大，四肢消瘦，为臌胀，多因气滞、血瘀、水停所致；腹部胀大，周身浮肿，为水肿；腹部局部膨隆，多为积聚等证。

腹部凹陷：腹部凹陷，形体消瘦，多为久病气血不足，机体失养，或新病吐泻太过，津液大伤。

青筋暴露：腹大坚满，青筋暴露，多因肝郁气滞，脉络瘀阻，见于臌胀重证。

4. 望腰背

应注意观察脊柱及腰背部有无形态与动态的异常。

脊柱过度向后凸出，多因肾气亏虚，或脊柱疾患；久病后驼背弯曲，多因脏腑精气虚衰。

（四）望四肢

望四肢时，应重点观察四肢外形和动态的变化。

1. 外形异常

双侧下肢凹陷性水肿，多为全身浮肿的一部分；若单侧肢体肿胀，多为经脉阻滞不通所致。

肌肉萎缩，松软无力，多为脾胃亏虚，气血不足；或经络闭阻，肢体失养所致。

膝部红肿热痛，屈伸不利，多为风湿郁久化热所致。若膝部肿大，形如鹤膝，多为寒湿久留、气血亏虚所致，又称“鹤膝风”。

手指关节梭状畸形，活动受限，多因风湿久蕴，痰瘀阻络所致；指（趾）末端增生肥厚，膨大如杵，多因心肺虚损，痰瘀互结所致。

小腿脉络粗大隆起，显露弯曲，形似蚯蚓，多为寒湿内侵，或气虚血行不畅，瘀血阻络所致。

2. 动态异常

肢体肌肉萎缩，筋脉弛缓，痿废不用，多为肝肾亏虚，筋肉失养所致；若一侧肢体痿废不用，多为风痰阻闭经络所致；若双下肢痿废不用，多为腰脊外伤或瘀血阻络所致。

手足筋脉挛急，难以屈伸，多为寒邪凝滞，或气血亏虚，筋脉失养所致。

手足不自主地颤抖，多为肝风内动之征，或饮酒过度所致。

手足时时掣动，力量较弱，类似虫之蠕动，多为阴血亏虚，筋脉失养所致。

（五）望二阴

二阴，即前阴和后阴。前阴包括外生殖器和尿道，为肾所司，肝之经脉绕行阴器，望前阴可诊察肾、膀胱和肝的病变。后阴即肛门，也为肾所司，为排便之门户；脾主水谷运化，大肠主糟粕传导，故望后阴可诊察脾胃、肾与肠的病变。

外阴瘙痒：瘙痒疼痛，红肿湿烂，或有渗液，多为肝经湿热下注所致。

阴挺：又称“子宫脱垂”，即妇女阴户有物突出，形如梨状，多为脾虚气陷或产后劳伤所致。

痔疮：肛门内外有紫红色肿块，质地柔软，多为湿热蕴肠，或血热肠燥，或久坐便秘，局部血络瘀滞所致。

脱肛：即直肠或直肠黏膜脱出肛门，轻者便后可自行缩回；重者须用手慢慢还纳，多为脾气亏虚中气下陷所致。

（六）望皮肤

望皮肤时，应注意观察皮肤色泽和形态的变化。

1. 色泽形态

皮肤白斑，点状或片状，无异常感觉，多因气血失和，肌肤失荣。

皮肤干枯，甚则皲裂，多因津液已伤，或营血亏虚。

肌肤甲错，状若鱼鳞，多因血瘀日久，肌肤失养。

2. 皮肤病证

（1）斑疹　斑和疹虽常并称，但实质有别。

斑：色红深紫，点大成片，平摊皮肤，抚之不碍手，压之不褪色。由于病因不同，斑有阴斑与阳斑之分。

疹：色红浅淡，点小如粟，高出皮肤，抚之碍手，压之褪色。疹有麻疹、风疹和瘾疹之别。

（2）水疱　主要有湿疹、热气疮、缠腰火丹等。

热气疮：成簇出现，大小如粟，灼热痒痛，多发于口唇和鼻孔周围皮肤。

湿疹：先为红斑，随后形成丘疹或水疱，破后渗液形成红色湿润糜烂面。

缠腰火丹（带状疱疹）：水疱成簇，排列如带，灼热刺痛，多发于一侧腰部或胸胁。

（3）疮疡　主要有痈、疽、疔和疖等，为发于皮肉筋骨的化脓性疾病。

痈：红肿高大，根盘紧束，灼热疼痛，易于成脓，易消易溃易敛。

疽：漫肿无头，皮色晦暗，病位较深，疼痛彻骨，难消难溃难敛。

疔：形小如粟，坚硬如钉，麻木痒痛，好发于颜面和手足。

疖：形小而圆，起于浅表，肿痛不甚，易于成脓，脓出即愈。

三、望排出物

望排出物可了解脏腑的功能状态及病性的寒热虚实，观察内容包括排泄物、分泌物和某些病变产生的病理产物。

（一）望痰涎

1. 望痰

望痰可诊察肺脾肾的功能状态以及病邪的性质。

痰白清稀量多，多因寒邪客肺，或脾阳不足，湿聚为痰。痰黄质黏稠，甚则结块，多因邪热犯肺，肺热壅盛。痰少而黏，难于咳出，多为燥邪伤肺，或肺阴亏虚。痰白质稠量多，滑而易咯，多为脾失健运，水湿停聚。痰中带血或咳吐鲜血，多为热伤肺络，或虚火灼肺；若咯吐脓血腥臭痰，为肺痈，多因热毒壅肺。

2. 望涎

涎由脾精所化，为脾气所摄，故望涎可诊察脾与胃的病变。

口角流涎，多为脾虚不能摄津，亦可见于胃热、虫积和消化不良；睡中流涎多为胃中有热，或宿食内停，或痰热内蕴。

（二）望呕吐物

呕吐由胃气上逆所致，通过呕吐物形、色、质和量的变化，可了解呕吐的病因和病性的寒热虚实。

呕吐物酸臭秽浊，多为热呕。因邪热犯胃，胃有实热。

呕吐物酸腐臭秽，夹杂不消化食物，多为食滞胃脘。

呕吐物暗红有块，或吐血鲜红，夹有食物残渣，多为胃有积热，或肝火犯胃，或胃腑瘀血。

呕吐物清稀无臭，多为胃阳不足，或寒邪犯胃。

四、望小儿食指络脉

3 岁以内小儿寸口脉位短小，诊脉时不容易配合，而食指络脉（又称指纹）易于显露，并便于观察。望小儿食指络脉主要观察 3 岁以内小儿食指掌侧前缘浅表络脉的形色变化，与寸口诊脉意义基本相同。

（一）方法

抱小儿于光亮之处，用左手拇指和食指握住小儿食指末端，再以右手拇指从小儿食指掌侧指尖，向指根部轻推几次，以使脉络显现明显，而便于观察。

（二）三关定位

三关定位见图 7–2。

风关：食指第 1 节（掌指横纹至第 2 节横纹之间）。

气关：食指第 2 节（第 2 节横纹至第 3 节横纹之间）。

命关：食指第 3 节（第 3 横纹至指端）。

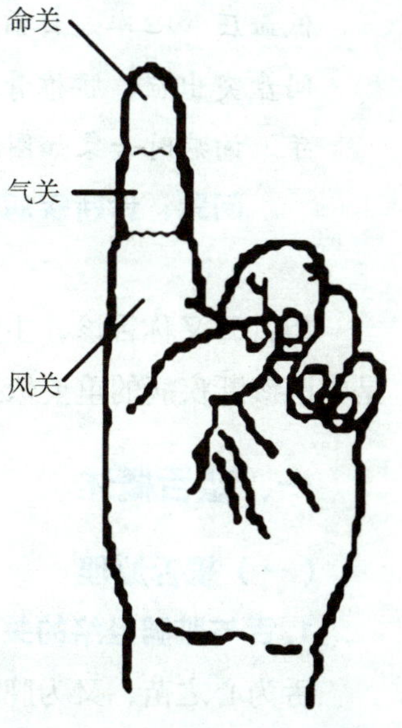

图 7-2　小儿指纹三关示意图

（三）小儿络脉的变化

望小儿络脉，应重点观察其显隐、色泽、形态和长短等。正常小儿食指络脉色泽浅红略紫，隐隐显露于风关之内，形态多为斜形，或单枝，粗细适中。异常指纹辨证要领为，浮沉分表里，红紫辨寒热，淡滞定虚实和三关测轻重。

1. 浮沉

小儿络脉浮沉变化，主要反映病位的深浅。络脉浮显说明病邪在表，见于外感表证；络脉沉隐说明病邪在里，见于外感病病邪入里，或内伤里证。

2. 色泽

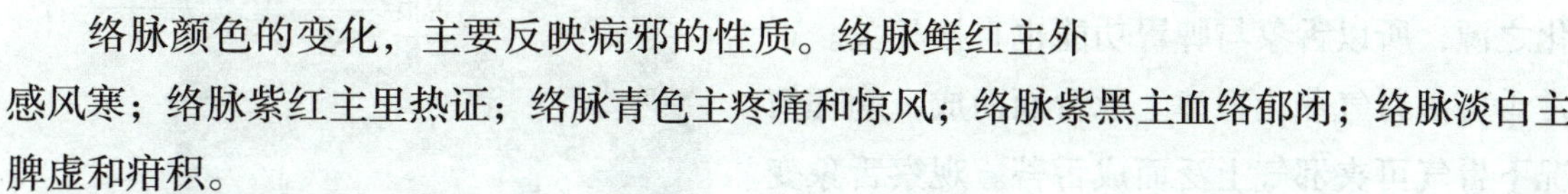

络脉颜色的变化，主要反映病邪的性质。络脉鲜红主外感风寒；络脉紫红主里热证；络脉青色主疼痛和惊风；络脉紫黑主血络郁闭；络脉淡白主脾虚和疳积。

3. 长短

络脉的长短，主要反映邪气之浅深，病情之轻重。显于风关提示邪气入络，邪浅病轻；透至气关提示邪气入经，邪深病重；达于命关提示邪入脏腑，病情严重；透关射甲提示病情凶险，预后不良。

4. 形状

络脉的形状，主要反映病性的寒热虚实。指纹增粗分支明显，多为实证和热证；指纹变细分支不显，多为虚证和寒证。

第三节　舌　诊

案例导入

崔某，男，45 岁，海员。自诉夜半发病，胸闷气短、呼吸困难，但无心绞痛症状，坐起症状减轻。高血压（130/90mmHg），心率快（90 ～ 100 次 / 分）多年，经同事刮痧，症状有所缓解，但常觉嗓子堵，船靠港后服速效救心丸和复方丹参滴丸无效。经检查右冠状动脉狭窄 25%，左冠状动脉前降支狭窄 50%，按冠心病治疗症状基本没有缓解。后服用抗焦虑和抑郁症的药，同时服用西药降低血压和心率。目前胸闷消失，但感到嗓子堵。有反流性食管炎15年，腰部椎间盘突出症、腰椎骨质增生9年，便秘约6年，阵发性心动过速5年，高血压3年。询病时舌象如图所示。

问题：诊断疾病时，望舌质、舌苔的变化有何诊断意义？

望舌，又称舌诊，主要观察舌质和舌苔的变化，以了解机体生理功能和病理变化，也是中医诊断疾病的重要依据之一。

一、望舌概述

（一）望舌原理

1. 舌与脏腑经络的关系

舌为心之苗，又为脾之外候。心血上荣于舌，舌的运动受心神支配，而舌的味觉亦与心神相关；舌体又赖气血充养，脾胃为气血生化之源，所以舌象与脾胃功能也直接相关。正常舌苔由胃气蒸化胃津上承舌面而成，病理情况下胃气可夹邪气上泛而成舌苔。观察舌象变化，可以测知内在脏腑的病变和感受病邪的性质。

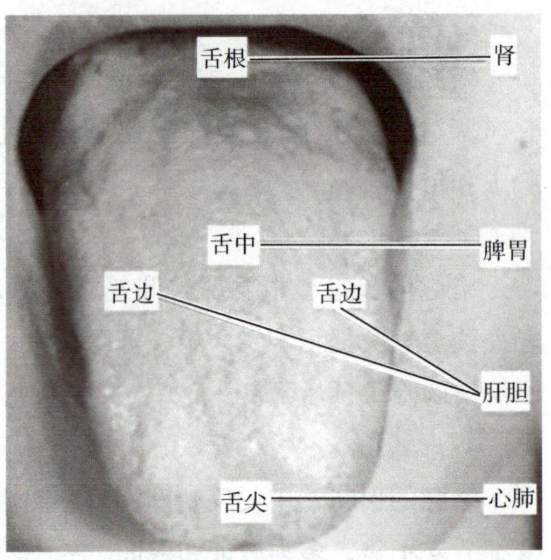

图 7-3　舌体脏腑部位分属

舌与手少阴心经之别、足太阴脾经、足厥阴肝经、足少阴肾经等经络有经脉联系。前人在长期的临床实践过程中发现，舌的一定部位与脏腑相联系，并反映相关脏腑的病理变化。一般舌尖候上焦心肺，舌中候中焦脾胃，舌两边候肝胆，舌根候肾。见图 7-3。

2. 舌与气血津液的关系

舌为血脉丰富的肌性组织，有赖气血的濡养和津液的滋润。舌体的形质和舌色与气血的盈亏和运行状态有关；舌苔和舌体的润燥与津液的多少有关。舌下肉阜部有唾液腺腺体的开口，中医学认为，唾为肾液、涎为脾液，其生成、输布与肾、脾胃等脏腑功能密切相关，所以通过观察舌体的润燥，可以判断体内津液的盈亏及病邪性质的寒热。

（二）望舌内容

望舌主要观察舌质和舌苔两方面的变化。舌质，即舌体，是舌之本体肌肉、脉络组织。望舌质应从舌体的颜色、形态及舌下络脉诸方面审察。舌苔，是舌体上附着的一层苔状物，望舌苔主要包括望苔质和苔色两方面。舌质和舌苔的综合变化，统称舌象。

（三）望舌方法

就诊者可取坐位或仰卧位，舌体面对光线，以便于观察。要求自然伸舌，舌体放松，舌面平展，舌尖略向下，充分暴露舌体，不可过度用力伸舌。伸舌时间不应过长，以免舌体过分紧张、水分蒸发，引起舌色及润燥变化。望舌下络脉时，让就诊者张口，将舌体向上腭方向翘起，舌尖轻抵上腭，勿用力太过，勿用上牙挤压舌尖，使舌体自然放松，舌下络脉充分显露。

望舌时一般先看舌尖，再看舌中、舌侧，最后看舌根部；先观察舌质的颜色、形态，再看舌苔的质地、颜色。望舌时注意既要迅速敏捷，又要全面准确，尽量缩短伸舌的时间。

必要时可辅以其他诊察方法配合望舌。如可用刮舌、揩舌的方法观察苔底，鉴别舌苔有根、无根，以及是否属于染苔等。刮舌时可用消毒压舌板的边缘，以适中的力量，在舌面上由舌根向舌尖轻刮 3 ～ 5 次；如需揩舌，则用消毒纱布裹于食指上，蘸少许 0.9% 氯化钠溶液在舌面上揩抹数次。此外，注意区分饮食或药物造成的染苔，可结合问诊帮助判断。

望舌注意事项如下。

光线影响：光线的强弱与色调，对舌色的影响极大。望舌以白天充足、柔和的自然光线为佳，如在夜间或暗处，采用日光灯光源较好，须避免有色光源对舌色、苔色造成影响。如光线过暗，可使舌色暗滞；用普通的灯泡或手电筒照明，舌苔黄白两色难以分辨。周围有色物体的反射光，也会使舌色发生相应的改变。

饮食或药品影响：某些饮食和药物可以使舌象发生变化。如进食后，由于口腔咀嚼的摩擦、自洁作用，舌苔由厚变薄；多喝水可使舌苔由燥变润；过冷过热或刺激性的食物可使舌色发生变化。刚进辛热食物，舌色偏红；多吃糖果、甜腻食品、服用大量镇静剂后，可使舌苔厚腻。饮服某些食物或药物，可以使舌苔着色，称为染苔。如饮用牛乳、豆浆等可使舌苔变白、变厚；进食蛋黄、橘子、核黄素等可将舌苔染成黄色；进食黑褐色食品、药品，长期吸烟等可使舌苔染成灰黑色。一般染苔多不均匀地附着于舌面，可在短时间内自然退去，或经揩舌除去，与病情亦不相符。

口腔因素：牙齿残缺，可造成同侧舌苔偏厚；镶牙可以使舌边留下齿印；张口呼吸可以使舌苔变干等，这些因素引起的舌象异常，都不具有病理意义，应仔细观察询问，避免误诊。

（四）正常舌象与生理变异

正常舌象的主要特征是：舌体柔软灵活，舌色淡红明润，舌苔薄白均匀，苔质干湿适中，简称“淡红舌，薄白苔”。舌象正常说明胃气旺盛，气血津液充盈，脏腑功能正常。

正常的舌象可以受年龄、性别、体质禀赋、气候环境等内外因素的影响，产生生理性变异。

1. 年龄因素

儿童阴阳稚嫩，脾胃功能尚弱，生长发育很快，往往处于代谢旺盛而营养相对不足的状态，所以舌质多淡嫩，舌苔偏少易呈剥落状；老年人精气渐衰，脏腑功能减退，气血运行迟缓，舌色较暗红或带紫暗色，如无明显的病变，属生理性变异。

2. 性别因素

女性因生理特点，在月经期可以出现舌质偏红，或舌尖边部点刺增大，月经过后可以恢复正常。

3. 体质、禀赋因素

临床常见肥胖之人舌多胖大而色淡，消瘦之人舌体偏瘦而舌色偏红。

除上述外，尚有先天性裂纹舌、齿痕舌、地图舌等，多见于禀赋不足，体质较弱者，虽长期无明显临床症状，但可以表现出对某些病邪的易感性。

4. 气候环境因素

人的生理活动与自然界息息相关，季节与地域的差别，可使舌象发生相应改变。夏季暑湿盛行，舌苔多厚，色偏黄；秋季燥气当令，舌多偏干；冬季严寒，舌多湿润。我国东南地区偏热偏湿，西北及东北地区偏寒偏燥，舌象会相应发生一定的差异。

二、望舌质

望舌质应从神、色、形、态及舌下络脉诸方面审察。

（一）舌神

舌神有荣舌、枯舌之分。

1. 荣舌

【舌象特征】舌色红活、润泽，舌体运动自如。

【诊断意义】有神，虽病亦属善候。

荣舌主要反映津液充足，气血充盈，精神健旺。

2. 枯舌

【舌象特征】舌色干枯、晦暗，舌体运动失灵。

【诊断意义】无神，属病凶恶候。

枯舌主要反映气血大亏，津液匮乏，精神衰败。

（二）舌色

舌色即舌质的颜色，有淡红、淡白、红绛、青紫等变化。

1. 淡红舌

【舌象特征】舌色淡红且润泽。

【诊断意义】气血调和，见于健康人或病轻者。

淡红舌是心血充足、胃气旺盛的反映。见于外感表证初起，说明病情轻浅，未伤气血。见于内伤杂病，说明病情尚轻，或为疾病好转之征兆。

2. 淡白舌

【舌象特征】舌色较正常浅淡。

【诊断意义】气血两虚、阳虚。

淡白舌多因气血亏虚，血不上荣；或阳气不足，无力载血上荣所致。舌色淡白而舌体瘦小，多属气血两虚。舌色淡白而舌体胖嫩，或舌体有齿痕，多属阳气不足。舌色枯白无华，多属脱血夺气，病情危重。

3. 红绛舌

【舌象特征】舌色较淡红舌深，甚至呈鲜红色者为红舌；深红色者为绛舌。一般绛舌多由红舌发展而成。

【诊断意义】热证。

红绛舌多由阳热亢盛，气血上壅于舌；或热入营血，血热充盛于舌；亦可因阴虚内热，虚火上炎于舌所致。

舌色稍红，或仅舌边尖略红，多见于外感风热表证初起；舌尖红，多为心火上炎；舌两边红，多为肝经有热。

舌色鲜红，舌苔黄燥者，属气分实热。舌色深绛，舌苔薄而干者，多属热入营血。舌嫩红或绛，少苔或无苔，多主阴虚内热。

4. 青紫舌

【舌象特征】全舌呈均匀青色或紫色，或红绛之中泛现青紫色者，为全青紫舌；局部见青紫色斑块、斑点或条带，为局部青紫舌。

【诊断意义】气血不畅。

青紫舌多因热毒炽盛，深入营血，血壅不畅，或阴寒内盛，寒凝血瘀所致，亦可因外伤所致。

舌紫红或绛紫，干枯少津，由红绛发展而成，多因热盛血壅所致。舌淡紫或青紫，湿润，由淡白发展而成，多由寒凝血瘀所致。

全舌青紫，为血瘀较重；舌局部见紫斑、紫点，为局部血瘀或血瘀较轻。舌尖见紫斑、紫点，多主心血瘀阻；舌边见紫斑、紫点，多为肝郁血瘀。

（三）舌形

舌形是指舌质的形状，包括老嫩、胖瘦、裂纹、点刺和齿痕等方面特征。

1. 老、嫩舌

【舌象特征】舌体坚敛苍老，纹理粗糙或皱缩，舌色晦暗者，为老舌；舌体浮胖娇嫩，纹理细腻者，舌色浅淡者为嫩舌。

【诊断意义】老舌主实证，嫩舌主虚证。

老舌多因邪气亢盛而正气未衰，邪正剧争，气血壅滞所致。嫩舌多因气血阴阳亏虚，舌体不充所致。

舌淡白而娇嫩，多属气血亏虚；舌淡白而胖嫩，多因脾肾阳虚，水湿不化，上泛舌络所致；舌红而嫩，多属阴液不足，舌体失养。

2. 胖、瘦舌

【舌象特征】舌体比正常大而厚，伸舌满口者，为胖大舌；舌体肿大满嘴，不能闭口缩回者，为肿胀舌。舌体较正常舌瘦小而薄者，为瘦薄舌。

【诊断意义】胖大舌主水湿、痰饮；肿胀舌主热盛、酒毒；瘦薄舌主阴血亏虚。

胖大舌多因阳虚水湿停聚，或痰饮上泛，阻滞舌络所致；肿胀舌多因热毒内炽，气血上壅，或素喜饮酒，酒毒上攻所致；瘦薄舌多因阴血耗损，舌失滋养所致。

舌淡而胖大，多属脾肾阳虚，水湿内停；舌红而胖大，多为湿热或痰热内蕴。

舌深红而肿胀，多为心脾热盛；舌绛紫而肿胀，多为酒毒攻心。

舌色浅淡而瘦薄，属心脾气血两虚；舌色红绛而瘦薄，多因热盛伤阴或阴虚火旺所致。

3. 裂纹舌

【舌象特征】舌面有明显裂沟，裂沟中无舌苔覆盖。

【诊断意义】阴血亏虚。

裂纹舌多因精血不足，或阴液耗损，舌体失养所致。

舌色浅淡而裂，多属血虚；舌色红绛而裂，多由邪热伤津或阴虚火旺所致。

若舌上有较浅的裂纹，裂纹中有苔覆盖，且无不适感觉者，为先天性舌裂，一般无病理意义。

4. 点、刺舌

【舌象特征】舌面上有乳头高突如点如刺，抚之棘手。点，指突起于舌面的红色或紫红色星点；刺，指舌乳头肿胀高突，状如芒刺。

【诊断意义】热盛。

点刺舌多因脏腑热极或血分热盛，充斥舌络所致。

舌尖有芒刺，多为心火亢盛；舌边有芒刺，多属肝胆热盛；舌中有芒刺，主胃肠热极。一般芒刺越多，邪热愈盛。

芒刺舌常与红绛舌并见。舌红而生芒刺多见于气分热盛；舌红绛而生芒刺多主血热内盛，或阴虚火旺；舌绛紫而生芒刺多属热入营血，气血壅滞。

5. 齿痕舌

【舌象特征】舌体边缘有牙齿压迫的痕迹。胖大舌常伴有舌边齿痕。

【诊断意义】脾虚、水湿内停。

齿痕舌多因脾阳亏虚，水湿内停，湿阻于舌，舌体胖大而导致。

舌淡胖而润，舌边齿痕，多由寒湿壅盛，或阳虚水湿内停而致；舌色淡红，舌边有齿痕，常见于脾气亏虚；若舌红肿胀满口，边有齿痕，为湿热痰浊内蕴。

（四）舌态

常见病理舌态包括痿软、强硬、震颤、歪斜、吐弄、短缩等。

1. 痿软舌

【舌象特征】舌体软弱，伸缩无力。

【诊断意义】阴虚、气血两虚。

舌色红绛而暴痿者，多因邪热亢盛，阴液耗损所致；舌色红绛而渐痿者，多为肝肾阴亏，筋脉失养所致；舌色淡白而渐痿者，多因久病气血亏虚所致。

2. 强硬舌

【舌象特征】舌体失于柔和，屈伸不利，或不能转动。

【诊断意义】热入心包、高热伤津、风痰阻络。

舌红绛强硬，兼神志不清，多属热入心包；舌色红绛，干而强硬，多主高热伤津；舌强语言謇涩，伴肢体麻木、眩晕者，多为风痰阻络，中风之征兆。

3. 震颤舌

【舌象特征】舌体不自主的颤动，动摇不宁，轻者仅伸舌时颤动，重者不伸舌亦抖颤难宁。

【诊断意义】肝风内动。

舌绛而颤动伴高热，多属热极生风；舌红少津少苔而颤动，见于肝阳化风、阴虚动风；舌淡白而颤动，为血虚动风；舌体颤动亦可见于酒毒内蕴。

4. 歪斜舌

【舌象特征】伸舌时舌体偏向一侧。

【诊断意义】中风或中风先兆。

5. 吐弄舌

【舌象特征】舌伸口外，不立即回缩者为吐舌；舌反复吐而即回，或舔舐口唇四周者为弄舌。

【诊断意义】心脾有热。

吐舌不宁，多属疫毒攻心，或正气已绝；弄舌不已，常为动风先兆，或见于小儿智能发育不良。

6. 短缩舌

【舌象特征】舌体卷短紧缩，不能伸长，严重者舌难抵齿。

【诊断意义】寒凝、痰阻、血虚、津伤。

舌青紫湿润而短缩，多属寒凝筋脉；舌胖大而短缩，多为痰湿内阻；舌淡白痿软而短缩，多属气血虚衰；舌干红而短缩，系热盛津伤。短缩舌多为病情危重的征象。

此外，先天性舌系带过短，亦可表现为舌短缩，但无辨证意义。

（五）舌下络脉

舌下络脉是位于舌系带两侧纵行的大络脉。正常舌下络脉颜色暗红，长度不超过舌尖至舌下肉阜连线的3/5，大多为单支，无怒张、紧束、弯曲、增生等现象。望舌下络脉主要观察长度、形态、颜色、舌下小血络等，其变化反映气血的盈亏与运行情况。

舌下络脉短而细，周围小络脉不明显，多属气血不足，脉络不充。舌下络脉粗胀，或呈青紫、绛紫、紫黑色，或曲张，或舌下细小络脉呈暗红色或紫色网状，均为血瘀的征象，可因气滞、寒凝、热壅、痰阻、气虚、阳虚等导致，须结合其他症状综合分析。

三、望舌苔

望舌苔包括苔质和苔色两方面的变化。

（一）苔质

苔质即舌苔的质地、形态。常见的苔质变化有厚薄、润燥、腐腻、剥落和真假等。

1. 薄、厚苔

【舌象特征】透过舌苔能隐隐见到舌质者，称薄苔，又称见底苔；不能透过舌苔见到舌体者，称厚苔，又称不见底苔。

【诊断意义】反映邪气的盛衰和浅深。薄苔是正常舌苔，或疾病在表，病情较轻。厚苔，主疾病在里，病情较重。

薄苔是由胃气上熏，胃津上潮，聚于舌面而成；厚苔常因胃气上升，夹食浊、痰湿等病邪积滞于舌所致。

舌苔薄而均匀，或中根部微厚，常见于健康人；若疾病初起在表，病情轻浅，未影响胃气，亦可见到薄苔。

舌苔厚，中根部尤著者，提示外感邪气入里，或胃肠内有宿食、痰浊停滞。

舌苔由薄变厚，提示邪气渐盛，为病进，病位由浅入深；舌苔由厚化薄，或舌上复生薄白新苔，提示正气胜邪，或内邪消散外达，为病退的征象。

2. 润、燥苔

【舌象特征】舌苔润泽有津，干湿适度者，为润苔；舌苔湿润而滑，伸舌欲滴者，为滑苔；舌苔干燥少津者，为燥苔；舌苔干而粗糙，扪之涩手者，为糙苔。

【诊断意义】反映体内津液的盈亏和输布情况。润苔多属正常。滑苔主痰饮、主湿。燥苔、糙苔提示津液已伤，或输布障碍。

润苔提示体内津液未伤，输布正常。滑苔多因寒湿内侵，或阳虚不能温运水液，湿聚舌面所致。燥苔、糙苔多因热盛津伤，阴液亏耗；或痰饮、瘀血内阻，郁遏阳气，气不布津所致。

舌红而苔燥，多属热甚伤津；舌淡而苔燥，多因痰饮内阻，阳气被遏，或阳气亏虚，不能蒸腾津液上承于舌所致；舌青紫而苔燥，多为瘀血内阻，津不上承。

舌苔由润变燥，表示热重津伤，或津失输布；反之舌苔由燥转润，主热退津复，或饮邪始化。

3. 腐、腻苔

【舌象特征】苔质疏松，颗粒较大，刮之易去，如豆腐渣堆积舌面，为腐苔；苔质致密，颗粒细腻，刮之难去，如油腻覆盖舌面，为腻苔。

【诊断意义】皆主痰饮、湿浊、食积，反映阳气与阴邪的消长。

腐苔，多因体内阳热有余，蒸腾胃中腐浊之气上泛，积聚于舌所致。腻苔，常因体内湿浊内盛，阳气被遏，湿浊停聚舌面所致。舌苔薄腻，多为食积，或脾虚湿困；苔白腻而滑，多主痰浊、寒湿内阻；苔黄厚黏腻，多为痰热、湿热、暑湿之邪内蕴。

4. 剥落苔

【舌象特征】舌本有苔，忽然部分或全部剥脱，为剥落苔。其中舌苔多处剥脱，舌面仅残存斑驳舌苔者，为花剥苔；舌苔剥脱形状不规则，形似地图常称地图舌；舌苔全部剥脱，舌面光洁如镜者，为镜面舌。

【诊断意义】胃气亏虚，胃阴损伤。

因胃气匮乏，不得上熏于舌；或胃阴枯涸，不能上潮至舌所致。

舌红苔剥，主阴虚；舌淡苔剥，为气虚。镜面舌色红绛，为胃阴枯竭；舌色枯白如镜，为营血大虚，或阳气衰微，均属病重。

观察舌苔有无、消长及剥落变化，不仅能测知胃气、胃阴的存亡，亦可反映邪正盛衰，判断疾病的预后。如舌苔从全到剥，是正气渐衰的表现；舌苔剥落后，复生薄白之苔，乃邪去正胜，胃气渐复的佳兆。

此外，先天性剥苔常在舌面中央人字沟之前，呈菱形，多与禀赋有关。

5. 真、假苔

【舌象特征】舌苔紧贴舌面，刮之难去，为真苔，又称有根苔；舌苔不与舌质相连，似浮涂于舌，刮之易去，刮后舌质光洁无苔，为假苔，又称无根苔。

【诊断意义】反映胃气的有无。

真苔是由脾胃生发之气熏蒸，上聚于舌所成，故其苔有根蒂，与舌体不可分离；假苔往往因久病之后，胃气匮乏，不能续生新苔，旧苔渐渐脱离舌体，浮于舌面，故苔无根蒂。

察舌苔的真假，对辨别病情轻重、预后有重要意义。真苔提示有胃气，病轻易治，预后良好；假苔提示胃气已衰，病重难治，预后不佳。

（二）苔色

即舌苔的颜色。苔色一般分为白苔、黄苔和灰黑苔三类。

1. 白苔

【舌象特征】苔色白。

【诊断意义】一般为正常，主寒证、表证。

白苔多由胃气上熏，凝聚于舌；或阳虚内寒，遏阻阳气，寒凝于舌而成。

苔薄白而润，可为正常舌苔，或表证初起，或里证病轻，或阳虚内寒。

苔薄白而干，舌质淡红者，为表邪未解，肺津已伤，多由外感风热或凉燥所致。苔厚白滑或腻，多主痰湿、食积。

在特殊情况下，白苔也主热证。如苔厚白如积粉，扪之不燥者，称为积粉苔，常见于瘟疫或内痈等病，系秽浊湿邪与热毒相结而成；苔白而燥裂，粗糙如砂石，提示燥热伤津，阴液亏损。

2. 黄苔

【舌象特征】黄苔分为淡黄、深黄和焦黄。黄苔常与红绛舌同时出现。

【诊断意义】热证、里证。

多因病邪入里化热，脏腑内热，胃气夹邪热上泛，熏灼于舌所致。

苔色愈黄，邪热愈重；淡黄为热轻，深黄为热重，焦黄为热结。

舌苔由白转黄，或黄白相兼，提示外感表邪化热入里，处于表里相兼阶段。

苔薄黄而润，多为邪初入里，热未伤津；苔薄黄而干，为邪热不甚，但津液已伤。苔黄腻，为湿热、痰热，或食积化热；苔黄厚干燥，主高热伤津；苔焦黄干裂，则说明邪热炽盛，津液枯涸。

舌淡胖嫩苔淡黄而润滑多津者，称黄滑苔，多为阳虚水湿不化。

3. 灰黑苔

【舌象特征】灰黑苔分为灰苔和黑苔，多由白苔或黄苔转化而成，多在疾病发展到相当严重的程度后出现。

【诊断意义】里寒、里热之重证。

多因肾阳虚衰，寒水上泛；或里热极盛，炽灼熏蒸而致。一般苔色越黑，病情越重。

辨别灰黑苔寒热属性的重要指征是苔质的润燥。苔灰黑而湿润多津，由白苔转化而成，多见于寒湿证；苔灰黑干燥无津液，由黄苔转变而成，多见于里热证。

舌面湿润，苔边尖白腻而中根部灰黑，多主阳虚寒湿内盛，或痰饮内停。

黄腻灰黑苔多为湿热内蕴，日久不化所致。

苔焦黑干燥，舌质干裂起刺者，多为热极津枯。

四、舌象的综合判断

舌象与机体的脏腑、气血及各项生理功能有密切联系，舌质和舌苔的变化所反映的生理病理意义各有侧重。一般认为，舌质颜色、形态主要反映脏腑气血津液的情况；舌苔的变化主要与感受病邪和病证的性质有关。所以，察舌质重在了解脏腑虚实，气血津液的盛衰；察舌苔重在辨别病邪的性质、邪正的消长及胃气的存亡。

临床诊病时，不仅要分别掌握舌质、舌苔的基本变化及其主病，还应注意舌质和舌苔之间的相互关系，将舌质和舌苔综合起来进行分析。

（一）舌苔或舌质单方面异常

一般无论病之久暂，舌苔或舌质单方面异常意味着病情尚属单纯。如淡红舌而伴有苔黄腻，主要提示病邪性质属湿热、痰热或食积化热，正气尚未明显损伤，故治疗时应以祛邪为主。

（二）舌质和舌苔均出现异常

舌质和舌苔变化一致：提示病机相同，所主病证一致，说明病变比较单纯。如舌质红，舌苔黄而干燥，主实热证；舌体红绛而有裂纹，舌苔焦黄干燥，多主热极津伤。

舌质和舌苔变化不一致：多提示病因病机复杂，应对舌质和舌苔形成的病因病机以及相互关系进行综合分析。如舌质红绛，舌苔白滑腻，舌质红绛属内热盛，而苔白滑腻又常见于寒湿内阻，舌和苔反映出寒热矛盾。分析其成因可能是由于外感热病，营分有热故舌质红绛，气分有湿则苔白滑而腻；或平素阴虚火旺之体，复感寒湿之邪，或痰食积滞；或外感湿温病，体内有热可见舌红绛，又因内有湿邪困阻，阳气不能外达，亦可见苔白腻。所以，当舌质和舌苔所反映的病性不一致时，往往提示体内存在较为复杂的病理变化，临床应注意分析病变的标本缓急。

（三）舌象的动态分析

无论外感或内伤疾病，舌象均会随病情变化而相应改变，因此动态观察舌象，可以了解疾病的进退、顺逆。

如外感病中舌苔由薄变厚，表明邪气由表入里；舌苔由白转黄，为病邪化热；舌色转红，舌苔干燥为邪热充斥，热盛津伤；舌质红绛，舌苔剥落为热入营血，气阴俱伤等。

如内伤杂病中风，舌色由淡红转红，转暗红、红绛、紫黯，舌苔黄腻或焦黑，或舌下络脉怒张，表明风痰化热，瘀血阻滞。反之，舌色由紫黯、暗红转为淡红，舌苔渐化，多提示病情趋向稳定好转。

（四）舌诊的诊断意义

1. 判断邪正盛衰

邪正的盛衰能明显地在舌上反映出来，如气血充盛则舌色淡红而润；气血不足则舌色淡白；气滞血瘀则舌色青紫或舌下络脉怒张。

2. 区别病邪性质

不同的病邪致病，舌象特征亦各异。如外感风寒苔多薄白，外感风热苔多薄黄。风、寒、热、燥、湿、痰、瘀、食等诸种病因，大多可从舌象上加以辨别。

3. 分析病位浅深

病邪轻浅多见舌苔变化，而病情深重可见舌苔舌体同时变化。以外感温热病而言，其病位可划分为卫、气、营、血四个层次。邪在卫分，则舌苔薄白；邪入气分，舌苔白厚而干或见黄苔，舌色红；舌绛则为邪入营分；舌色深红、紫绛或紫黯，舌枯少苔或无苔为邪入血分。

4. 推断病势进退

病情发展的进退趋势，可从舌象上反映出来。如舌苔由白转黄，由黄转焦黑色，苔质由润转燥，提示热邪由轻变重、由表及里、津液耗损；反之，苔由厚变薄，由黄转白，由燥变润，为邪热渐退，津液复生，病情向好的趋势转变。

5. 估计病情预后

舌荣有神，舌面薄苔，舌态正常者为邪气未盛，正气未伤之象，预后较好。舌质枯晦，舌苔无根，舌态异常者为正气亏损，胃气衰败，病情多凶险。

第四节　闻　诊

案例导入

赵某，女，49岁。自诉2周前开始咳嗽，亲戚建议服用冰糖炖梨，服食3天后症状加重。现症见：咳嗽痰多易咯，痰质清稀色白，胸闷，畏寒肢冷，舌质淡，苔白滑，脉濡缓。

问题：诊断疾病时，听声音有何诊断意义？

闻诊是利用听觉和嗅觉来诊察了解病情的诊断方法，包括听声音和嗅气味两个方面。听声音是从语言、呼吸、咳嗽、呕吐、呃逆、嗳气、太息、喷嚏、哮鸣等声响中，了解病情变化；嗅气味是根据身体内所散发的各种气味以及分泌物、排泄物和病室的气味，以辨别证候和诊断疾病。

一、听声音

听声音，主要是听言语气息的高低、强弱、清浊、缓急等变化，以及咳嗽、呕吐、呃逆、嗳气等声响的异常，以分辨病情的寒热虚实。

（一）正常声音

正常声音具有发音自然、音调和谐、言语清楚、应答自如、言与意符等特点。由于人的个体脏腑、形质、禀赋有所差异，正常声音也有高低、清浊的不同。如男性多声低而浊，女性多声高而清，儿童则声尖清脆，老人则声厚低沉。正常人的声音柔和洪亮，是元气和宗气充沛的表现。

声音与情志的变化也有关系。如喜悦时发声欢快而和畅，悲哀则发声凄惨而断续，这些因一时感情触动而发的声音，也属正常范围。

（二）病变声音

1. 发声

若语声高亢洪亮，多言而躁动，多属实证、热证。若感受风、寒、湿诸邪，声音常兼重浊。若语声低微无力，少言而沉静，多属虚证、寒证或邪去正伤之证。

常见的发声异常有以下几种。

（1）声嘶与失音　语声低而粗称声嘶，发音不出称失音。声嘶与失音的病因病机基本相同，失音较声嘶更重。新病声嘶或失音，属实证，多因外感风寒或风热，或痰浊壅滞，以致肺气不宣，清肃失职，正所谓“金实不鸣”。久病音哑或失音，多属虚证，常是精气内伤，肺肾阴虚，虚火灼金，以致津枯肺损，声音难出，即所谓“金破不鸣”。呼叫怒喊，耗伤气阴，喉咙失润，也可导致声嘶或失音。妊娠末期出现声音嘶哑，称为“子喑”，因为胞脉系于肾，肾脉又系舌本，胞胎增大，络脉受压，使肾之精气不能上承舌本所致，分娩后可自愈。

（2）鼾声　鼻鼾是指气道不利时发出的异常呼吸声。正常人在熟睡时亦可闻及轻微的鼾声。

打鼾主要由痰湿、血瘀壅塞气道引起，多见于体形肥胖之人痰瘀互结所致。若体瘦而有鼾声，主要以瘀血阻滞为主。

（3）呻吟　呻吟是因身痛不适而发出的声音。呻吟声高音厉多实证；呻吟声低音弱多虚证，或病危欲脱。

（4）惊呼　由于出乎意料的刺激而突然发出喊叫声，称惊呼。多因病在骨节、脏腑，气机闭阻，因有剧痛而发惊呼。小儿阵发惊呼，发声尖锐，表情惊恐，多属惊风。

（5）喷嚏　正常人因异物、异味的刺激，偶作喷嚏，不属病态。若新病喷嚏频作，伴鼻塞流涕、恶寒发热、头身疼痛、脉浮等，为风寒邪气侵袭肺卫。若久病喷嚏频作、鼻塞、清涕如注，无恶寒发热等表证表现，兼神疲乏力、气短、自汗、易感冒等，则为肺气不足所致。若久病阳虚，突然发作喷嚏，为阳气回复之征。

2. 语言

“言为心声”，故语言异常多属心的病变。一般来说，沉默寡言多属虚证、寒证；烦躁多言多属实证、热证。常见的语言异常有以下几种。

语言謇涩：说话不流利，含糊不清，缓慢涩滞，语不达意，称为语言謇涩。多为中风先兆，常伴舌体强硬；若见于中风后遗症，是风痰阻络，舌体筋脉失于濡养所致。若见于热病后期，多因真阴灼伤，舌体失养所致。

谵语：神志不清，语无伦次，声高有力，称为谵语。多属热扰心神之实证，可见于温病邪入心包或阳明腑实证。

郑声：神志不清，语言重复，时断时续，声音低弱，称为郑声。多属心气大伤，精神散乱的虚证。

独语：自言自语，喋喋不休，首尾不续，见人则止，称为独语。若见于急性热病，多为邪陷心包；若见于情志病，是痰浊内盛，上蒙心窍神明所致；若见于老年人或久病者，为气血亏虚，心神失养所致。

错语：语言颠倒错乱，或言后自知说错，不能自主，称为错语，又称“语言颠倒”。多属心气不足，神失所养的虚证。

狂言：神志错乱，出言快，声音高，声嘶力竭，骂詈不休，称为狂言。多属痰火侵扰心神的狂证。

3. 呼吸

呼吸异常与咳嗽是肺病常见的症状。肺主呼吸，肺功能正常则呼吸均匀，无咳嗽、咯痰等症状。当外邪侵袭或其他脏腑病变影响于肺，就会使肺气不利而出现喘、哮、少气等呼吸异常或咳嗽。

（1）喘　喘是呼吸困难，短促急迫的表现，严重者张口抬肩，鼻翼扇动，不能平卧。喘有虚实之分，实喘发作急骤，气粗声高，以呼出为快，仰首目突，形体壮实，脉实有力，多属肺有实热，或痰饮内停。虚喘发病徐缓，喘声低微、吸少呼多，气难接续，得一长息为快，动则喘甚，形体虚弱，脉虚无力，多因肺肾虚损，气失摄纳所致。

（2）哮　哮以呼吸急促似喘，兼喉中痰鸣如哨音为特征，多反复发作，缠绵难愈。多因内有痰饮，复感外邪，引动伏饮而发；久居寒湿地区，或过食酸咸生冷，也可诱发哮证。

哮证和喘证常同时出现，所以往往合称哮喘，但喘以呼吸困难、气息短促急迫为主，哮则以喉间有哮鸣音为特征，喘不兼哮，哮必兼喘。

（3）少气　少气又称“气微”，指呼吸微弱、短而声低，形体动态一般无异常改变。少气主诸虚不足，是身体虚弱的表现。

4. 咳嗽

咳嗽是喉部或气道受到刺激时声带振动发出的一种声响，是肺失肃降，肺气上逆的表现。咳嗽的发生与肺脏关系最密切，但五脏六腑的病变均可影响肺而引起咳嗽。临床可根据咳嗽的声响，结合痰的变化和兼见症状，以鉴别病证的寒热虚实。

咳声重浊，痰色清白，鼻塞不通，多是外感风寒。

咳声不扬，痰稠色黄，不易咳出，兼咽喉疼痛，多属肺热。

咳有痰声，痰多而易于咯出，多为湿痰。

干咳无痰，或痰少黏稠，咽喉干燥，多属燥邪犯肺，或肺阴亏虚。

咳声轻清，低微气怯，兼气促，多属肺虚。

5. 呕吐

呕吐是指胃中饮食物、痰涎、水液上逆，经口冲出的一种表现，为胃失和降，胃气上逆的反应。根据呕吐的声音及所吐之物，可辨寒热虚实。

呕吐声音微弱，吐势徐缓，吐物呈清水痰涎，多属虚证、寒证。

呕吐急迫响亮，吐物呈黏痰黄水，或酸或苦，多属热证、实证。

呕吐呈喷射状者，多为热扰神明或脑髓病变。

呕吐酸腐味的食糜，多因暴饮暴食，或过食肥甘厚味，食滞胃脘所致。

6. 呃逆

呃逆古称“哕”，属胃经之气上逆，致横膈拘挛，咽部发出一种不由自主的冲击声。

若突发呃逆，持续时间短暂，无其他兼症者，属一时气逆。

呃逆见于新病，呃声有力者，多属寒邪或热邪客胃。

呃逆见于久病，呃声低怯者，多因脾胃气衰或脾胃虚寒所致。

7. 嗳气

嗳气古称“噫”，是气从胃中向上，出于咽喉而发出的声音。因胃气上逆而成。饱食之后，偶有嗳气不属病态。嗳气亦当分虚实。

嗳气低弱无力，多因脾胃虚弱所致。

嗳气高亢有力，嗳后腹满得减，多为食滞胃脘、肝气犯胃或寒邪客胃而致。

8. 太息

太息又称叹息，是自觉胸闷不畅，长吁或短叹后胸中略舒的一种表现，因气机不畅所致，以肝郁为多见。

9. 肠鸣

肠鸣又称腹鸣，指腹中辘辘作响，多由胃肠气机不和，随蠕动与水液相互激荡而产生。

鸣声在脘部，如囊裹水，振动有声，起立行走或以手按抚，其声则辘辘下行，为痰饮停聚于胃，阻滞中焦气机，传导失常所致。

鸣声在脘腹，辘辘如饥肠，得温、得食则减，受寒、饥饿时加重，多因久病不愈，或过用寒凉药物，损伤胃阳，致胃肠气机不和之故。

腹中肠鸣如雷，脘腹痞满，大便泄泻者，多为感受风寒湿邪，胃肠气机紊乱所致。

二、嗅病气

病气分病体之气与病室之气，病室之气是由病体本身或排泄物所发出，气从病体散发到病室，可以说明疾病较为严重。

（一）病体之气

1. 口气

正常人说话时口中无异常之气散出。如口有臭气，多属消化不良，或有龋齿，或口腔不洁。口出酸臭之气，多属内有宿食；口出臭秽之气，多属胃热；口出腐臭之气，多为内有溃腐疮疡。

2. 汗气

汗气是指随汗出而散发的气味。外感六淫邪气，如风邪袭表，或卫阳不足，肌表不固，汗出多无特殊气味。气分实热壅盛，或久病阴虚火旺，汗出量多而气味浓烈。汗出腥膻，多因风湿热邪久蕴肌肤所致。阴水证若出汗伴有“尿臊气”则是病情转危的险候。

3. 鼻臭

鼻臭是指鼻腔呼气时有臭秽异味。鼻流黄浊黏稠腥臭之涕，缠绵难愈，反复发作，为鼻渊。如鼻呼出之气带有“烂苹果味”，是消渴之重证。若呼气带有“尿臊气”，多见于阴水证者。

4. 身臭

身体有疮疡，溃烂流脓水可致身臭。腋下臊臭，为狐臭，多因湿热内蕴引起。

5. 排泄物之气味

如痰涎、大小便、经带等有异常之气，多通过问诊得知。一般而言，湿热或热邪致病，其排出物多混浊而有臭秽难闻的气味；寒邪或寒湿邪气致病，其排出物多清稀而无特殊气味。如咳吐浊痰脓血，有腥臭气的为肺痈。大便臭秽为热，有腥气为寒。小便黄赤浊臭，多是湿热。矢气酸臭，多是宿食停滞。妇女经带有臭气，多提示热证。

（二）病室之气

瘟疫病开始多有臭气触人，轻则盈于床帐，重的充满一室。病室有血腥味，多有失血。病室有特殊气味，如尿臊气（氨气味），多见于水肿病晚期；烂苹果样气（酮体气味），多见于消渴。

第五节 切 诊

案例导入

唐某，男，49岁。自诉3年前因天气炎热出现心慌、胸闷，偶伴胸痛，呈阵发性，每次持续30分钟，休息及服用速效救心丸效不佳，近1个月加重。曾服用阿司匹林等药，效不显。现症见：心慌、胸闷时有发作。伴见头晕，恶心，乏力，稍活动便见汗出。纳眠可，小便黄，大便调。既往有冠心病病史3年。舌暗红，苔薄黄，脉沉涩。

问题：诊断疾病时，切脉有何诊断意义？

切诊是指用手指或手掌对就诊者的某些部位进行触、摸、按、压以获取健康与疾病的相关信息，从而诊察疾病的方法。切诊包括脉诊和按诊两个部分。

一、脉诊

脉诊是指医者运用手指对身体某些部位的浅表动脉进行切按，体会脉动应指的形象，以了解身体状况，从而辨别病证的一种诊察方法。

（一）概述

1. 脉诊的原理

（1）心脏搏动是脉象形成的主要动力　心主血脉，心脏把血液有节律地注入脉管而形成脉搏。因此，脉搏与心脏搏动的频率、节律基本一致。

（2）气血运行是脉象形成的基础　脉道的充盈依赖于血液的盈亏。气属阳主动，气为血帅，推动血液运行，心搏的强弱和节律离不开气的调节，脉的壅遏营气也有赖于气的固摄。因此，脉象在一定程度上可反映气血的状况。

（3）脏腑协同是脉象正常的前提　脉象的形成除了与心、脉、气、血有关，还与脏腑的整体功能活动有着密切的关系。肺朝百脉，参与宗气的生成，而宗气具有助心行血的作用。肺主气，循行于全身的血液，均汇聚于肺，通过肺气的升发肃降，布散全身。脾胃为后天之本，气血生化之源，气血的盛衰可体现在脉上。脾主统血，血液的运行有赖于脾气的统摄。肝藏血，主疏泄，既能调节血量，又可使气血运行调畅。肾藏精，精化气，为元气之根，肾气充盛则脉搏重按不绝。

2. 诊脉方法

（1）诊脉部位

三部诊法：是诊察人迎、寸口、趺阳三脉的诊脉方法，另有说法去趺阳脉加太溪脉。诊寸口脉可以候脏腑病变，诊人迎脉、趺阳脉分候胃气，诊太溪脉候肾气盛衰。

遍诊法：是指遍诊上、中、下（头、手、足）三部，天、人、地三候相应的动脉，以诊察疾病的诊脉方法，三三合而为九，故又称为三部九候诊法。运用遍诊法诊察到身体某部位脉象有变化，便可提示相应部位、经络、脏腑发生病变的可能。

寸口诊法：寸口诊法是指单独切按桡骨茎突内侧一段桡动脉的诊脉方法。

寸口脉分为寸、关、尺三部，两手各有寸、关、尺，共六部脉。见图 7–4。以腕后高骨为标记，其内侧为关，关前（腕侧）为寸，关后（肘侧）为尺。寸、关、尺三部又可施行浮、中、沉三候。

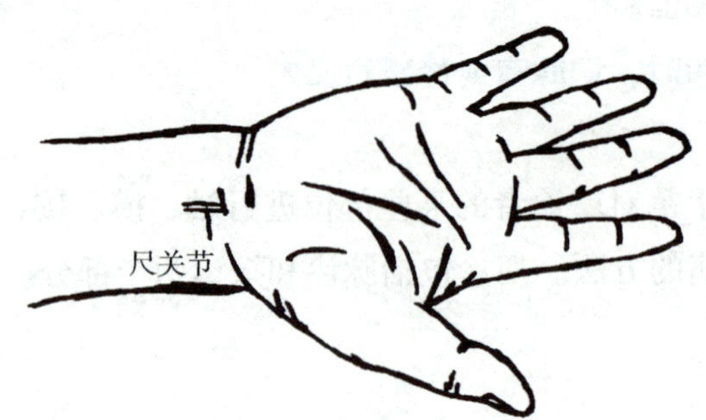

图 7–4　寸关尺示意图

寸口分候脏腑最具代表性的是按照《黄帝内经》中的“上竟上”“下竟下”为原则分候脏腑，即上（寸脉）以候上（躯体上部），下（尺脉）以候下（躯体下部）。见表 7–1。

表 7–1　常用寸口三部分候脏腑

寸口	寸	关	尺
左	心	肝胆	肾
右	肺	脾胃	肾

综上所述，左手寸脉候心，右手寸脉候肺，并统括胸以上及头部的疾病；左手关脉候肝胆，右手关脉候脾胃，并统括膈以下至脐以上部位的疾病；两手尺脉候肾，并包括脐以下至足部的疾病。

（2）诊脉时间　诊脉以清晨未起床、未进食时为最佳，此时机体受外界环境干扰最小。但是对于大多数就诊者，难以实现清晨诊脉的要求，应根据病情需要，及时诊察。诊察时须让就诊者休息片刻，处于身心平静的状态，才能获得准确的脉象。

（3）诊脉体位　诊脉时就诊者采取正坐位或仰卧位，前臂自然向前平伸，与心脏处于同一水平，呈直腕，手心向上，手指放松，并在腕关节下垫一个松软的脉枕，使寸口部充分伸展，以保持局部气血流畅，便于切脉。诊脉时，不宜侧卧，不宜佩戴手表或其他首饰，肩、手臂不宜挎包，以避免脉管受到压迫，使脉象失真。

（4）诊脉指法　指法是指诊脉时的具体操作方法，包括选指、布指、运指等。

选指：诊脉时，选取左手或右手的食指、中指、无名指三个手指的指目，指端平齐，手指呈弓形，使指目紧贴动脉搏动处。指目即指尖与指腹交界处，与指甲前缘两角连线之间的部位。见图 7–5。

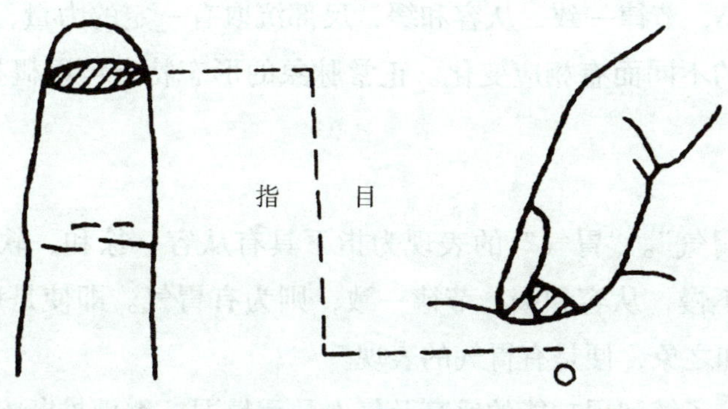

图 7–5　指目部位

布指：切脉时，先以中指找到桡骨茎突，顺势向内滑动到内侧的桡动脉搏动处，称为中指定关，然后用食指按在关前（腕侧）定寸，用无名指按在关后（肘侧）定尺。

运指：手指找准诊脉部位后，应进行“举、按、寻”操作。

“举”，用轻指力按在寸口以体察脉象，又称“浮取”。

“按”，用重指力按到筋骨以体察脉象，又称“沉取”。

“寻”，指力由轻而重，左右推寻；或在寸、关、尺三部寻找脉动最明显的部位；或调节指力，寻找脉动最明显的特征，统称为“寻法”，又称“中取”。见图 7–6。

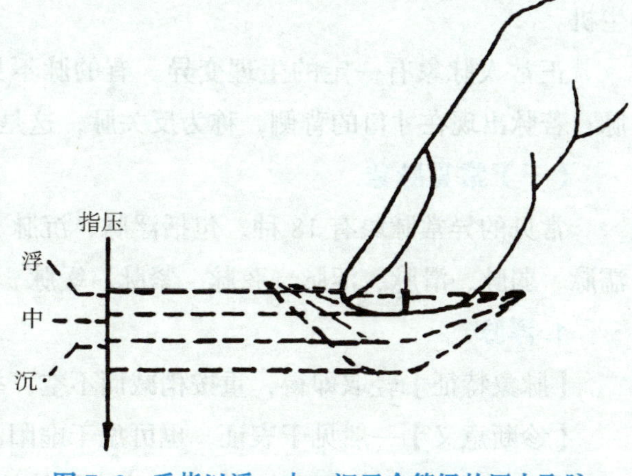

图 7–6　手指以浮、中、沉三个等级的压力取脉

总按和单按：“总按”指三指用同等大小的力量同时诊脉的方法，从总体上诊察双手寸、关、尺部的脉象特征。“单按”指用单个手指诊察一部脉象的

方法，分别了解寸、关、尺各部脉象的脉象特征。

（5）平息　一呼一吸谓之一息。平息是指医生的呼吸要自然均匀，以自己的一次正常呼吸为时间单位，来计算脉搏搏动次数。

（6）五十动　五十动是指每手的诊脉时间不应少于50次脉搏跳动的时间。其意义有二：一是有利于仔细辨别脉搏的节律变化，诊察是否有节律不齐的促、结、代等脉；二是提醒医者在诊脉时态度要严肃认真，仔细体察各种脉象要素，不得草率。现临床上每次诊脉每手应不少于1分钟，两手以3分钟左右为宜。

（二）正常脉象的形态和特点

寸、关、尺三部皆有脉，不浮不沉，不快不慢，一息四五至，相当于60～100次/分（成年人），不大不小，节律一致，从容和缓，尺部沉取有一定的力量，并随生理活动、气候、季节和环境等的不同而有相应变化。正常脉象的形态特点可以概括称为“有胃”“有神”“有根”。

1. 有胃

有胃即脉有“胃气”。“胃气”的表现为指下具有从容、徐和、软滑的感觉。平人脉象不浮不沉，不快不慢，从容和缓，节律一致，则为有胃气。即使是病脉，不论浮、沉、迟、数，只要有徐和之象，便是有胃气的表现。

诊脉之胃气，可了解脾胃功能的盛衰及气血盈亏情况，继而推断疾病的进退吉凶。

2. 有神

有神即脉有“神气”。脉象有神表现为节律整齐，柔和有力。诊脉之神气的有无，可判断脏腑功能和精气之盛衰。

3. 有根

有根即脉有“根基”。脉有根基的表现为尺脉有力、沉取不绝。脉之有根、无根主要说明肾气的盛衰。尺以候肾，沉以候肾，若病中尺脉沉取尚可摸得，则为肾气犹存，尚有生机。

正常人脉象有一定的生理变异。有的脉不见于寸口，而从尺部斜向手背，称为斜飞脉；若脉出现在寸口的背侧，称为反关脉，这是桡动脉解剖位置的变异，不属病脉。

（三）常见脉象

常见的异常脉象有18种，包括浮脉、沉脉、迟脉、数脉、虚脉、实脉、洪脉、细脉、濡脉、弱脉、滑脉、涩脉、弦脉、紧脉、缓脉、结脉、代脉、促脉。

1. 浮脉

【脉象特征】轻取即得，重按稍减而不空，举之有余，按之不足。

【诊断意义】一般见于表证，也可见于虚阳浮越证。

久病体虚，脉见浮而无力，可能为虚阳外越。瘦人脉偏浮；秋季脉偏浮，属常脉。

2. 沉脉

【脉象特征】轻取不应，重按始得，举之不足，按之有余。

【诊断意义】主里证。有力为里实，无力为里虚。

里实证脉沉而有力，里虚脉沉而无力。肥人脉多沉，冬季脉象偏沉，六阴脉，可视为正常脉象。

3. 迟脉

【脉象特征】脉来迟慢，一息不足四至，相当于每分钟脉搏在60次以下。

【诊断意义】多见于寒证，也可见于邪热结聚之里实热证。

迟而有力为冷积实证；迟而无力多属虚寒证。运动员脉来迟缓；睡眠时，脉率较慢，皆为生理性迟脉。

4. 数脉

【脉象特征】脉来急促，一息五六至。相当于每分钟脉搏100次以上。

【诊断意义】多见于热证，也可见于里虚证。

邪热亢盛，脉数而有力；病久阴虚，虚热内生，脉细数无力；气血亏虚重证、精血亏虚、阳虚阴盛造成阳气外越，也可见脉数而无力。

5. 虚脉

【脉象特征】三部脉举之无力，按之空豁，应指松软。虚脉亦是无力脉象的总称。

【诊断意义】主虚证，多见于气血两虚。

阳气不足者脉迟而虚，阴血亏虚者脉数而虚。

6. 实脉

【脉象特征】三部脉举按均充实有力，来去皆盛，应指愊愊。实脉亦为有力脉象的总称。

【诊断意义】见于实证，也可见于常人。

邪气亢盛，脉来充实有力。实脉兼有和缓之象而无病者，六阳脉，可视为正常脉象。

7. 洪脉

【脉象特征】脉体宽大而浮，充实有力，来盛去衰，状如波涛汹涌。

【诊断意义】多见于阳明气分热盛，亦主邪盛正衰。

外感热病的极期阶段，脉洪大有力；久病气虚，或失血、久泄、虚劳等病证见洪脉，多属危候。夏令脉稍洪大，为正常脉象。

8. 细脉

【脉象特征】脉细如线，应指明显。

【诊断意义】多见于虚证或湿证。

阴血亏虚，脉细而无力；湿证多脉体细小而缓。

9. 濡脉

【脉象特征】浮细无力而软。

【诊断意义】多见于虚证或湿证。

气虚脉形多细小无力；湿邪困脾可见濡脉。

10. 弱脉

【脉象特征】沉细无力而软。

【诊断意义】多见于阳气虚衰、气血两虚证。

【机理分析】血虚证脉形细小；阳气虚则脉深沉而软弱无力。

11. 滑脉

【脉象特征】往来流利，应指圆滑，如盘走珠。

【诊断意义】多见于痰湿、食积和实热等病证。

痰湿、食积等实邪壅盛，脉见圆滑流利。

火热邪气致血行加速，则脉滑兼数。

青壮年脉来滑利而和缓，属正常脉象；育龄期女性经停而见脉滑，应考虑妊娠。

12. 涩脉

【脉象特征】形细而行迟，往来艰涩不畅，脉势不匀，脉律三五不均。

【诊断意义】多见于气滞、血瘀、痰食内停和精伤、血少。

气滞、血瘀、痰浊、宿食等邪气阻滞脉道，则脉涩而有力。

精伤、血少，脉道失充，脉失濡润，气血运行不利，则脉象涩而无力。

13. 弦脉

【脉象特征】端直以长，如按琴弦。

【诊断意义】多见于肝胆病、疼痛、痰饮等，也可见于胃气衰败。

弦脉在脏应肝。

情志不遂，肝失疏泄，则见弦脉。

疟邪致少阳枢机不利，亦可见弦脉。

寒热诸邪、疼痛、痰饮等，也可使气机阻滞，出现脉强硬而弦。

虚劳内伤，肝木乘脾土；或肝病及肾，阴虚阳亢，可出现脉弦缓或弦细。

老年人精血衰减，脉道失濡变硬，脉象多弦硬而失柔和。

春季脉多稍弦，为平脉。

14. 紧脉

【脉象特征】脉来绷急弹指，状如牵绳转索。

【诊断意义】多见于实寒证、疼痛、食积等。

寒性收引，脉管收缩而拘急，则脉来绷急而搏指。

寒在表，脉浮紧；寒在里，脉沉紧。

疼痛、食积时，脉失柔和而紧。

15. 缓脉

【脉象特征】一息四至，来去缓怠。相当于每分钟脉搏 60 ~ 70 次。

【诊断意义】多见于湿病，脾胃虚弱者，也可见于常人。

脾胃虚弱，脉象怠缓无力。

湿病脉道阻遏，则脉来缓怠。

脉来和缓有神，为健康之征。

16. 结脉

【脉象特征】脉来缓慢，时有中止，止无定数。

【诊断意义】多见于阴盛气结、寒痰血瘀，也可见于气血虚衰等证。

阴寒偏盛，脉结而迟缓。

气结、寒痰、血瘀等积滞于内，脉来结而有力。

心气、心阳虚衰，脉来结而无力。

17. 代脉

【脉象特征】脉来一止，止有定数，良久方还。

【诊断意义】见于脏气衰微，疼痛、惊恐、跌仆损伤等。

脏气衰微，脉来代而无力。

疼痛、惊恐、跌仆损伤，脉代且应指有力。

18. 促脉

【脉象特征】脉来数而时有一止，止无定数。

【诊断意义】多见于阳盛实热、气血痰食停滞，也可见于脏气衰败。

阳热亢盛，脉气不相接续，故脉有歇止。

气滞、血瘀、痰饮、食积等有形实邪阻遏，则脉促而有力。

脏气衰败，脉促而无力。

正常人可因情绪激动、酗酒、饮用浓茶、过劳等偶见促脉。

（四）脉象的综合判断

1. 相兼脉与主病

疾病是一个复杂的过程，可由多种致病因素相兼致病，因此脉象也会有相兼和变化。相兼脉指的是由两种或两种以上单因素脉相兼而出现的脉象。相兼脉象的诊断，往往就是各种单因素脉象主病的综合。临床常见的相兼脉举例如下。

浮紧脉：多见于外感寒邪之表寒证，亦见于风寒痹证疼痛。

浮缓脉：多见于风邪伤卫，营卫不和的太阳中风证。

浮滑脉：多见于表证夹痰，常见于素体多痰湿而又感受外邪者。

浮数脉：多见于风热袭表的表热证。

沉迟脉：多见于里寒证。

沉弦脉：多见于肝郁气滞，或水饮内停。

沉涩脉：多见于血瘀，尤常见于阳虚而寒凝血瘀者。

沉缓脉：多见于脾虚，水湿停留。

沉细数脉：多见于阴虚内热或血虚。

弦紧脉：多见于寒证、痛证，亦见于寒滞肝脉，或肝郁气滞等所致疼痛等。

弦细脉：多见于肝肾阴虚或血虚肝郁，或肝郁脾虚等证。

弦数脉：多见于肝郁化火或肝胆湿热、肝阳上亢。

弦滑数脉：多见于肝火夹痰、肝胆湿热或肝阳上扰、痰火内蕴等病证。

洪数脉：多见于阳明经证、气分热盛，亦可见于外感热病。

滑数脉：多见于痰热、湿热或食积内热。

2. 诊妇人脉

女性脉象随经、孕、产等特有的生理变化及相关疾病，可出现相应改变。

（1）诊月经脉　妇女经期气血调和，多见滑脉。若寸、关脉调和而尺脉细涩或弱者，多为月经不利。妇人闭经，脉象弦滑，多为痰湿阻于胞宫；尺脉虚细而涩，为精血亏少的虚闭；尺脉弦或涩，为气滞血瘀的实闭。

（2）诊妊娠脉　已婚妇女，突然停经，脉象滑数冲和，兼有饮食偏嗜者，考虑为妊娠之征。

3. 诊小儿脉

（1）一指定三关　小儿寸口部位短，常采用一指总候三部的诊法，又称“一指定三关”。见图 7–7。

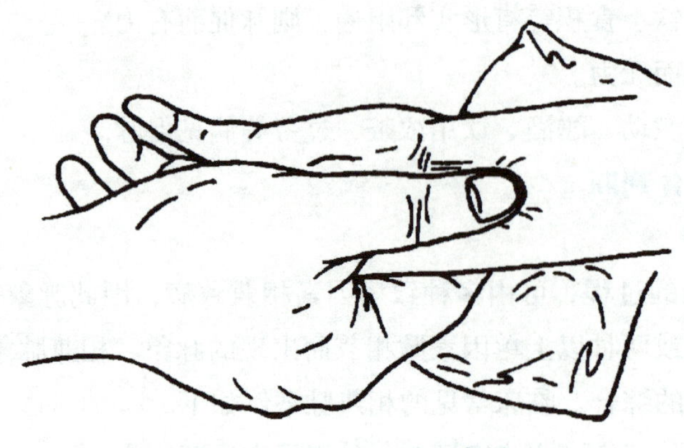

图 7–7　诊小儿脉法示意图

（2）小儿脉象主病 小儿脏腑娇嫩，形气未充，生长发育迅速，故正常小儿的脉象，较成人脉软而数，且年龄越小，脉搏越快。一般三岁以下小儿，一息七八至为平脉；五六岁小儿，六至为平脉，七至以上为数脉，四五至为迟脉。

另外，小儿疾病一般较为单纯，故只以脉的浮、沉、迟、数、有力、无力辨病证的表、里、寒、热、虚、实。

二、按诊

按诊是用手直接触、摸、按、叩体表部位，来获得局部冷热、润燥、软硬、压痛、肿块或其他异常变化信息，以协助诊断疾病的方法。

（一）按诊的方法

1. 手法

按诊的手法大致可分为触法、摸法、按法、叩法四类。

（1）触法 用手指或手掌轻轻接触局部，或轻柔地进行滑动触摸，如额部、四肢、胸腹部等，以检查肌肤的凉热、润燥。

（2）摸法 用手掌稍用力寻抚局部，如胸腹、肿胀的部位等，以检查局部的感觉，有无疼痛及肿物的形态与大小等。

（3）按法 用手掌以稍重的指力按压或推寻体表部位，以检查深部有无疼痛、肿块，肿块的形态、质地、大小、活动程度等。

（4）叩法 即叩击法，分为直接叩击法和间接叩击法。直接叩击法是用手直接叩击或拍打体表部位，根据叩击音及手指下的感觉来判断检查部位的状况。间接叩击法分为拳掌叩击法和指指叩击法。见图 7-8。

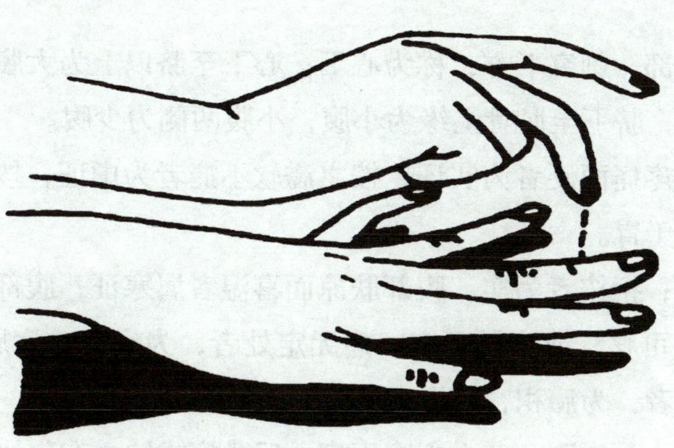

图 7-8 指指叩击法

2. 按诊的顺序

按诊一般先触摸，后按压，由轻而重，由浅入深，从健康部位开始，逐渐移向病变区域，先远后近，先上后下。

（二）按诊的内容

按诊主要包括按胸胁、按脘腹、按肌肤、按手足、按腧穴等。

1. 按胸胁

按胸胁分按虚里、按胸部和按胁部三部分。

（1）按虚里　虚里位于左乳下第四五肋间，乳头下稍内侧，为心尖搏动处。就诊者多采取坐位或仰卧位，检查者位于就诊者右侧，用右手全掌或指腹平抚于虚里部以诊察。

正常人虚里按之搏而应手，节律一致。病理情况下，虚里搏动移位，则表示心脏、胸部、腹部可能有病变。虚里按之动而微弱者，多为宗气内虚；动而应衣者，多为宗气外泄。

（2）按胸部　按胸部可以了解心、肺、胸膜及乳房的情况。就诊者多采取坐位，也可仰卧位诊察前胸，侧卧位诊察侧胸及背部，注意两侧对比。多采用触法、摸法和叩击法。

正常人胸部叩诊呈清音。前胸高突，叩之鼓音，其音清者，多为肺胀，亦见于气胸；叩之为浊音或实音，伴胸痛，多为饮停胸膈，也可为肺痨、肺痈、肿瘤等。胸部压痛，多见于肋骨骨折。

正常乳房按诊时呈模糊的颗粒感和柔韧感，质地均匀，无触痛压痛。当触诊乳房发现肿块时，应注意肿块的部位、数目、外形、大小、硬度、有无压痛和活动度，以及腋窝、锁骨下淋巴结的情况。

（3）按胁部　按胁肋可以了解肝、胆、脾脏的病变。就诊者常采取仰卧位或侧卧位。医生除了在两胁部位进行按、叩之外，还应从上腹部中线向两侧肋弓方向轻循，并按至肋弓下，以诊察胁内脏器情况。

正常人肝脏在胁下一般不能扪及。胁下肿块，刺痛拒按，多为血瘀。

2. 按脘腹

膈以下统称为腹部。剑突下方，称为心下；心下至脐以上为大腹，其上半部位称为胃脘。脐周部位为脐腹，脐下至耻骨上缘为小腹；小腹两侧为少腹。

脘部痞满，按之疼痛而硬者为实证，按之濡软不痛者为虚证，按之有形而胀痛，推之辘辘有声者，为饮停于胃。

腹痛喜按者为虚；拒按者为实。腹部肤凉而喜温者属寒证；腹部肤灼热而喜凉者属热证。腹部肿块，推之可移，或聚散不定，痛无定处者，为瘕聚，病属气分；若按之有形，推之不移，痛有定处者，为癥积，病属血分。

腹部胀大如鼓者，为臌胀。若右少腹压痛，反跳痛或按之有包块者，多为肠痈。

3. 按肌肤

按肌肤可通过诊察肌肤的滑涩、润燥、寒热、疼痛、肿胀、疮疡等情况，分析判断病证的寒热、虚实。

润燥滑涩。久病肌肤枯涩，多为津液亏虚或气血两伤；肌肤甲错者，多为血瘀。

寒热。皮肤初按觉热，久按反不热者，是热在表；若久按热愈甚者，为热在里。若初扪之不觉很热，但扪之稍久即灼手，为身热不扬，多为湿热内蕴；若身灼热而手足厥冷者，是真热假寒证，因里热壅盛，阳气不得外达四末所致。

肿胀。按压肿胀局部，按之凹陷，抬手不能即起者，为水肿；按之凹陷，抬手即起者，为气肿。

疮疡。患处局部按之坚硬而热微为无脓；按之边硬顶软而热甚为有脓，按之陷下不起者，为脓未成，按之有波动感者，为脓已成。根盘收束隆起者，属实证；根盘平塌漫肿者，属虚证。

按尺肤。是触按肘部内侧至掌后横纹处之间的肌肤，以诊察疾病的方法。医生用指腹或手掌平贴于尺肤处，上下滑动，注意左、右侧对比。

健康人尺肤温润光滑而富有弹性。若尺肤热，兼脉象洪滑数者，为温热之证；尺肤凉，兼脉象细小者，多为泄泻、少气；尺肤粗糙似枯鱼之鳞者，多为精血不足，或瘀血内阻，也可见于脾阳虚衰，水饮不化之痰饮病；按尺肤窅而不起者，多为风水肤胀。

4. 按腧穴

腧穴是脏腑经络之气转输之处，是内脏疾病反映于体表的反应点。按腧穴是指通过按压某些穴位，根据穴位的变化和反应来判断内脏疾病的方法。

小结

诊法是获取病情资料的重要途径，包括望、闻、问、切四种诊察手段，简称“四诊”。问诊内容包括一般情况、主诉、现病史、既往史、个人生活史和家族史，重点是问现在症。问寒热注意区分畏寒、恶寒、恶风、寒战之别，体温升高或体温正常而自觉全身或局部发热的感觉，以及寒热往来等情况，问汗着重询问有无汗出，汗出的时间、多少、部位及兼症等，两者可诊察病邪性质和机体阴阳盛衰。问疼痛注意询问疼痛的部位、性质、程度、时间及疼痛的喜恶等，有“不荣则痛”，有“不通则痛”。问睡眠注意询问入睡的难易、睡眠时间的长短、有无多梦等情况，可诊察卫气循行和人体阴阳盛衰情况。问饮食口味着重询问口渴与否、饮水多少、喜冷喜热、食欲情况、食量大小、食物喜恶、口中有无异常味觉和气味等，了解脾胃及相关脏腑的功能强弱以及体内津液的盈亏和输布情况。问二便是询问大小便的性状、颜色、气味、时间、便量多少、排便次数、排便感觉等有关情况，是判断相关脏腑病变与疾病寒热虚实的重要依据，可以了解机体消化功能的强弱、水液代谢的情况。女子应问经带，除诊察妇科病证外，还对诊察全身气血及肝肾情况有重要意义。问情志了解就诊者的情绪状态，对于判断以情绪异常为主要表现的疾病尤为重要。问头身耳目胸胁脘腹多反映局部病变以及相连属脏腑的情况。

望诊包括全身望诊、局部望诊、望舌、望排出物和望小儿食指络脉等。诊察时应注意光线、温度的影响，充分暴露受检部位，对比正常表现。望神可以了解脏腑精气的盛衰，可以判断病情的轻重和预后；正常面色明润和含蓄，病色晦暗和暴露。面色青主寒证、疼痛、气滞、血瘀和惊风；赤色主热证，也主戴阳证；黄色主脾虚，也主湿证；白色主气血不足、寒证；黑色主肾虚、寒证、水饮和血瘀。外在形体的强弱与内脏功能的盛衰是一致的，内盛则外强，内虚则外弱。凡肢体躁动不安者，多属阳证、热证和实证；静而少动者，多属阴证、寒证和虚证。局部望诊时，要联系其与脏腑经络的内在关系进行分析。望排出物可了解脏腑的功能状态及病性的寒热虚实。小儿食指络脉，是观察 3 岁以内小儿食指掌侧前缘浅表络脉的形色变化，以诊察疾病的方法。

舌诊包括观察舌质和舌苔两个方面，舌色淡白主气血两虚、阳虚，红绛舌主热证，青紫舌有气血不畅。老舌主实证，嫩舌主虚证；胖大舌主水湿、痰饮，肿胀舌主热盛、酒毒，瘦薄舌主阴血亏虚；裂纹舌主阴血亏虚；点刺舌多因脏腑热极或血分热盛，充斥舌络所致；齿痕舌主脾虚、水湿内停。苔的厚薄反映邪气的盛衰和浅深，润燥反映体内津液的盈亏和输布情况，腐腻苔皆主痰饮、湿浊、食积，反映阳气与阴邪的消长，剥落苔主胃气亏虚，胃阴损伤。苔色白一般为正常，主寒证、表证，黄苔主热证、里证，灰黑苔主里寒、里热之重证。

听声音，主要是听言语气息的高低、强弱、清浊、缓急等变化，以及咳嗽、呕吐、呃逆、嗳气等声响的异常，以分辨病情的寒热虚实。病气分病体之气与病室之气，可辅助特殊病证的诊断。

切诊包括脉诊和按诊两个部分。寸口诊法是临床常用方法，分为寸、关、尺三部，浮、中、沉三候，分候不同脏腑，脉诊应注意正确操作方法。正常脉象“有胃”“有神”“有根”，浮脉主表，沉脉主里，迟脉主寒，数脉主热，虚脉主虚证，实脉主实证，洪脉主阳盛热实，濡脉多见于虚证或湿证，弱脉见于阳气虚衰、气血两虚证，滑脉多见于痰湿、食积和实热等病证，涩脉多见于气滞、血瘀、痰食内停和精伤、血少，弦脉主肝胆病、疼痛、痰饮等，紧脉实寒证、疼痛、食积等。缓脉多见于湿病，脾胃虚弱者，促结代均为节律失常脉象，促脉主热极，结脉主寒结，代脉多见于脏气衰微，疼痛、惊恐、跌仆损伤等。按诊手法可分为触法、摸法、按法、叩法四类，可诊察局部异常形态和气血运行情况。

复习思考题

一、单项选择题

1. 问诊时下列哪项是错误的（　　）

A. 突出重点、详尽全面　B. 做到问辨结合　C. 态度应和蔼可亲
D. 保护就诊者隐私　E. 危重症者，需面面俱到详细询问

2. 下列哪项不属于问现在症的内容（　　）
A. 姓名　B. 情志　C. 寒热
D. 饮食　E. 睡眠

3. 就诊者自觉身寒怕冷，得温则缓，属于（　　）
A. 畏寒　B. 恶寒　C. 恶风
D. 寒战　E. 以上都不是

4. 发热重而恶寒轻，多见于（　　）
A. 风寒表证　B. 风热表证　C. 里寒证
D. 里热证　E. 以上都不是

5. 提示正邪相争，病变发展的转折点的是（　　）
A. 冷汗　B. 盗汗　C. 自汗
D. 头汗　E. 战汗

6. 颠顶头痛，属于（　　）
A. 厥阴经　B. 少阳经　C. 太阳经
D. 阳明经　E. 督脉

7. 胃脘疼痛，进食增剧者，多属于（　　）
A. 虚证　B. 实证　C. 虚实夹杂证
D. 气虚证　E. 血虚证

8. 里急后重，多因下列哪项所致（　　）
A. 湿热内蕴　B. 脾肾阳虚　C. 脾虚气陷
D. 肝郁乘脾　E. 湿阻肠道

9. 尿后余沥不尽，多因下列哪项所致（　　）
A. 肾气不足　B. 肾阴亏虚　C. 肝气不舒
D. 膀胱湿热　E. 瘀血内阻

10. 下列哪项不是痛经的主要原因（　　）
A. 气滞血瘀　B. 湿热内蕴　C. 寒凝血瘀
D. 气血两虚　E. 痰湿内阻

11. 妇女带下色白，清稀如涕，无臭味，多见于（　　）
A. 脾虚湿注　B. 肝经郁热　C. 湿热下注
D. 气血两虚　E. 以上都不是

12. 下列哪项为“假神”的表现（　　）

A. 语无伦次　　B. 面部潮红　　C. 反应迟钝
D. 突然能食　　E. 表情淡漠

13. 形成面色青的原因主要是（　　）
A. 寒凝　　B. 湿阻　　C. 气虚
D. 痰滞　　E. 水停

14. 脾胃虚弱者，面色多表现为（　　）
A. 苍白　　B. 㿠白　　C. 萎黄
D. 青紫　　E. 黧黑

15. 红舌和绛舌皆主（　　）
A. 热证　　B. 寒证　　C. 气虚证
D. 血虚证　　E. 痰饮

16. 齿痕舌常与下列哪种舌象并见（　　）
A. 胖大舌　　B. 瘦薄舌　　C. 裂纹舌
D. 芒刺舌　　E. 歪斜舌

17. 脾肾阳虚者的舌象多见（　　）
A. 舌淡白瘦薄　　B. 舌淡胖有齿痕　　C. 舌色红绛
D. 舌体强硬　　E. 舌体萎软

18. 观察舌苔以辨别病邪深浅的主要依据是（　　）
A. 舌苔的有无　　B. 舌苔的黄白　　C. 舌苔的有根无根
D. 舌苔的薄厚　　E. 舌苔的润燥

19. 下列各项中与厚苔无关的是（　　）
A. 痰浊停滞　　B. 胃肠食滞　　C. 病位在里
D. 外感风寒　　E. 肠热腑实

20. 黄腻苔多见于（　　）
A. 寒湿内结　　B. 湿热蕴结　　C. 燥热伤津
D. 痰饮阻滞　　E. 阴虚火旺

21. 剥落苔一般不提示（　　）
A. 胃气不足　　B. 胃阴损伤　　C. 食滞胃肠
D. 气血两虚　　E. 胃气阴两虚

22. 切脉时，应该用（　　）
A. 指尖　　B. 指目　　C. 指腹
D. 手掌　　E. 整个手指

23. 弱脉与濡脉脉象的共同特点是（　　）

A. 沉而无力　　B. 浮而无力　　C. 细而无力

D. 脉来无力　　E. 脉细如线

24. 轻取即得，重按稍减而不空的脉象是（　　）

A. 浮脉　　B. 虚脉　　C. 细脉

D. 缓脉　　E. 濡脉

25. 脉沉细而软，应指无力的是（　　）

A. 弱脉　　B. 浮脉　　C. 沉脉

D. 牢脉　　E. 实脉

26. 三部脉举之无力，按之空豁，应指松软的是（　　）

A. 浮脉　　B. 虚脉　　C. 细脉

D. 缓脉　　E. 濡脉

27. 弦细脉的主病是（　　）

A. 肝郁气滞　　B. 寒滞肝脉　　C. 阴虚内热

D. 血虚肝郁　　E. 肝火夹痰

28. 下列哪项与腧穴按诊无关（　　）

A. 条索感　　B. 出现结节　　C. 敏感反应点

D. 有压痛　　E. 有波动感

29. 身热，初按皮肤热盛，久按之反不觉热者，多属（　　）

A. 热在卫分　　B. 热在气分　　C. 热在营分

D. 热在血分　　E. 湿热内蕴

二、填空题

1. 寒热的常见类型有 ______、______、______、______。

2. 自汗多见于 ______ 和 ______。

3. 胸胁疼痛而走窜不定，称 ______；关节疼痛而游走不定，称 ______。

4. 大便时干时稀，多属 ______，______。若大便先干后稀，多属 ______。

5. 心悸，伴面白唇淡，头晕气短，多属 ______、______。

6. 中医将神的表现分为 ____、____、____、____、____ 五种。

7. 就诊者体胖食少，肉松皮缓，神疲乏力者，多属 ________。

8. 脏腑在舌面的分部中，心肺在舌 ______ 部，脾胃在舌 ______ 部，肾在舌 ______ 部。

9. 淡白舌的主病是 __________。

10. 小儿舌象多 ________；老年人舌象多 ________。

11. 白苔主____，____；黄苔主____，____。

12. 观察舌苔之腐腻，可知________与________的消长。

13. 正常脉象的形态特点可概括为____、____、____。

14. 按照《黄帝内经》中的“上竟上”“下竟下”的原则，左手寸脉候____，右手寸脉候____。

15. 三部脉举按均充实有力，来去皆盛，应指愊愊的脉象是____。

16. 滑脉主____、____、____。

17. 按诊的手法大致可分为____、____、____、____。

18. 按照脘腹分区，剑突下方，称为_____。

三、名词解释

1. 日晡潮热
2. 盗汗
3. 里急后重
4. 失神
5. 善色
6. 芒刺舌
7. 镜面舌

四、问答题

1. 试述问诊应注意哪些问题。
2. 试述寒热往来的类型及特点。
3. 试述癃闭的概念及其常见病因病机。
4. 试述闭经的概念及其常见病因病机。
5. 简述得神的临床表现及意义。
6. 简述五色主病及临床意义。
7. 简述各种舌色的特征和临床意义。
8. 简述苔质的变化有哪些？各有何临床意义？
9. 简述观察舌下络脉的临床意义。
10. 临床诊病时，舌质和舌苔如何进行综合分析判断？
11. 不同年龄、性别的个体声音有何不同？
12. 试述听呼吸的生理病理意义。
13. 试述正常脉象的形态和特点。
14. 试述诊脉的正确体位，诊脉手法举、按、寻。

15. 试比较结、代脉的脉象特征及临床意义。

16. 试述弦、涩脉的脉象特征及临床意义。

17. 试述按诊的一般顺序。

18. 试述按尺肤的诊断意义。

第八章 辨证

【学习目标】

掌握八纲基本证、气血津液辨证各证、脏腑辨证各证的概念、临床表现、辨证要点及各证之间的鉴别要点。

熟悉各辨证方法的概念、适用范围和意义。

熟悉各证的证候分析、相关证的鉴别及证候之间的关系。

辨证论治是中医疗法的法则，是中医理论和实践的精华，是中医基础知识学习的核心内容。辨证即是认证识证的过程。论治又称施治，是根据辨证的结果，确定相应的治疗方法。辨证和论治是诊治疾病过程中相互联系、不可分离的两部分。辨证是决定治疗的前提和依据，论治是治疗的手段和方法。通过论治的效果可以检验辨证的正确与否。辨证论治是认识疾病和解决疾病的过程，是理论与实践相结合的体现，是理法方药在临床上的具体运用，是指导中医临床工作的基本原则。

具体来讲，辨证就是将四诊（望、闻、问、切）所收集的资料、症状和体征（如脉象、舌象），通过分析、综合、辨清疾病的原因、性质、部位，以及邪正之间的关系，加以概括、判断为某种性质的证。

中医学认为，同一疾病在不同的发展阶段，可以出现不同的证型；而不同的疾病在其发展过程中又可能出现同样的证型。因此，在治疗疾病时就可以分别采取“同病异治”或“异病同治”的原则。

古代中医学家根据不同疾病病因病机和发展变化的不同特点，创立了多种辨证方法，如六经辨证适用于外感相关病证，卫气营血辨证、三焦辨证适用于温热疾病的辨治，脏腑辨证适用于内伤杂病的诊治，八纲辨证、气血津液病辨证是常用辨证方法概括出的纲领辨证方法。实际诊治过程中，一般先进行八纲和气血津液辨证，再进行相应的具体辨证，它们与其他辨证方法之间是由纲到目、由精到细过程。

第一节　八纲辨证

案例导入

王某，女，32岁，公务员。两天前不慎受凉后，体温升高至38℃，恶寒，鼻塞流清涕，轻微咳嗽。曾自服辣椒，今晨咳嗽加剧，咳出黄稠痰，量较多，体温39℃，不恶寒，大汗出，口渴喜冷饮，满面通红，烦躁不安，大便秘结，小便短赤，舌红苔黄腻，脉滑数有力。

问题：用八纲辨证分析，此为何证？

八纲是表、里、寒、热、虚、实、阴、阳八个纲领的总称。表、里是区分病位浅深的基本纲领；寒、热、虚、实是辨别疾病性质的基本纲领；阴、阳是判断病证类别的总纲，可涵盖表、里、寒、热、虚、实六纲。

八纲辨证，是将四诊所收集的病情资料，运用八纲理论进行辨析，从而区分病位之浅深、辨别病性之寒热、确定邪正之盛衰、判断病证之类别的一种方法。八纲辨证是概括疾病大体情况的辨证方法，是其他辨证方法的基础，在辨证过程中可起到执简驭繁、提纲挈领的作用，八纲辨证与其他辨证方法的关系如图8–1所示。

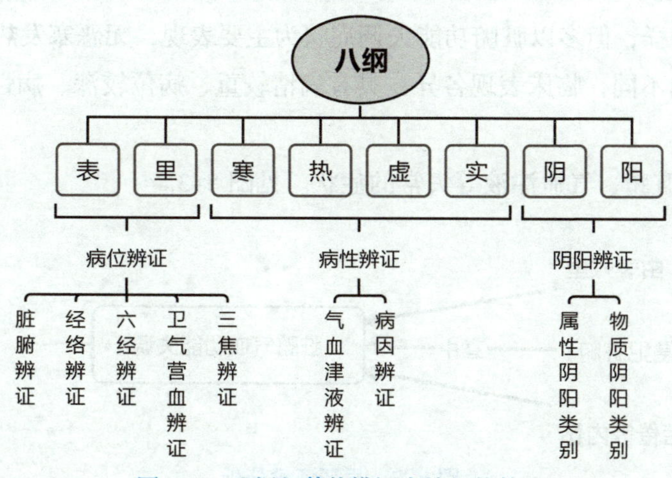

图8–1　八纲与其他辨证方法间的关系

一、辨表里

表里是辨别病位外内浅深、病情轻重及病势趋向的一对纲领。

（一）表证

【概念】外感邪气，经肌表、口鼻侵入机体，以恶寒发热为主要表现的一类比较轻浅的证候。

【证候表现】恶寒或恶风，发热，头身疼痛，喷嚏，鼻塞流涕，咽喉痛痒，或见轻微咳嗽、气喘，舌淡红，苔薄，脉浮。

因外感邪气种类不同，表证的证候表现也有所差别，但一般脏腑症状不明显，具有发病急、病位浅、病性实、病程短的特点。

【辨证要点】新起恶寒发热、脉浮等症状共见。见图 8–2。

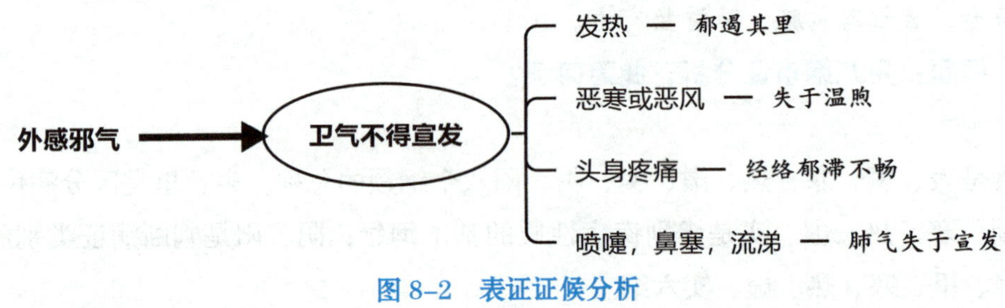

图 8–2 表证证候分析

（二）里证

【概念】病位较深，脏腑、气血、骨髓等受病而表现为脏腑受损或功能失调的一类证候。

【证候表现】里证涉及范围甚为广泛，气血津液病证、脏腑病辨证等均属于里证范畴，其证候表现多种多样，但多以脏腑功能失调症状为主要表现，无恶寒发热并见。

里证涉及脏腑不同，临床表现各异，具有病情较重、病位较深、病性可虚可实、病程较长的特点。

【辨证要点】脏腑、气血津液等失常的症状。见图 8–3。

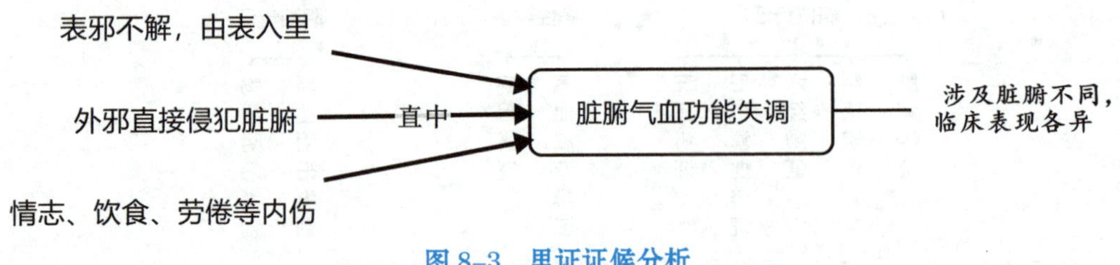

图 8–3 里证证候分析

（三）半表半里证

【概念】病变既非完全在表，又未完全入里，正邪交争于表里之间，以寒热往来为主要表现的证候。

【证候表现】寒热往来，胸胁苦满，心烦恶心，食欲不佳，口苦，咽干，目眩，脉弦。见图 8-4。

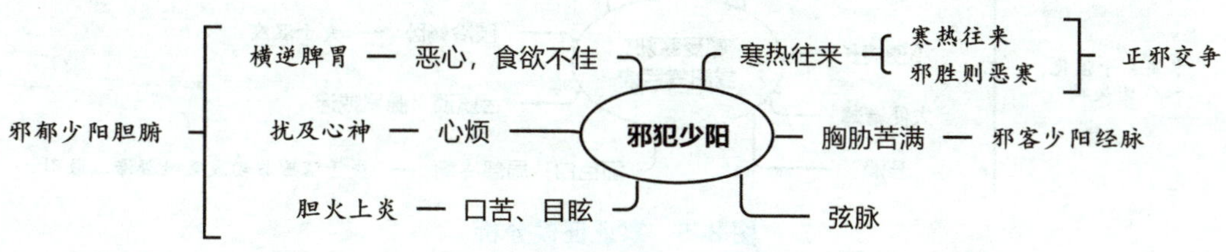

图 8-4　半表半里证证候分析

【辨证要点】寒热往来与胸胁苦满，口苦，咽干，目眩，脉弦等症状共见。

（四）表证与里证的鉴别

表证与里证的鉴别见表 8-1。

表 8-1　表证与里证鉴别表

证候类型	寒热特征	脏腑症状	舌象	脉象
表　证	恶寒发热	无明显脏腑功能失调症状	无明显变化	脉浮
里　证	但寒不热、但热不寒、或无寒热症状	有明显脏腑功能失调症状	有明显变化	脉沉或其他
半表半里证	寒热往来	胸胁苦满、心烦、恶心、食欲不佳	无明显变化	脉弦

二、辨寒热

寒热是辨别病证性质的一对纲领。一般地说，阴盛或阳虚属寒证；阳盛或阴虚属热证。

（一）寒证

【概念】感受寒邪，或阳气亏虚而表现出具有“冷”“凉”等症状特点的一类证候。感受寒邪者，阴盛则寒，属实寒证；寒邪在表者，为表实寒证；寒邪在里者，为里实寒证；阳气亏虚者，阳虚则寒，属里虚寒证。

【证候表现】不同寒证类型表现各异，一般可见恶寒或畏寒，肢冷蜷卧，局部出现冷痛，口淡不渴，痰、涎、涕清稀，小便清长，大便溏薄，面色白，舌质淡，苔白而润或滑，脉紧或迟等。

【辨证要点】怕冷喜暖与排出物清稀等症状共见。见图 8-5。

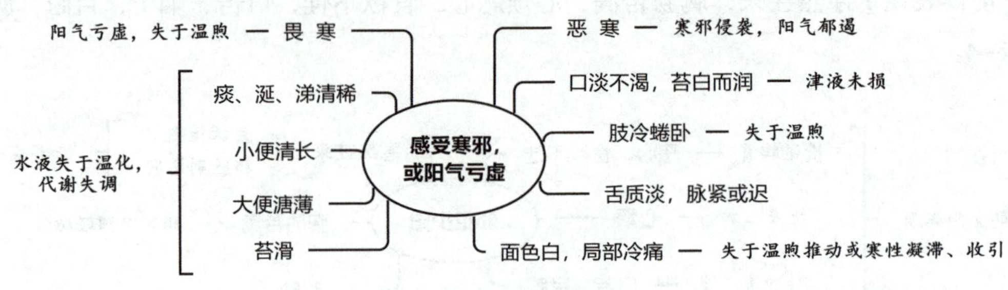

图 8-5　寒证证候分析

（二）热证

【概念】感受热邪，或内伤化热，或阴虚阳亢而表现出具有“温、热”等症状特点的一类证候。感受热邪者，阳盛则热，属实热证；热邪在表者，为表实热证；热邪在里者，为里实热证；阴虚阳亢者，阴虚则热，属里虚热证。

【证候表现】不同热证类型表现各异，一般可见：发热，恶热喜凉，口渴欲饮，面红目赤，烦躁不宁，痰涕黄稠，小便短赤，大便干结，舌红少津，苔黄而燥，脉数等。

【辨证要点】发热、恶热与排出物黄稠等症状共见。见图 8-6。

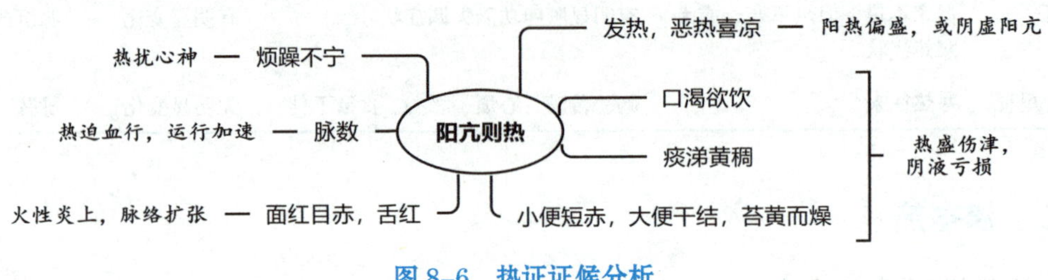

图 8-6　热证证候分析

（三）寒证与热证的鉴别

寒证与热证的鉴别见表 8-2。

表 8-2　寒证与热证的鉴别表

证候类型	寒热特征	口渴	面色	二便	舌象	脉象
寒证	怕冷喜暖 四肢厥冷	不渴	白	小便清长 大便稀溏	舌淡 苔白润	脉迟或紧
热证	恶热喜凉 手足温热	渴	红	小便短赤 大便干结	舌红 苔黄燥	脉数

三、辨虚实

虚实是辨别邪正盛衰的一对纲领。虚指正气不足，实指邪气亢盛。

（一）虚证

【概念】人体正气亏损，脏腑功能减退所表现的以“不足、松弛、衰退”为主要特征的一类证候。

【证候表现】由于正气亏损涉及气血、阴阳、精津的不同，所影响的脏腑有差异，虚证的表现各有不同，有气虚、血虚、阴虚、阳虚、精虚、津亏等，具体内容详见后续章节。

【辨证要点】以不足、松弛、衰退为特征。

（二）实证

【概念】机体感受外邪，或体内阴阳气血失调，病理产物积聚所表现的以“有余、亢盛、停聚”为主要特征的一类证候。

【证候表现】由于感邪性质、病理产物及其影响脏腑部位的不同，实证的表现各异，具体内容详见后续章节。

【证候分析】形成实证的原因主要有两个方面：一是感受外邪，如六淫之邪、疫疠之邪等；二是脏腑功能失调，病理产物形成，如痰湿水饮、瘀血、宿食等，停积于体内继发为病。

【辨证要点】以有余、亢盛、停聚为特征。见图 8-7。

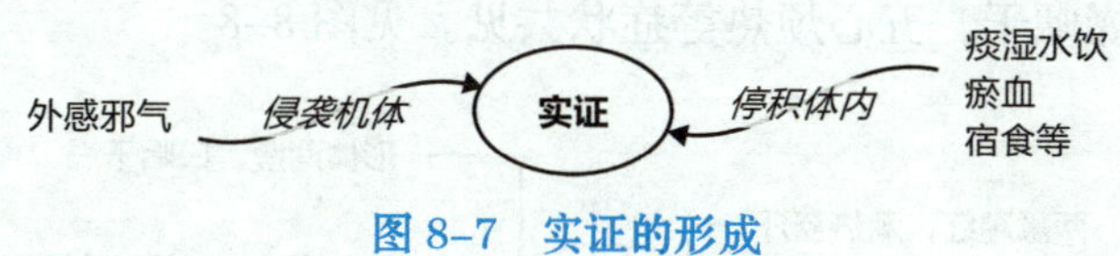

图 8-7 实证的形成

（三）虚证与实证的鉴别

虚证与实证的鉴别见表 8-3。

表 8-3 虚证与实证的鉴别表

证候类型	病程	体质	精神	声息	胀满疼痛	寒热特征	舌象	脉象
虚证	长	弱	萎靡	声低 息微	喜按	畏寒 微热	嫩舌 苔少	虚脉类
实证	短	强	亢奋	声高 息粗	拒按	恶寒 壮热	老舌 苔厚	实脉类

四、辨阴阳

阴阳是判断病证类别的一对纲领。在临床具体运用时，常需辨阴阳虚损证候。

（一）阴证与阳证

阴阳是对事物相互对立双方属性的高度概括，凡是外向的、温热的、兴奋的归属于阳，内守的、寒冷的、抑制的归属于阴。为了对疾病归纳总结，可用阴证与阳证来概括其他六类证，即表证、热证、实证归属于阳证，里证、寒证、虚证归属于阴证。因此，阴阳为辨识疾病之总纲，可统领其他六纲。

阴证与阳证的划分是相对的，而不是绝对的。例如，与热证相对而言，寒证属于阴证，但寒证又有表里、虚实之别，相对于里寒证而言，表寒证则归于阳证范畴。

（二）阴虚证与阳虚证

除了用阴阳判断病证类别之外，还要注意辨别人体阴液与阳气是否亏损。阴液亏损，失于滋润、濡养所表现的证候为阴虚证；阳气不足，失于温煦、推动、固摄所表现的证候为阳虚证。

1. 阴虚证

【概念】体内阴液亏少，阳气偏亢，以口咽干燥、五心烦热为主要表现的虚热证。

【临床表现】形体消瘦，潮热盗汗，两颧潮红，五心烦热，口燥咽干，小便黄少，大便干结，舌红少津，少苔或无苔，脉细数。

【证候分析】阴虚失于濡养，则形体消瘦，口咽干燥，舌少津，少苔或无苔；阴津亏少，化源不足则小便短赤，大肠失润则大便干结，脉道失充则脉细；阴虚内热，则潮热盗汗，五心烦热，两颧潮红，舌红脉数。

【辨证要点】口燥咽干，五心烦热等症状共见。见图 8-8。

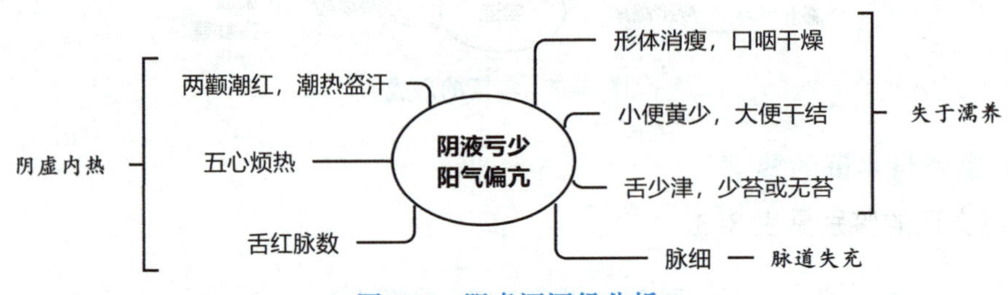

图 8-8　阴虚证证候分析

2. 阳虚证

【概念】体内阳气亏虚，以畏寒肢冷为主要表现的虚寒证。

【临床表现】畏寒肢冷，口淡不渴，自汗，小便清长，大便稀薄，面色㿠白，舌淡胖，苔白滑，脉沉迟无力，可兼有神疲乏力，气短懒言等表现。

【证候分析】阳虚温煦失职，则畏寒肢冷；不能固摄，则见自汗；不能温化津液，则见口淡不渴，小便清长，大便稀溏；不能输布津液，则见渴喜热饮，尿少；水气泛溢，故面色㿠白，浮肿，舌淡胖嫩，苔白滑；推动无力，则脉沉迟无力；阳气亏虚，则见神疲乏力，气短懒言等症。

【辨证要点】畏寒肢冷，面白与气虚症状共见。见图 8-9。

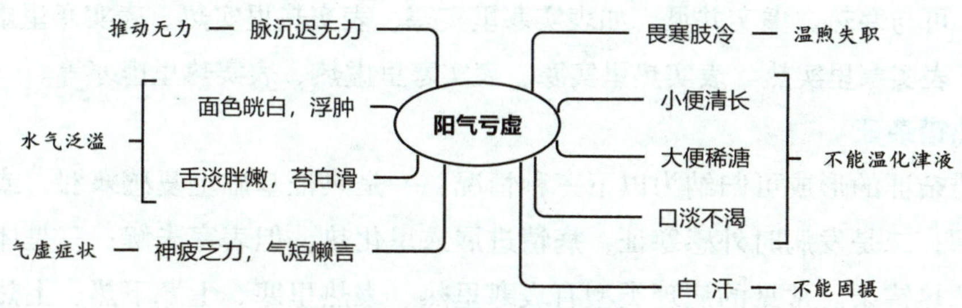

图 8-9　阳虚证证候分析

辨阴阳时，也要注意辨别人体阴液与阳气是否衰竭。阴液衰竭所表现的证候为亡阴证；阳气衰竭所表现的证候为亡阳证，亡阴与亡阳可相互累及而导致同损俱亡。亡阴与亡阳均为疾病的危重阶段。

五、八纲证候之间的关系

辨阴阳、辨表里、辨寒热、辨虚实，从不同侧面各自概括了某一方面的病理本质，然而各个证候之间是互相联系的。因此，临床辨证时，既要注意八纲基本证的辨识，又应注意八纲基本证间的相互联系。

八纲基本证间的相互联系，可归纳为证的相兼、证的错杂、和证的转化三方面。

（一）相兼证

不相对立的两纲或两纲以上的证同时存在于疾病某一阶段称为相兼证。将表里虚实寒热进行组合，可得表实寒证、表实热证、里实寒证、里实热证、里虚寒证、里虚热证六类证。因表证为感受外邪所致，邪正相争，故表证俱为实证，真正意义的表虚证并不存在。

相兼证的临床表现多是相关证临床表现的叠加。如表实寒证主要表现为恶寒重发热轻、无汗、鼻塞清涕、头身疼痛、脉浮紧等。表实热证主要表现为发热重恶寒轻、汗出、口微渴、鼻塞浊涕，头身疼痛、脉浮数等。里实寒证主要表现为恶寒肢冷，局部冷痛拒按，口淡不渴，痰、涎、涕清稀，脉紧或迟而有力等。里实热证主要表现为壮热，口渴欲饮，面红目赤，烦躁不宁，痰涕黄稠，舌红苔黄，脉数而有力等。里虚寒证为阳虚证；里虚热证为阴虚证。

（二）错杂证

相对立两纲的证同时存在于疾病某一阶段称为错杂证。如表与里同病、寒与热错杂、虚与实夹杂等。

1. 表里同病证

表里同病的形成可归纳为以下三种情况：一是发病时即出现表证与里证；二是发病时为表证，随着病情进展，表证未解，又及于里；三是先有内伤病，久病未愈而复感外邪。

表里同病，可与寒热、虚实并见，如表实寒里实寒、表实热里实热、表实寒里虚寒、表实热里虚热、表实寒里实热、表实热里实寒、表实寒里虚热、表实热里虚寒等。

2. 寒热错杂证

寒热错杂证的形成可归纳为以下三种情况：一是热证基础上复感寒邪，或寒证基础上复感热邪；二是发病时外感寒证，病情进展入里化热，但表寒未解；三是体内阴阳失调，导致寒热错杂。常见的病理类型有表寒里热、表热里寒、上寒下热、上热下寒四种情况。

3. 虚实夹杂证

虚实夹杂证如表虚里实、表实里虚，或上实下虚、上虚下实等证。其形成可归纳为以下两种情况：一是实证基础上，邪气过盛，正气受损；二是虚证基础上，复感外邪或继发病理产物停聚。在临床辨证中，要进一步分清虚实的主次，为临床运用以攻为主、以补为主，还是攻补并重的治疗原则提供依据。

（三）证的转化

八纲中相互对立的证在一定条件下可以互相转化，见表 8-4。

1. 表里出入

表邪入里为先见表证，表邪不解，内传入里，表证消失而转为里证，多提示病情加重。如患者先表现为恶寒发热、无汗、脉浮紧，继而恶寒、无汗、脉浮等症消失，出现高热、汗出、脉洪数，提示表邪入里化热，由表实寒证转化为里实热证。

里邪出表为某些里证治疗得当，而表现出病邪欲解，由里透达于外的症状。里邪出表并不是里证转化为表证，而是邪有出路，疾病向愈的征象。如温病中见高热、烦渴、脉数等症，治疗护理得当，则见汗出而热退身凉脉静，是邪气向外透达的表现。

2. 寒热转化

寒证化热指先见寒证，后见热证，而寒证随即消失。多因患者素体阳气偏盛，虽感寒湿之阴邪而从阳化热，或失治、误治，过服温燥之品所致，提示人体正气充盛，尚能御邪。

热证转寒指先见热证，后见寒证，而热证随即消失。多因火热毒邪极盛，或失治、误治，阳气耗散，功能衰败所致，提示正虚而无力抗邪，病情加重。

3. 虚实转化

实证转虚指先见实证，后见虚证，而实证随即消失。多因疾病迁延日久，或失治误治，正虚而无力抗邪所致。实证转虚为疾病的一般规律。

虚证转实指先见虚证，脏腑功能减退，气血瘀滞、津液代谢失常，病理产物继发为病，邪实上升为疾病主要矛盾，形成本虚标实，以实为主的证。

表 8-4 证候转化与病证趋势

证候转化	病证趋势
表证→里证	加重
里证→表证	减轻向愈
实证→虚证	病情迁延
虚证→实证	病情复杂
寒证→热证	正气充盛
热证→寒证	正气虚弱

第二节 气血津液辨证

气血津液是脏腑功能活动的物质基础，其生成、运行又有赖于脏腑的功能活动。因此，脏腑发生病变，可以影响到气血津液的盈亏与输布；而气血津液的病变，也必然会影响到脏腑的功能。运用气血津液理论，判断其气、血、津液病机、证型的辨证方法，称为气血津液辨证。

案例导入 1

李某，女，32 岁，农民，2018 年 6 月 14 日上午初诊。自诉月经量多且淋漓不尽 15 天。因上月劳动繁重，加之家务忙碌，本次月经时骤下量多，就诊于乡村医生，用注射止血剂（药名不详），量虽减少，但淋漓不断 15 天，血色淡红，并感全身疲乏，纳食减少，二便尚调。检查：面色淡白无华，舌质浅淡，舌苔薄白，脉细弱。

问题：本病例失血的原因是什么？辨证依据是什么？请用气血辨证理论为主解释各症。

案例导入 2

王某，女，32 岁，公务员。两天前不慎受凉后，体温升高至 38℃，恶寒，鼻塞流清涕，轻微咳嗽。曾自服辣椒，今晨咳嗽加剧，咳出黄稠痰，量较多，体温 39℃，不恶寒，大汗出，口渴喜冷饮，满面通红，烦躁不安，大便秘结，小便短赤，舌红苔黄腻，脉滑数有力。

问题：用八纲辨证分析，已经明确此为里证、热证、实证。用津液辨证分析，此为何证？

一、气病辨证

临床常见的气病证候，可概括为气虚、气陷、气滞、气逆四种。

（一）气虚证

【概念】元气不足，气的推动、温煦、固摄、防御、气化功能减退，或脏器组织的功能减退，以气短、乏力、神疲、脉虚等为主要表现的虚弱证。

【临床表现】少气懒言，神疲乏力，头晕目眩，自汗，舌淡苔白，脉虚无力。活动时诸症加重。

【辨证要点】气短懒言、神疲乏力、脉虚等症状共见。见图 8–10。

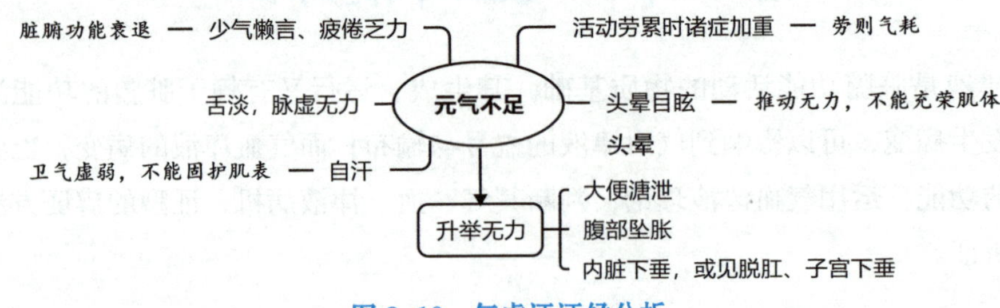

图 8–10 气虚证证候分析

（二）气陷证

【概念】气虚无力升举，清阳之气下陷，以自觉气坠，或内脏下垂为主要表现的虚弱证。多由气虚证进一步发展所致，一般是指中焦脾虚气陷。

【临床表现】头晕眼花，耳鸣，少气倦怠，久痢久泄，腹部有坠胀感，或内脏下垂，脱肛或子宫脱垂，舌淡苔白，脉弱。

【辨证要点】气坠，或脏器下垂与气虚等症状共见。

（三）气滞证

【概念】人体某一脏腑，某一部位气机阻滞，运行不畅，以胀闷、疼痛、脉弦为主要表现的证。

【临床表现】胀闷，疼痛，攻窜阵发，嗳气、矢气，胀痛可暂时缓解，症状轻重随情绪波动，脉弦。

【辨证要点】胀闷、疼痛、脉弦等症状共见。见图 8–11。

（四）气逆证

【概念】气机升降失常，逆而向上以咳喘、呃逆、呕吐，或头痛眩晕等为主要表现的证。临床以肺、胃之气上逆和肝气升发太过为多见。

【临床表现】肺气上逆，见咳嗽，气喘；胃气上逆，见呃逆，嗳气，恶心，呕吐；肝气上逆，见头痛，眩晕，昏厥，呕血等。

【辨证要点】咳喘，或呕恶，或头痛眩晕等特征性症状。

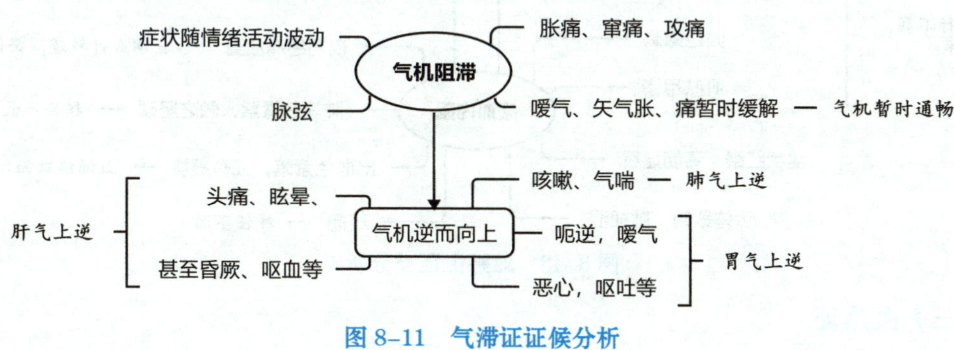

图 8-11　气滞证证候分析

二、血病辨证

血的病证因病因不同而有虚实寒热之别，可概括为血虚、血瘀、血热、血寒四种证。

（一）血虚证

【概念】人体血液亏虚，不能濡养脏腑、经络、官窍，以面白、舌淡、脉细等为主要表现的虚弱证。

【临床表现】面白无华或萎黄，唇色淡白，爪甲苍白，头晕眼花，心悸失眠，手足发麻，妇女经血量少色淡，经期错后或闭经，舌淡苔白，脉细无力。

【辨证要点】面白、舌淡、脉细等症状共见。见图 8-12。

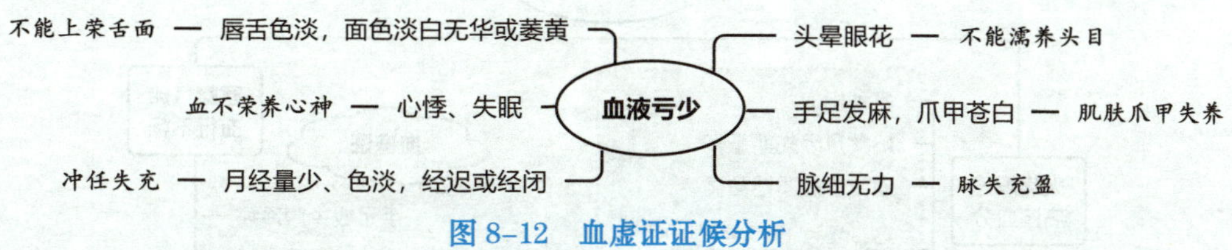

图 8-12　血虚证证候分析

（二）血瘀证

【概念】因瘀血内阻，以固定刺痛、肿块、出血、瘀血色脉征为主要表现的证。

【临床表现】疼痛如针刺刀割，痛有定处，拒按，常在夜间加剧。肿块在体表者色呈青紫，在腹内者紧硬按之不移，出血反复不止，色泽紫暗，中夹血块。面色黧黑，肌肤甲错，口唇爪甲紫暗，或皮下紫斑，或肤表丝状如缕，或腹部青筋外露，或下肢青筋胀痛等。妇女常见经闭。舌质紫暗，或见瘀斑瘀点，脉象细涩。

【辨证要点】刺痛、肿块、出血等特征与舌紫脉涩症状共见。见图 8-13。

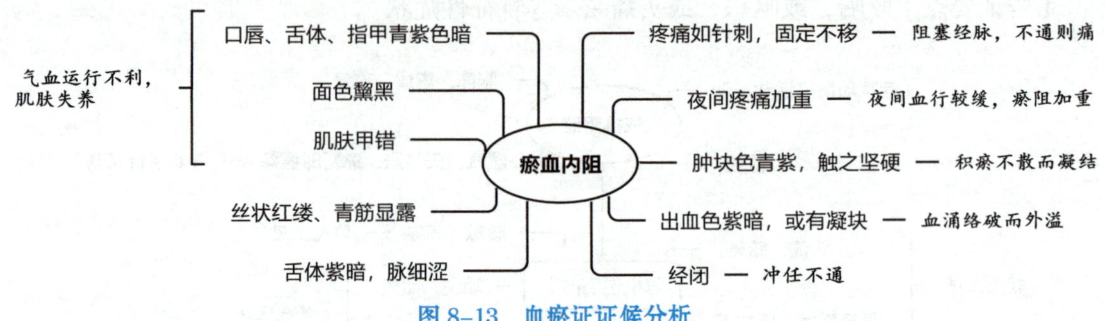

图 8-13 血瘀证证候分析

（三）血热证

【概念】脏腑火热炽盛，热迫血分所表现的证。

【临床表现】咳血、吐血、尿血、便血、衄血，血色鲜红，质地黏稠，妇女月经先期量多，身热、心烦，口渴，舌红绛，脉滑数。

【辨证要点】出血、疮痈等与实热症状共见。见图 8-14。

（四）血寒证

【概念】寒凝气滞，血行不畅，以拘急冷痛、肤色紫暗与实寒症状为主要表现的证。

【临床表现】手足或少腹冷痛，肤色紫暗发凉，喜暖恶寒，得温痛减，妇女月经愆期，痛经，经色紫暗，夹有血块，舌紫暗，苔白，脉沉迟涩。

【辨证要点】拘急冷痛、肤色紫暗等与实寒症状共见。见图 8-14。

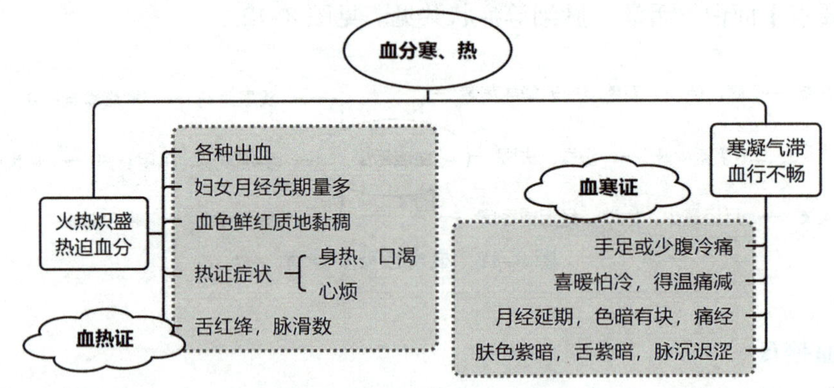

图 8-14 血热证、血寒证证候分析

三、气血同病辨证

气和血具有相互依存、相互资生、相互为用的密切关系，因而在发生病变时，气血常可相互影响，既见气病，又见血病，即为气血同病。气血同病临床常见的有气滞血瘀证、气虚血瘀证、气血两虚证、气不摄血证、气随血脱证等。各证的临床表现，一般是两个基本证候的相合存在。

四、津液病辨证

津液病证一般可概括为津液不足和水液停聚两个方面。

（一）津液不足证

【概念】由于津液亏少，不能濡润、滋养，以口渴尿少、口鼻唇舌皮肤干燥等为主要表现的证。

【临床表现】口渴咽干，唇燥而裂，皮肤干枯无泽，小便短少，大便干结，舌红少津，脉细数。

【辨证要点】口渴尿少、口鼻唇舌皮肤干燥等症状共见。见图 8–15。

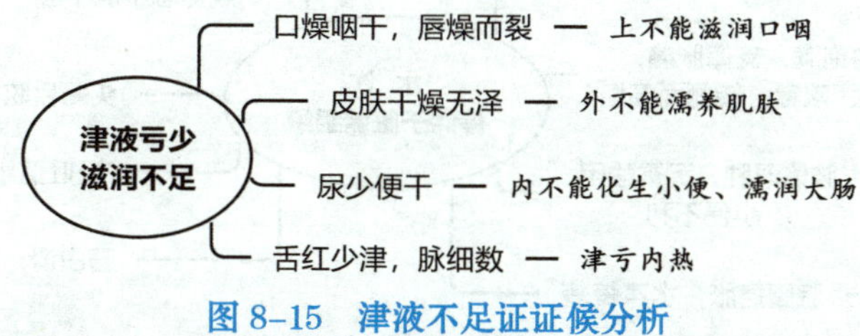

图 8–15　津液不足证证候分析

（二）水液停聚证

水液输布、排泄失常可引起的痰饮水肿等病证。

1. 痰证

【概念】水液结聚，质地稠厚，内阻或流窜于脏腑、经络、官窍之间，以咯痰、呕恶、眩晕、体胖、苔腻、脉滑等为主要表现的证。

【临床表现】形体肥胖，咳嗽咯痰，痰质黏稠，胸脘满闷，纳呆呕恶，头晕目眩，或神昏癫狂，喉中痰鸣，或肢体麻木，或见瘰疬、瘿瘤、乳癖、痰核等，舌苔白腻，脉滑。

痰浊为病，常与各种病性相兼，且停留部位颇为广泛，故见症多端，有“百病多由痰作祟”“怪病多痰”之说。

【辨证要点】咯痰、呕恶、眩晕等特征与体胖苔腻脉滑等症状共见。见图 8–16。

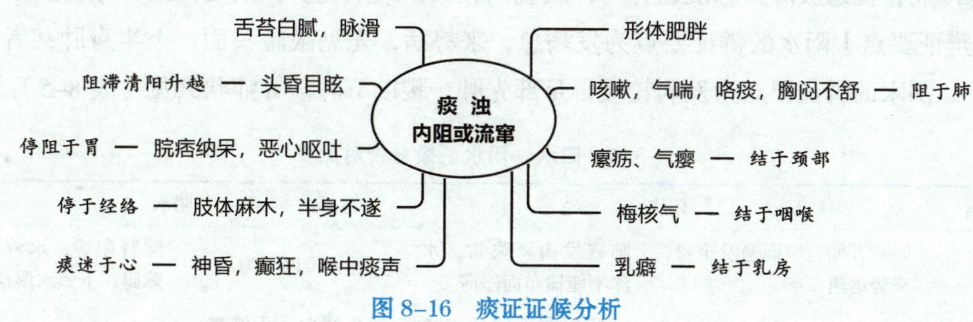

图 8–16　痰证证候分析

2. 饮证

【概念】水饮质地清稀，停滞于脏腑组织之间，以胸闷脘痞、泛吐清水、咯痰清稀、胸胁饱满、苔滑脉弦等为主要表现的证。

【临床表现】咳嗽气喘，痰多而稀，胸闷心悸，甚或倚息不能平卧；或胸胁饱满，支撑胀痛，随呼吸、咳嗽、转侧而痛增；或脘腹痞胀，水声辘辘，泛吐清水；或头晕目眩，小便不利，肢体浮肿，沉重酸困；苔白滑，脉弦。

【辨证要点】胸闷脘痞、泛吐清水，或咯痰清稀，或胸胁饱满等特征性症状与苔滑脉弦共见。见图 8–17。

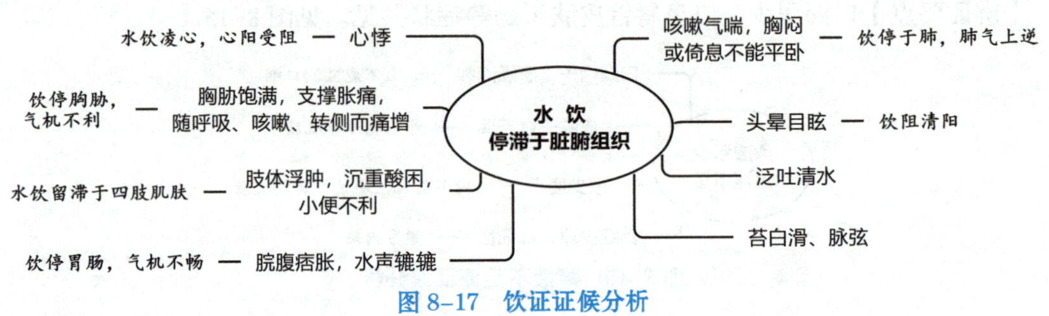

图 8–17　饮证证候分析

3. 水肿

【概念】体内水液停聚，泛溢肌肤，以面目、四肢、胸腹甚至全身浮肿等为主要表现的证。水肿临床可分为阳水、阴水两大类。

【概念】发病较急，水肿性质属实者为阳水，多为外感风邪所致。发病较缓，水肿性质属虚者为阴水，多因劳倦内伤、脾肾阳衰等引起。

【临床表现】

阳水表现：恶寒发热，眼睑先肿，继而头面，甚至遍及全身，小便短少，来势迅速。兼有无汗，舌苔薄白，脉浮紧；或兼见咽喉肿痛，舌红，脉浮数。

阴水表现：身肿，腰以下为甚，面色㿠白，神疲肢倦，小便短少，舌淡胖，苔白滑。或腰膝冷痛，畏寒肢冷，脉沉迟无力；或脘闷腹胀，纳呆食少，大便稀溏，脉缓。

【辨证要点】阳水的辨证要点为发病急，来势猛，先见眼睑头面，上半身肿甚者等症状共见。阴水的辨证要点为发病较缓，足部先肿，腰以下肿甚等症状共见（表 8–5）。

表 8–5　阳水、阴水证候分析对比

类别	阳水		阴水	
肿势	眼睑开始，继而遍及全身，来势迅速	肺宣发肃降失常，水津不能输布而停滞	身肿，腰以下为甚	脾肾阳虚，水液代谢障碍，下焦水湿泛滥
全身症状	恶寒发热，苔薄，脉浮	风邪侵袭引起的卫表症状	面色㿠白，舌淡胖，苔白滑	阳虚水湿内停症状

续表

类别	阳水		阴水	
分型	无汗，苔薄白，脉浮紧	偏寒	腰膝冷痛，畏寒肢冷，脉沉迟无力	肾阳虚不能温养腰膝肢体
	咽痛，舌红，脉浮数	偏热	脘闷腹胀，纳呆便溏，脉缓	脾阳虚失于健运
共同症状	小便少——膀胱气化失司			

第三节　脏腑辨证

脏腑辨证，是在认识脏腑的生理功能和病理特点的基础上，综合分析四诊收集的病情资料，进而判断疾病所在的脏腑部位和病性的辨证方法。脏腑辨证是临床辨证的基本方法，适用于内、妇、儿等各科病证。

脏腑辨证的基本方法，一方面是辨明脏腑病位。人体是以五脏为中心的有机整体，五脏通过经络与六腑、五体、五官、四肢百骸等联系，各脏腑的生理功能有别，其功能失调反映于外的症状、体征也各不相同。因此，熟悉各脏腑的生理功能及其病变特点，是脏腑辨证的关键所在。另一方面是辨清病性。脏腑辨证不仅要辨明病变所在的脏腑病位，还应分辨在此病位上的具体性质。病性辨证是脏腑辨证的基础，辨清病性与脏腑病位，才能为治疗提供确切依据。

一、心与小肠病证

心与小肠病证候有虚实之分。虚证多因先天不足，脏气虚弱，或思虑劳神太过，久病伤心所致；实证多由火扰、痰阻、血瘀、寒凝、气滞等原因所致。心的病变主要反映在心主血脉、藏神功能的失常，小肠的病变主要为化物和泌别功能失常，常见病证见图 8-18 所示。

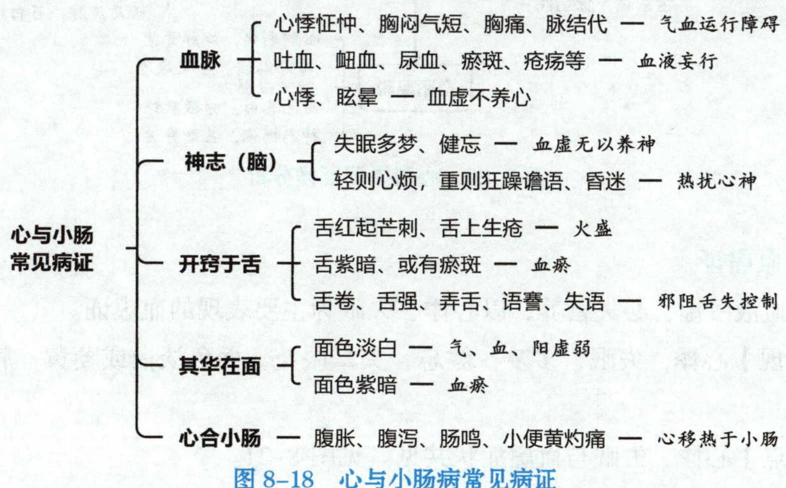

图 8-18　心与小肠病常见病证

（一）心气虚证

【概念】心气虚弱，鼓动乏力，以心悸、神疲为主要表现的气虚证。

【临床表现】心悸，胸闷，神疲乏力，气短懒言，自汗，动则尤甚，面色淡白，舌淡白，脉虚。

【辨证要点】心悸、神疲与气虚症状共见。见图 8–19。

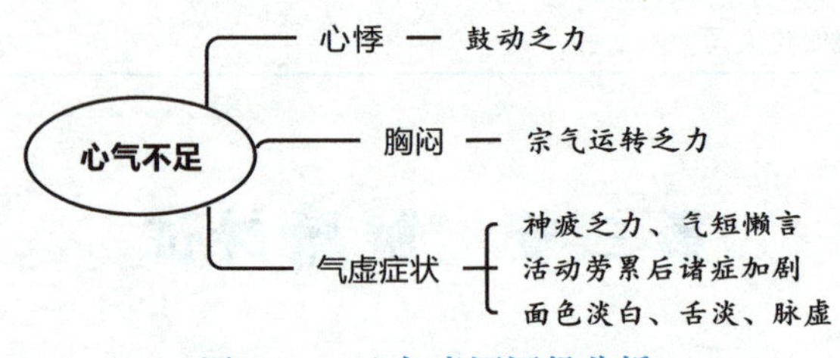

图 8–19　心气虚证证候分析

（二）心阳虚证

【概念】心阳亏虚，温运无力，虚寒内生，以心悸怔忡、心胸憋闷为主要表现的虚寒证。

【临床表现】心悸怔忡，心胸憋闷疼痛，气短，自汗，畏寒肢冷，神疲乏力，面色㿠白，或面唇青紫，舌质淡胖或紫暗，苔白滑，脉弱或结代。

心阳虚证可进一步发展为心阳暴脱证，可见突然心悸，心胸剧痛，冷汗淋漓，四肢厥冷，面色苍白，呼吸微弱，或神志模糊，甚则昏迷，唇舌青紫，脉微欲绝。

【辨证要点】心悸怔忡、心胸憋闷与阳虚症状共见。见图 8–20。

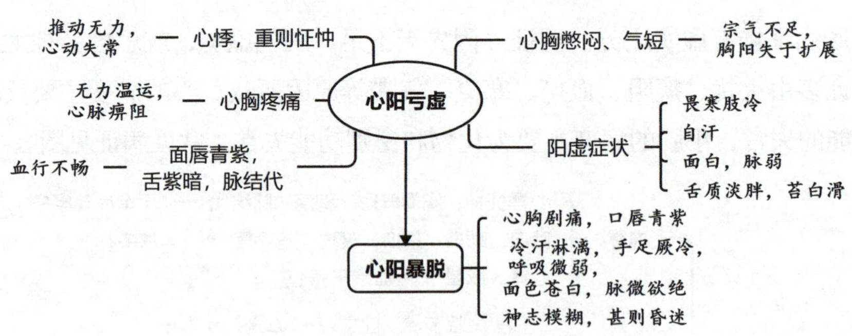

图 8–20　心阳虚证证候分析

（三）心血虚证

【概念】血液亏虚，心失营养，以心悸、失眠为主要表现的血虚证。

【临床表现】心悸，失眠，多梦，健忘，头晕眼花，面色淡白或萎黄，唇舌色淡，脉细无力。

【辨证要点】心悸、失眠与血虚症状共见。见图 8–21。

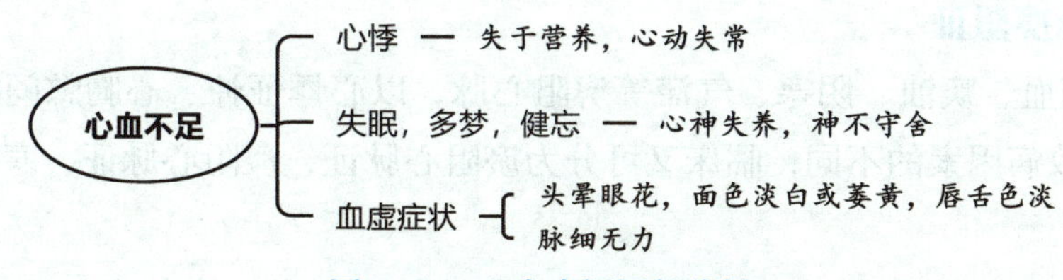

图 8-21　心血虚证证候分析

（四）心阴虚证

【概念】阴液亏虚，心失濡养，虚热内扰，以心悸、心烦、失眠为主要表现的虚热证。

【临床表现】心悸，心烦，失眠多梦，口燥咽干，形体消瘦，两颧潮红，手足心热，潮热盗汗，舌红少苔，脉细数。

【辨证要点】心悸、心烦、失眠与阴虚症状共见。见图 8-22。

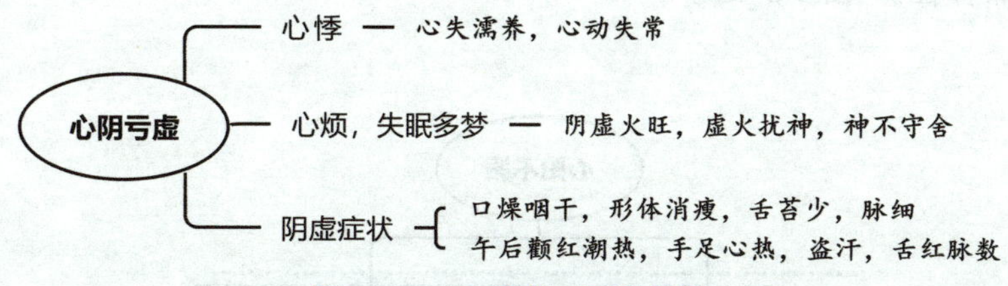

图 8-22　心阴虚证证候分析

（五）心火亢盛证

【概念】心火亢盛，扰神迫血，上炎下移，以心烦、吐衄、舌赤口疮、尿赤灼痛为主要表现的实热证。

【临床表现】心烦，失眠，口渴，尿黄，便秘，面红，舌尖红绛，苔黄，脉数有力。或见狂躁谵语、神志不清；或见吐血、衄血，量多势急，色红质稠；或见口舌生疮，溃烂疼痛；或见小便短赤灼痛。

【辨证要点】心烦与实热症状共见，或见吐血衄血、舌赤口疮、尿赤灼痛等症。见图 8-23。

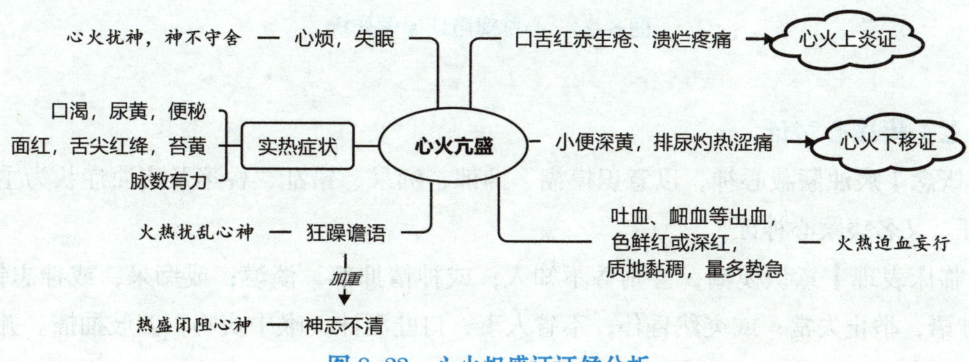

图 8-23　心火炽盛证证候分析

（六）心脉痹阻证

【概念】瘀血、痰浊、阴寒、气滞等痹阻心脉，以心悸怔忡、心胸憋闷疼痛为主要表现的证。由于致病因素的不同，临床又可分为瘀阻心脉证、痰阻心脉证、寒凝心脉证、气滞心脉证等。

【临床表现】心悸怔忡，心胸憋闷疼痛，痛引肩背内臂，时作时止。或以刺痛为主，舌质晦暗或有青紫斑点，脉细、涩、结、代；或以心胸憋闷为主，体胖，身重困倦，痰多，舌苔腻，脉沉滑或沉涩；或以遇寒痛剧，得温痛减为主，畏寒肢冷，舌淡苔白，脉沉迟或沉紧；或以胀痛为主，随情志变化而增减，胁肋胀痛，喜太息，脉弦。

【辨证要点】心悸怔忡、心胸憋闷疼痛与血瘀、痰阻、寒凝或气滞等症状共见。由于致病因素有别，故应辨别疼痛特点及兼症以审症求因。临床瘀血、痰浊、阴寒、气滞等致病因素亦可相兼存在。见图 8-24。

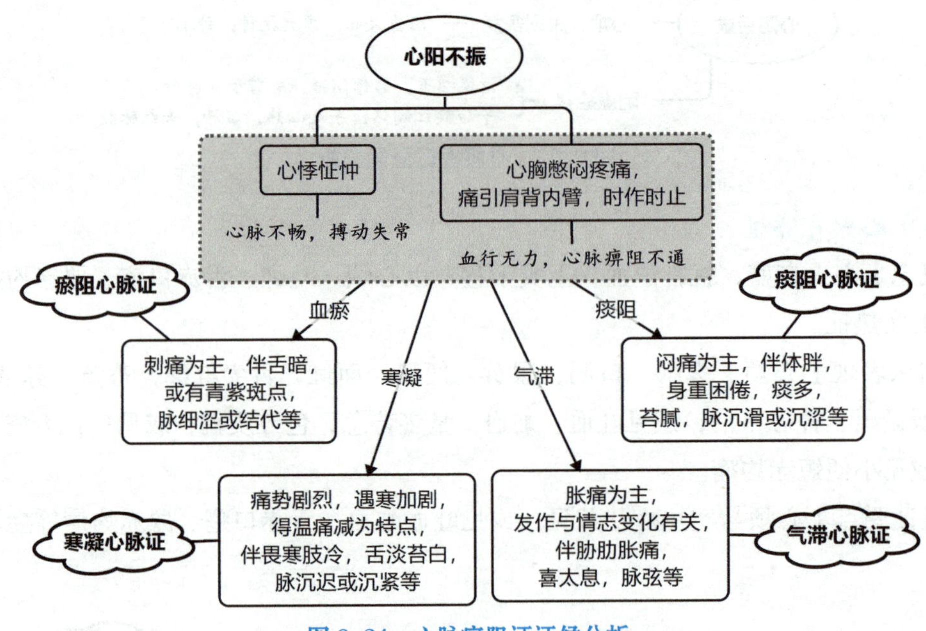

图 8-24　心脉痹阻证证候分析

（七）痰迷心窍证

【概念】痰浊蒙蔽心神，以意识模糊、抑郁、痴呆、错乱、昏迷及痰浊症状为主要表现的证。又名痰蒙心神证。

【临床表现】意识模糊，甚则昏不知人；或神情抑郁，淡漠；或痴呆；或神志错乱，喃喃独语，举止失常；或突然昏仆，不省人事，口吐涎沫，喉中痰鸣，四肢抽搐。并见面色晦滞，胸闷，呕恶，舌苔腻，脉滑。

【辨证要点】神识异常与痰浊症状共见。见图 8-25。

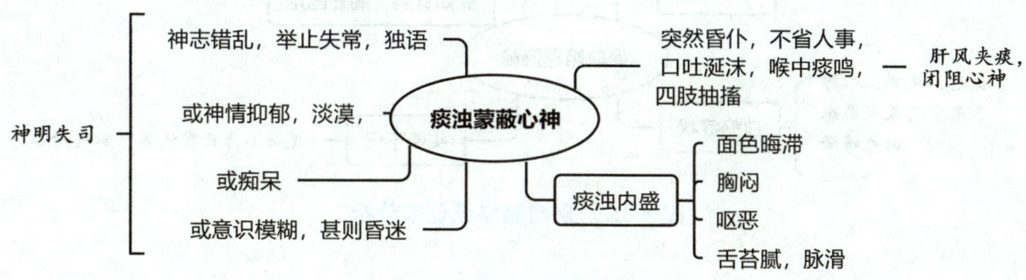

图 8-25　痰迷心窍证证候分析

（八）痰火扰心证

【概念】火热痰浊扰闭心神，以神昏、心烦、狂躁及痰热症状为主要表现的证。又名痰火扰心证。

【临床表现】发热，神昏谵语；或心烦失眠；或胡言乱语，哭笑无常，狂躁妄动，打人毁物。并见面红目赤，呼吸气粗，口渴，胸闷，喉间痰鸣，咯痰黄稠，便秘尿黄，舌质红，苔黄腻，脉滑数。

【辨证要点】神识异常与痰热症状共见。见图 8-26。

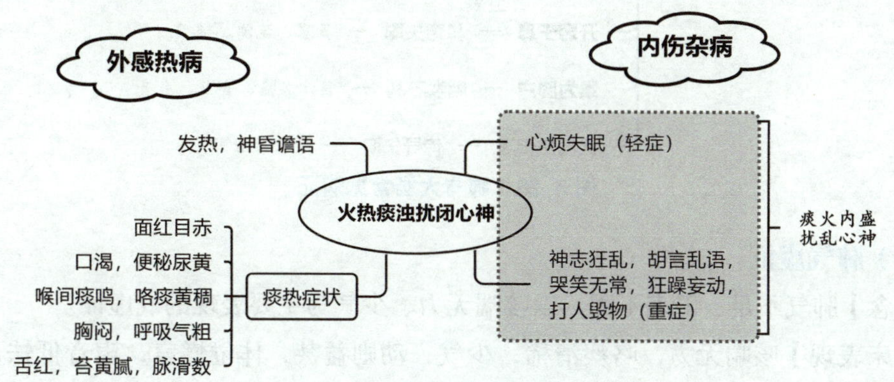

图 8-26　痰火扰神证证候分析

（九）瘀阻脑络证

【概念】瘀血阻滞脑络，以头痛、头晕为主要表现的血瘀证。

【临床表现】头痛经久不愈，痛如针刺，痛处固定，或头晕，健忘，失眠，心悸，或昏不知人，面色晦滞，舌质紫暗或有瘀斑，脉细涩。

【辨证要点】头痛、头晕与血瘀症状共见。见图 8-27。

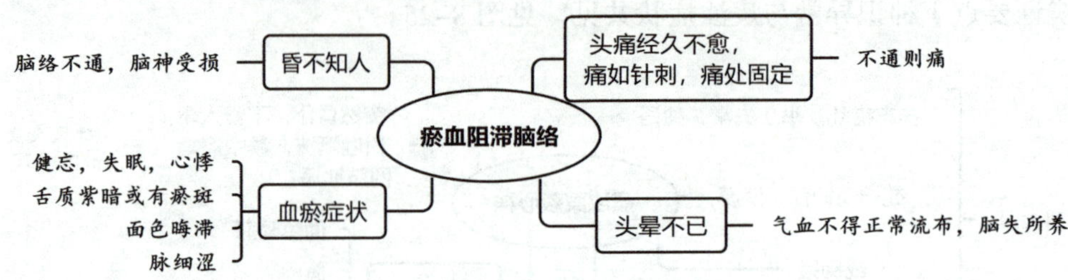

图 8-27　瘀阻脑络证证候分析

二、肺与大肠病辨证

肺的病证有虚实之分，虚证多见气虚和阴虚，实证多见风寒燥热等邪气侵袭或痰湿阻肺所致。大肠病证多由湿热内侵、津液不足或阳气亏虚等。肺与大肠的常见病证表现如图 8-28 所示。

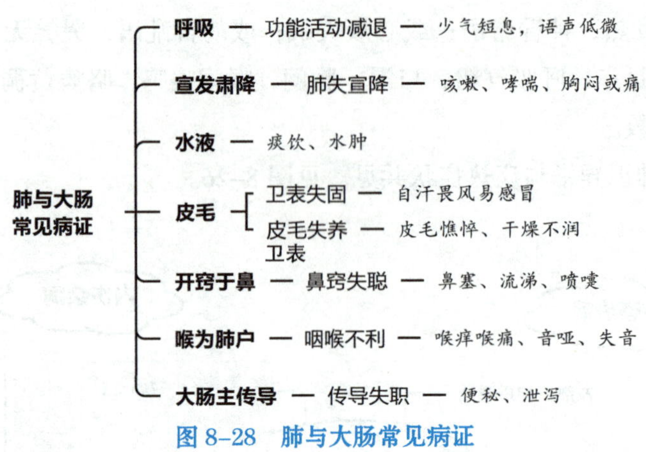

图 8-28　肺与大肠常见病证

（一）肺气虚证

【概念】肺气不足、卫表不固，以咳喘无力、少气为主要表现的气虚证。

【临床表现】咳喘无力，咯痰清稀，少气，动则益甚，体倦懒言，声音低怯，面色㿠白，或自汗畏风，易于感冒，舌淡苔白，脉虚弱。

【辨证要点】咳喘无力，少气与气虚症状共见。见图 8-29。

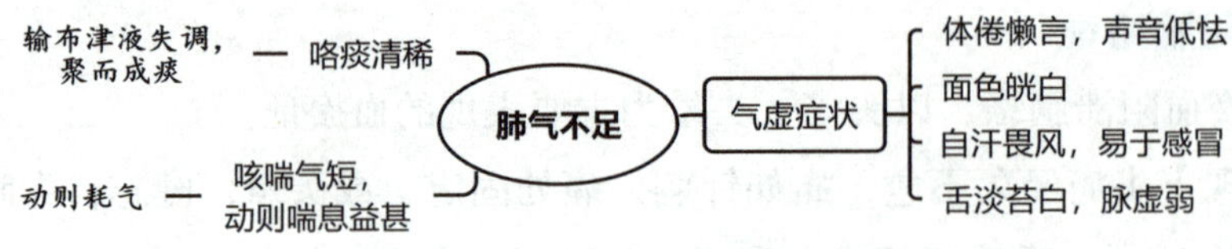

图 8-29　肺气虚证证候分析

（二）肺阴虚证

肺阴不足，虚热内生，以干咳无痰、痰少而黏为主要表现的阴虚证。

【临床表现】干咳无痰，或痰少而黏，口燥咽干，形体消瘦，午后潮热，五心烦热，盗汗颧红，甚则痰中带血，声音嘶哑，舌红少津，脉细数。

【辨证要点】干咳无痰、痰少而黏与阴虚症状共见。见图 8-30。

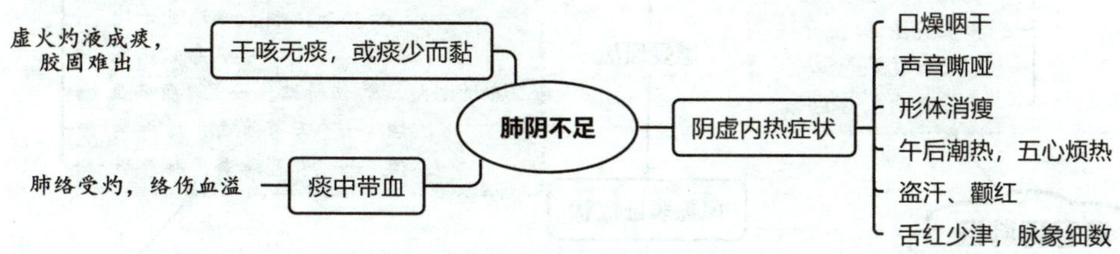

图 8-30 肺阴虚证证候分析

（三）风寒犯肺证

【概念】风寒外袭，肺卫失宣，以咳嗽、风寒表证症状为主要表现的证。

【临床表现】咳嗽，痰稀色白，鼻塞流清涕，恶寒发热，无汗，苔薄白，脉浮紧。

【辨证要点】咳嗽兼见风寒表证症状。

（四）风热犯肺证

【概念】风热侵犯肺系，肺卫失宣，以咳嗽、风热表证症状为主要表现的证。

【临床表现】咳嗽，痰稠色黄，鼻塞流黄浊涕，身热，微恶风寒，口干咽痛，舌尖红苔薄黄，脉浮数。

【辨证要点】咳嗽兼见风热表证症状。

（五）燥邪犯肺证

【概念】燥邪侵犯，耗伤津液，肺失清润，以干咳无痰，或痰少而黏，干燥少津为主要表现的证。

【临床表现】干咳无痰，或痰少而黏，不易咳出，唇、舌、咽、鼻干燥，或身热恶寒，或胸痛咯血。舌苔薄白或薄黄，脉浮紧或浮数。

【辨证要点】干咳无痰，或痰少而黏与干燥少津共见。见图 8-31。

（六）肺热壅盛证

【概念】热邪壅肺，肺失清肃，以咳嗽、气喘为主要表现的实热证。又称肺热炽盛或热邪壅肺证。

【临床表现】咳嗽，气喘，胸痛，气息灼热，咽喉红肿疼痛，发热，口渴，大便秘结，小便短赤，舌红苔黄，脉数。

【辨证要点】咳喘与里实热症状共见。见图 8-32。

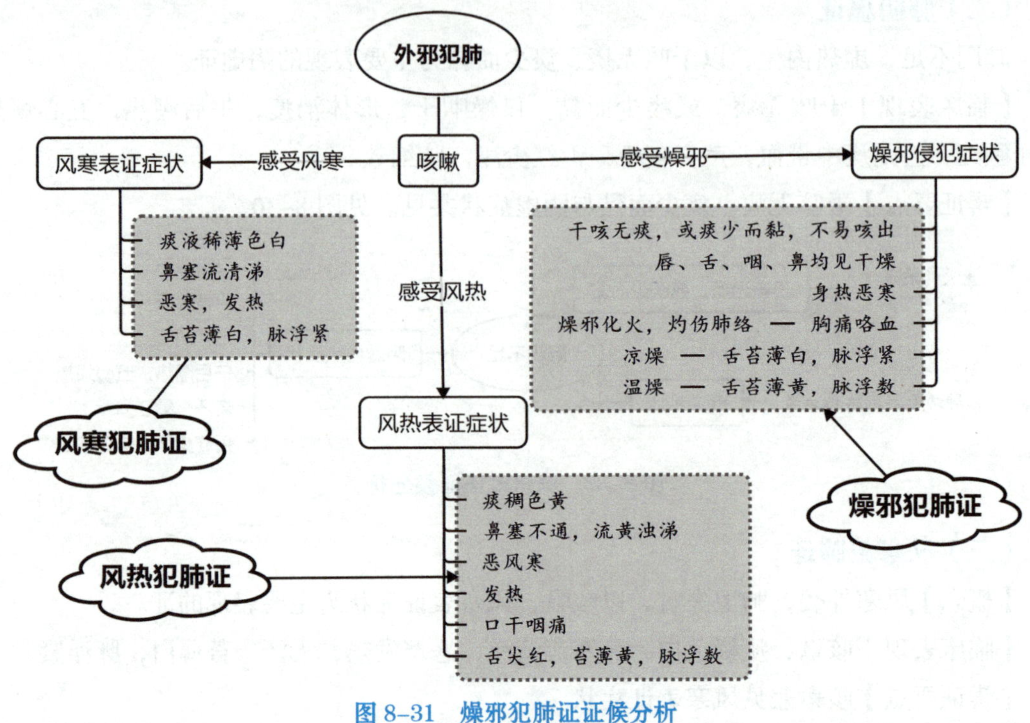

图 8-31　燥邪犯肺证证候分析

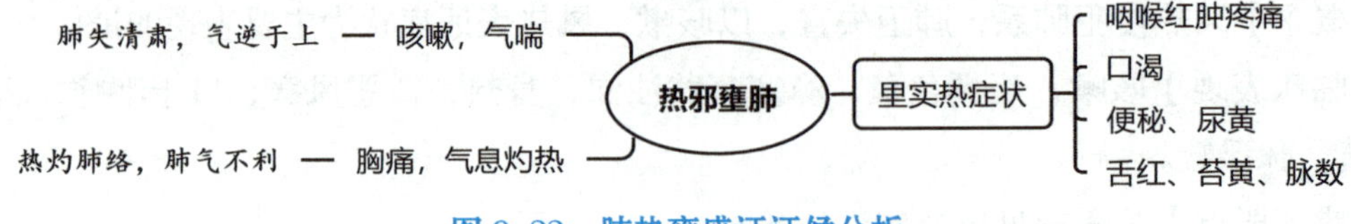

图 8-32　肺热壅盛证证候分析

（七）痰湿阻肺证

【概念】痰湿阻滞肺系，以咳嗽痰多，质黏色白易咯为主要表现的痰证。

【临床表现】咳嗽痰多，质黏色白易咯，胸闷，甚则气喘痰鸣，舌淡苔白腻，脉滑。

【辨证要点】咳嗽痰多质黏色白易咯。见图 8-33。

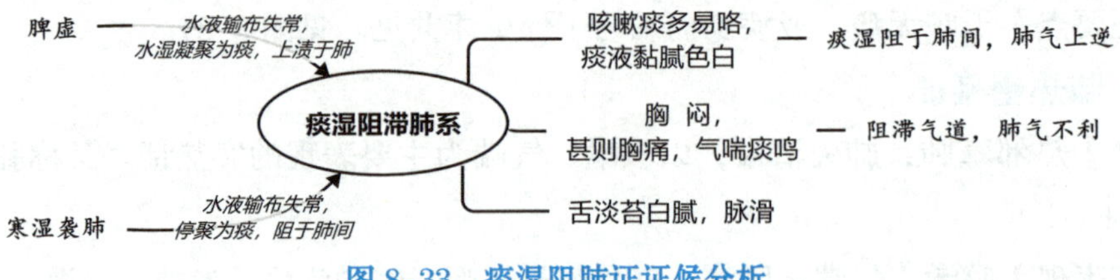

图 8-33　痰湿阻肺证证候分析

（八）痰热壅肺证

【概念】痰热互结，壅闭于肺，以咳喘、痰多黄稠为主要表现的实热证。

【临床表现】咳嗽，咯痰黄稠而量多，胸闷，气喘息粗，甚则鼻翼扇动，或咳吐脓血腥臭痰，胸痛，或喉中痰鸣，发热口渴，大便秘结，小便短赤，舌红苔黄腻，脉滑数。

【辨证要点】咳喘、痰多黄稠与痰热症状共见。见图 8-34。

痰热互结，随肺气上逆
咯痰黄稠而量多，或喉中痰鸣
咳嗽、胸闷、气喘息粗，甚则鼻翼扇动
肺失清肃，肺气上逆
痰热互结壅闭于肺
痰热阻滞肺络，气滞血壅，血败肉腐
胸　痛
咳吐脓血腥臭痰
痰热症状
发热
口渴、便秘、小便黄赤
舌红苔黄腻、脉滑数

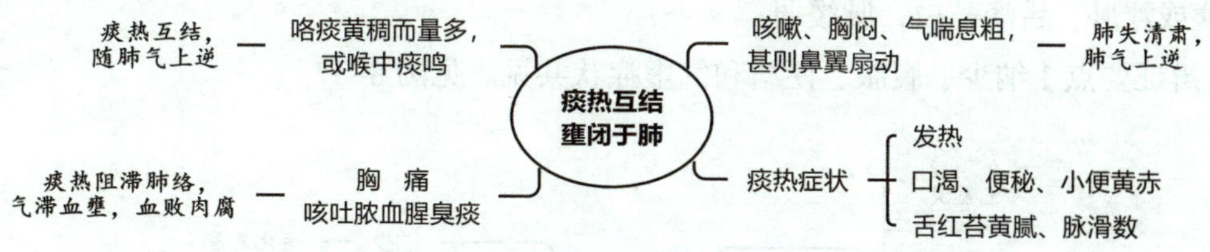

图 8-34　痰热壅肺证证候分析

（九）大肠湿热证

【概念】湿热侵袭大肠，以腹痛、泄泻，或下痢为主要表现的湿热证。

【临床表现】腹痛，下痢脓血，里急后重，或暴注下泻，色黄而臭，伴见肛门灼热，小便短赤，身热口渴。舌红苔黄腻，脉滑数或濡数。

【辨证要点】腹痛，或下痢脓血，或下黄色稀水与湿热症状共见。见图 8-35。

阻滞气机
腹痛，里急后重
湿热之气下迫
暴注下泻，肛门灼热
伤及气血腐化为脓血
下痢脓血
湿热侵袭大肠
湿热症状
身热口渴
小便短赤
脉象多见濡数
湿重于热
脉象多见滑数
热重于湿

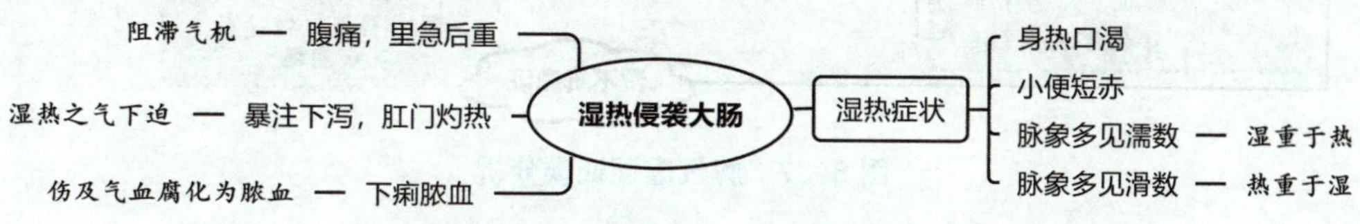

图 8-35　大肠湿热证证候分析

三、脾与胃病辨证

脾胃病的常见证型有虚、实之分。虚证多因饮食不节，过劳忧思，或素体虚弱，调养失宜等因素引起；实证多因外感湿浊，或嗜食甘肥，湿浊内生所致。脾胃的常见病证见图 8-36 所示。

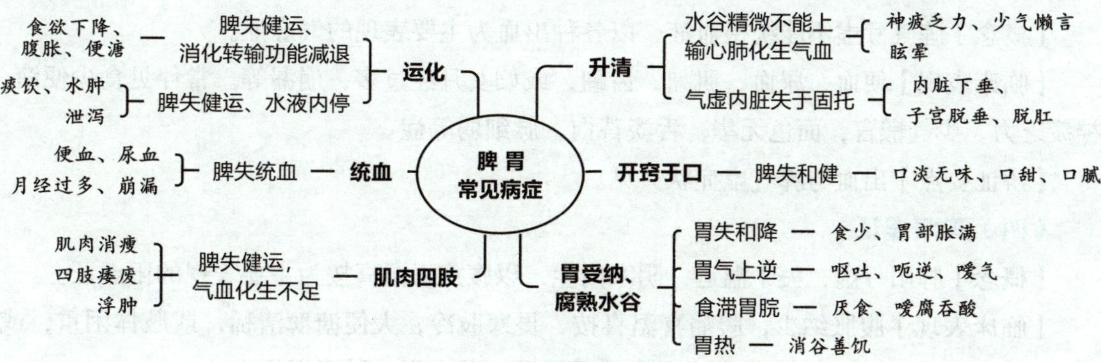

图 8-36　脾胃病证常见症状

（一）脾气虚证

脾气不足，运化失健，以纳少、腹胀、便溏为主要表现的气虚证。

【临床表现】纳少腹胀，饭后尤甚，大便溏薄，肢体倦怠，少气懒言，面色萎黄，形体消瘦或浮肿，舌淡苔白，脉缓弱。

【辨证要点】纳少、腹胀、便溏和气虚症状共见。见图 8–37。

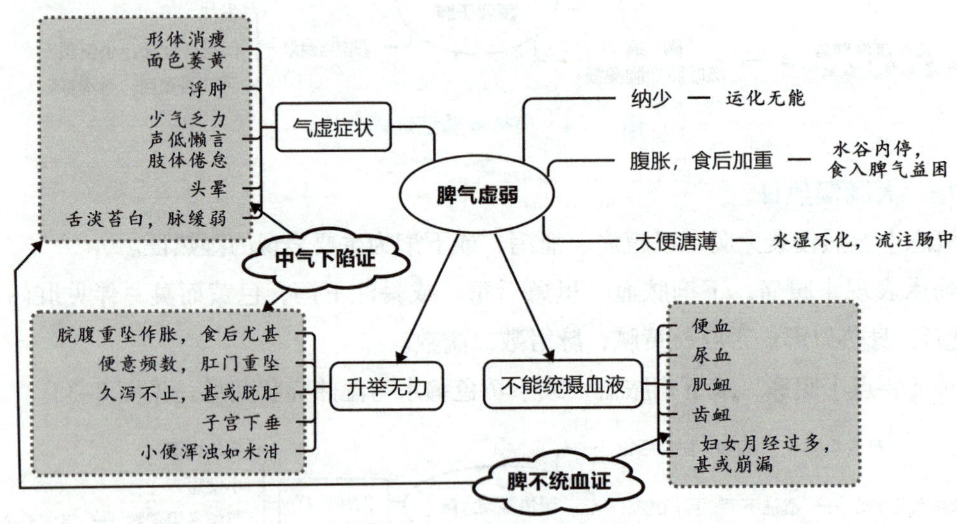

图 8–37 脾气虚证证候分析

（二）中气下陷证

【概念】脾气亏虚，升举无力反而下陷，以内脏下垂为主要表现的气虚证。

【临床表现】脘腹重坠作胀，食后尤甚，或便意频数，肛门重坠；或久泻不止，甚或脱肛；或子宫下垂；或小便浑浊如米泔。伴见少气乏力，肢体倦怠，声低懒言，头晕目眩，舌淡苔白，脉弱。

【辨证要点】内脏下垂与脾气虚症状共见。

（三）脾不统血证

【概念】脾气亏虚不能统摄血液，以各种出血为主要表现的气虚证。

【临床表现】便血，尿血，肌衄，齿衄，或妇女月经过多，崩漏等。常伴见食少便溏，神疲乏力，少气懒言，面色无华，舌淡苔白，脉细弱等症。

【辨证要点】出血与脾气虚症状共见。

（四）脾阳虚证

【概念】脾阳亏虚，失于温运，阴寒内生，以腹痛喜温喜按为主要表现的阳虚证。

【临床表现】腹胀纳少，腹痛喜温喜按，畏寒肢冷，大便溏薄清稀，或肢体困重，或周身浮肿，小便不利，或白带量多质稀，舌淡胖，苔白滑，脉沉迟无力。

【辨证要点】腹部隐痛，喜温喜按与脾气虚症状共见。见图 8–38。

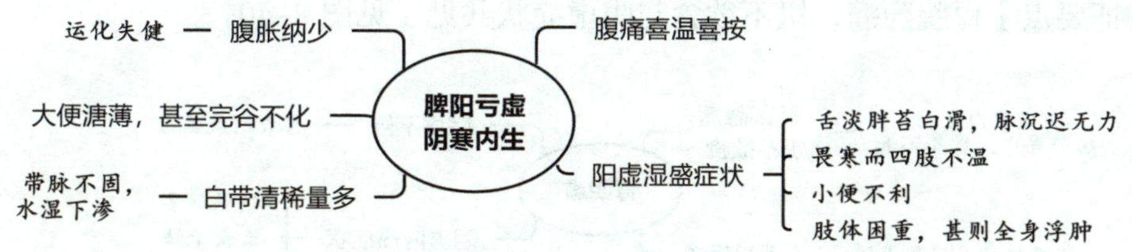

图 8-38 脾阳虚证证候分析

（五）寒湿困脾证

【概念】寒湿内盛，中阳受困，以脘腹痞闷，食少便溏为主要表现的寒湿证。

【临床表现】脘腹痞闷胀痛，食少便溏，泛恶欲吐，口淡不渴，头身困重，面色晦黄，或肌肤面目发黄，黄色晦暗如烟熏，或肢体浮肿，小便短少。舌淡胖苔白腻，脉濡缓。

【辨证要点】脘腹痞闷，食少便溏与寒湿症状共见。见图 8-39。

（六）湿热蕴脾证

【概念】湿热内蕴中焦，以脘腹痞闷，纳呆便溏为主要表现的湿热证。

【临床表现】脘腹痞闷，纳呆呕恶，便溏尿黄，肢体困重，或面目肌肤发黄，色泽鲜明如橘皮，皮肤发痒，或身热起伏，汗出热不解。舌红苔黄腻，脉濡数。

【辨证要点】脘腹痞闷，纳呆便溏和湿热症状共见。见图 8-39。

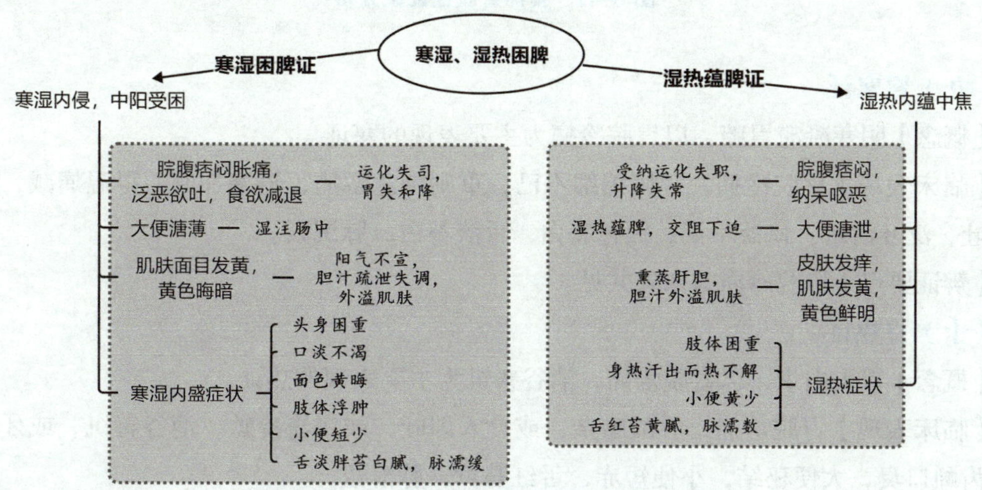

图 8-39 寒湿困脾与湿热蕴脾证证候分析

（七）胃阴虚证

【概念】胃阴不足，以胃脘隐痛，饥不欲食为主要表现的阴虚证。

【临床表现】胃脘隐痛，饥不欲食，或脘痞不舒，或干呕呃逆，口燥咽干，大便干结，舌红少津，脉细数。

【辨证要点】胃脘隐痛，饥不欲食与阴虚症状共见。见图 8-40。

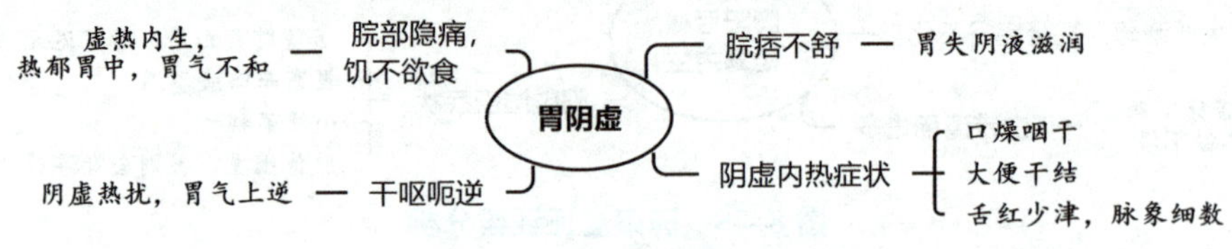

图 8-40 胃阴虚证证候分析

（八）食滞胃脘证

【概念】食物停滞胃脘不能腐熟，以胃脘胀闷疼痛，嗳腐吞酸为主要表现的证。

【临床表现】胃脘胀闷疼痛，嗳气吞酸或呕吐酸腐食物，吐后胀痛得减，或矢气便溏，泻下物酸腐臭秽，舌苔厚腻，脉滑。

【辨证要点】胃脘胀闷疼痛，嗳腐吞酸。见图 8-41。

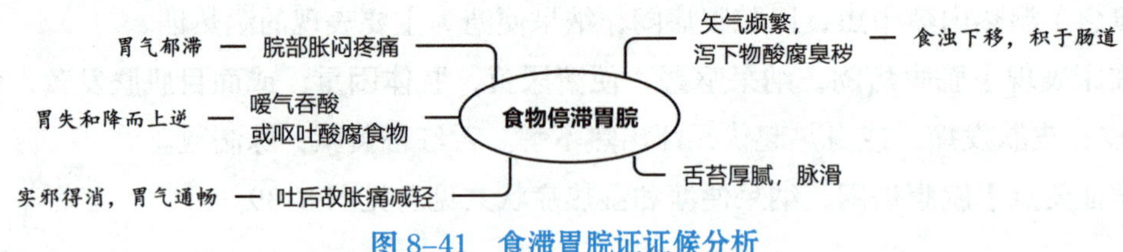

图 8-41 食滞胃脘证证候分析

（九）胃寒证

【概念】阴寒凝滞胃腑，以胃脘冷痛为主要表现的寒证。

【临床表现】胃脘冷痛，轻则绵绵不已，重则拘急挛痛，遇寒加剧，得温痛减，或恶心呕吐，泛吐清水，口淡不渴，面色苍白，舌淡苔白，脉沉紧。

【辨证要点】胃脘冷痛与寒象共见。

（十）胃热证

【概念】胃火内炽，以胃脘灼痛，消谷善饥为主要表现的热证。

【临床表现】胃脘灼痛，吞酸嘈杂，或食入即吐，或渴喜冷饮，消谷善饥，或牙龈肿痛，齿衄口臭，大便秘结，小便短赤，舌红苔黄，脉滑数。

【辨证要点】胃脘灼痛，消谷善饥与热象共见。见图 8-42。

四、肝与胆病证

肝病的性质分实证、虚证、虚实夹杂证。肝的病变主要反映在肝主疏泄、藏血功能的失常，胆的病变主要为贮藏和排泄胆汁、主决断的功能失常，常见症状见图 8-43。

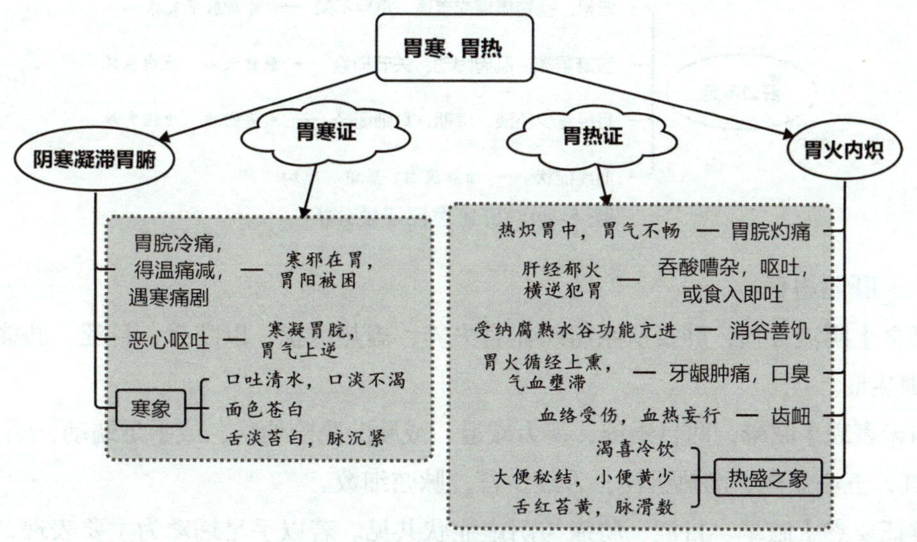

图 8-42　胃寒、胃热证证候分析

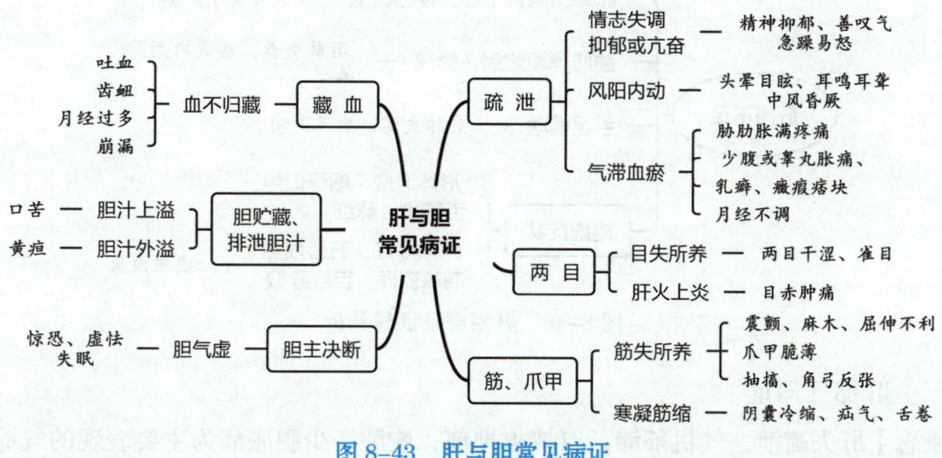

图 8-43　肝与胆常见病证

（一）肝血虚证

【概念】血液亏虚，肝及所系组织器官失养，以眩晕、视力减退、女子月经量少、肢麻震颤为主要表现的血虚证。

【临床表现】眩晕，视力减退或夜盲，爪甲不荣，肢麻震颤，肌肉瞤动，关节拘急。或女子月经量少色淡、愆期，甚则闭经，面唇淡白，舌淡，脉细。

【辨证要点】眩晕、视力减退、经少、肢麻震颤与血虚症状共见。若以肢麻震颤为主要表现，则为血虚生风证。见图 8-44。

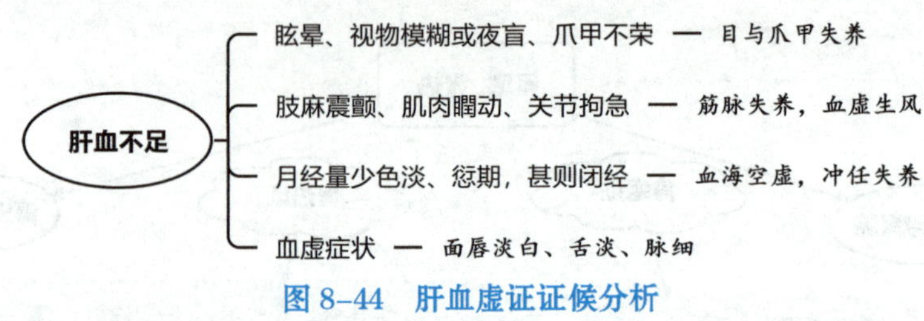

图 8-44　肝血虚证证候分析

（二）肝阴虚证

【概念】阴液亏损，肝及所系组织器官失养，虚热内扰，以眩晕、目涩、胁痛为主要表现的虚热证。

【临床表现】眩晕，两目干涩，视力减退，或胁肋隐隐灼痛，或手足蠕动，咽干口燥，两颧潮红，五心烦热，潮热盗汗，舌红少苔，脉弦细数。

【辨证要点】眩晕、目涩、胁痛与阴虚症状共见。若以手足蠕动为主要表现，则为阴虚动风证。见图 8-45。

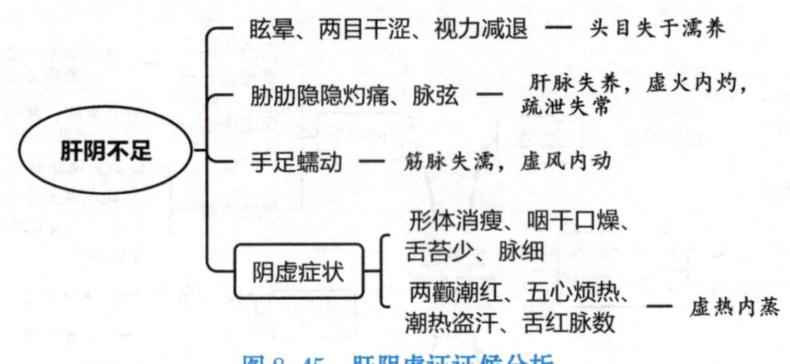

图 8-45　肝阴虚证证候分析

（三）肝郁气滞证

【概念】肝失疏泄，气机郁滞，以情志抑郁，胸胁、少腹胀痛为主要表现的气滞证。

【临床表现】情志抑郁，善太息，胸胁、少腹胀满疼痛，走窜不定。或咽部异物感，或颈部瘿瘤、瘰疬，或胁下肿块。女子可见乳房胀痛，月经不调，痛经。舌苔薄白，脉弦。病情轻重与情绪变化的关系密切。

【辨证要点】情志抑郁、胸胁、少腹胀痛与气滞症状共见。见图 8-46。

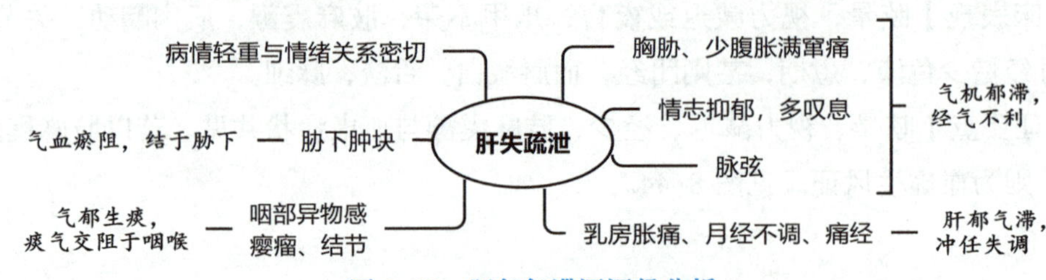

图 8-46　肝郁气滞证证候分析

（四）肝火炽盛证

【概念】火热炽盛，内扰于肝，气火上逆，以头痛、胁痛、急躁易怒、耳鸣为主要表现的实热证。

【临床表现】头目胀痛，痛势剧烈，眩晕，面红目赤，急躁易怒，失眠多梦，耳鸣如潮，甚或突发耳聋，或胁肋灼痛，吐血、衄血，口干苦，大便秘结，小便短黄，舌红苔黄，脉弦数。

【辨证要点】头晕胀痛、胁肋灼痛、急躁易怒、耳鸣与实热症状共见。见图 8–47。

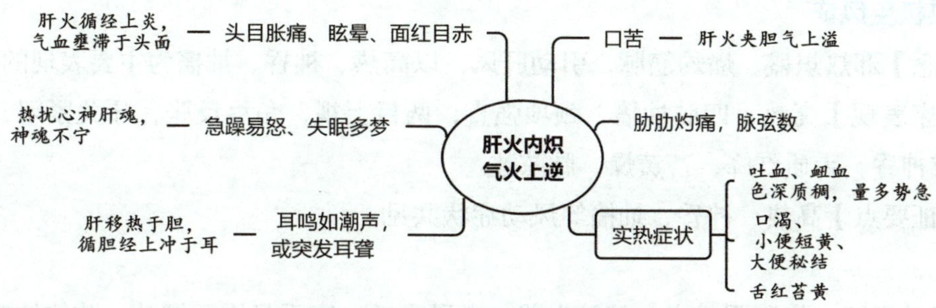

图 8–47　肝火炽盛证证候分析

（五）肝阳上亢证

【概念】肝肾阴亏，阴不制阳，阳亢于上，以眩晕耳鸣，头目胀痛，面红烦躁，腰膝酸软为主要表现的上盛下虚证。

【临床表现】头目胀痛，眩晕耳鸣，面红目赤，急躁易怒，失眠多梦，头重脚轻，腰膝酸软，舌红少津，脉弦数有力或弦细数。

【辨证要点】眩晕耳鸣、头目胀痛、头重脚轻、腰膝酸软等上盛下虚症状共见。见图 8–48。

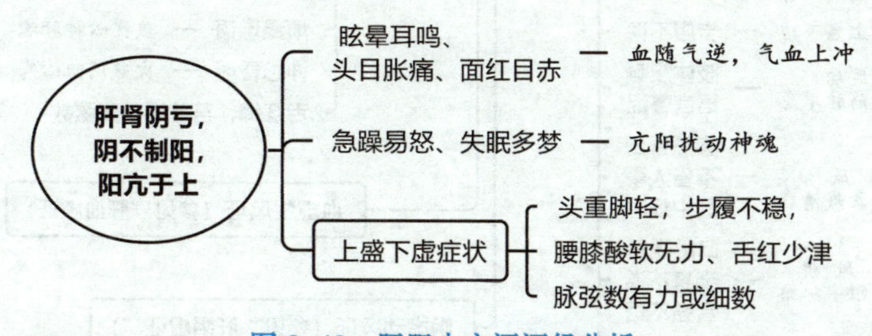

图 8–48　肝阳上亢证证候分析

（六）肝风内动证

肝风内动证泛指以眩晕、抽搐、震颤等为主要表现的一类风动证，因其具有“动摇”特点，属内风。临床常见有肝阳化风、热极生风、阴虚动风和血虚生风等证。见图 8–49。

1. 肝阳化风证

【概念】肝肾阴虚，肝阳上亢，升发无制而化风，以眩晕、肢麻、震颤为主要表现的阳亢证。

【临床表现】眩晕欲仆，头摇而痛，言语謇涩，肢体震颤，手足麻木，步履不正，舌红，脉弦细；重则突然昏倒，不省人事，舌强不语，喉中痰鸣，口眼㖞斜，半身不遂，舌红苔腻，脉弦有力。

【辨证要点】眩晕，肢麻，震颤，或突然昏倒，口眼㖞斜，半身不遂等风动症状共见。

2. 热极生风证

【概念】邪热炽盛，燔灼筋脉，引动肝风，以高热、神昏、抽搐为主要表现的实热证。

【临床表现】高热，四肢抽搐，颈项强直，两目上视，角弓反张，牙关紧闭，或烦躁谵语，或神昏，舌质红绛，苔黄燥，脉弦数。

【辨证要点】高热、神昏、抽搐等风动症状共见。

附

阴虚动风证：指肝阴亏虚，筋脉失养，虚风内动，以手足震颤蠕动、肢体抽搐、眩晕为主要表现的虚热证。参见“肝阴虚证”。

血虚生风证：指肝血亏虚，筋脉失养，虚风内动，以肢体震颤麻木拘急、肌肉瞤动、皮肤瘙痒、眩晕为主要表现的血虚证。参见“肝血虚证”。

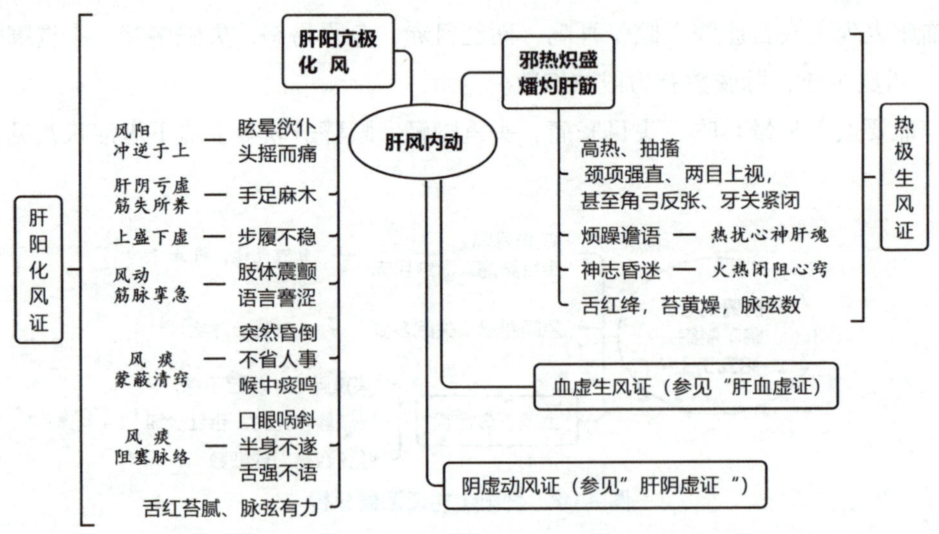

图 8-49 肝风内动证证候分析

（七）寒滞肝脉证

寒邪侵袭，凝滞肝经，以少腹、前阴、颠顶冷痛为主要表现的实寒证。

【临床表现】少腹冷痛，牵引阴部坠胀作痛，或阴器收缩引痛，或颠顶冷痛，遇寒痛甚，得温痛减，恶寒肢冷，舌淡苔白，脉沉紧或弦紧。

【辨证要点】少腹、前阴、颠顶冷痛与实寒症状共见。见图 8-50。

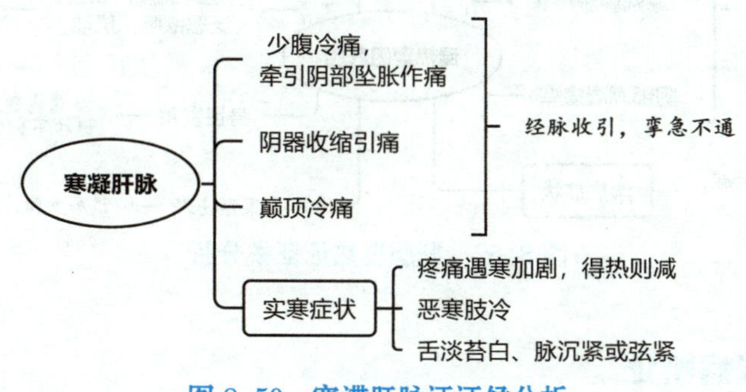

图 8-50　寒滞肝脉证证候分析

（八）胆郁痰扰证

【概念】痰热内扰，胆郁失宣，胆气不宁，以胆怯易惊、惊悸失眠为主要表现的痰热证。

【临床表现】胆怯易惊，惊悸不宁，失眠多梦，烦躁不安，胸胁胀闷，善太息，眩晕，口苦，呕恶，舌红，苔黄腻，脉弦滑数。

【辨证要点】胆怯易惊、惊悸失眠与痰热症状共见。见图 8-51。

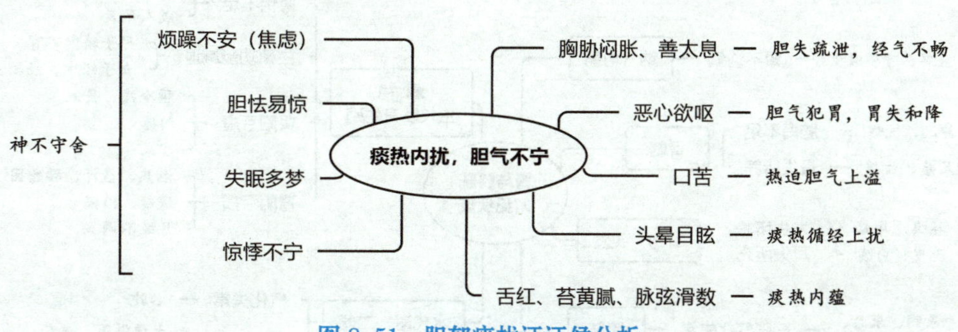

图 8-51　胆郁痰扰证证候分析

（九）肝胆湿热证

【概念】湿热内蕴肝胆，肝胆疏泄失职，以胁肋胀痛、身目发黄为主要表现的湿热证。

【临床表现】胁肋胀痛，纳呆腹胀，口苦厌油，泛恶欲呕，身目发黄，大便不调，小便短黄，或寒热往来，舌红，苔黄腻，脉弦滑数，或为阴部潮湿、瘙痒、湿疹，阴器肿痛，带下黄臭等。

【辨证要点】胁肋胀痛、身目发黄与湿热症状共见。若以阴部瘙痒、带下黄臭为主要表现，则称肝经湿热（下注）证。见图 8-52。

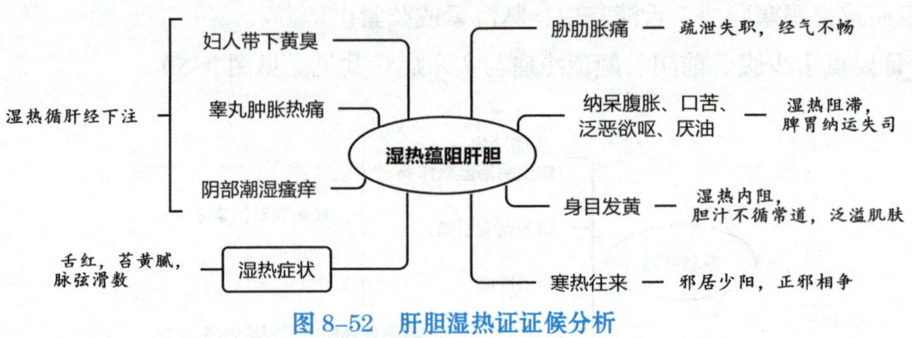

图 8-52　肝胆湿热证证候分析

五、肾与膀胱病辨证

肾的病变主要反映在生长发育，生殖功能，水液代谢的异常方面，临床常见症状有腰膝酸软而痛、耳鸣耳聋、发白早脱、牙齿动摇、阳痿遗精、精少不育、女子经少经闭，以及水肿、二便异常等。膀胱的病变主要反映为小便异常及尿液的改变，临床常见尿频、尿急、尿痛、尿闭以及遗尿、小便失禁等症。

肾病的常见证型虚证为多，可见肾阳虚证、肾阴虚证、肾精不足证、肾气不固证、肾不纳气证等。膀胱病的常见证型为膀胱湿热证。见图 8-53。

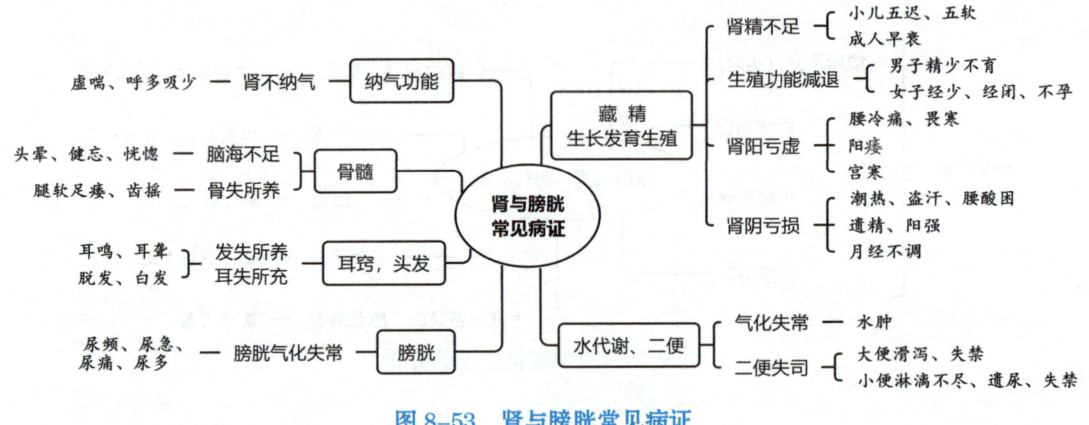

图 8-53　肾与膀胱常见病证

（一）肾阳虚证

【概念】肾脏阳气虚衰，温煦失职，气化无权，以腰膝酸冷、性欲低下、夜尿频多、久泄不止、浮肿为主要表现的阳虚证。

【临床表现】腰膝酸软冷痛，畏寒肢冷，尤以下肢为甚，精神萎靡，面色㿠白或黧黑，舌淡胖苔白，脉沉弱。或男子阳痿，女子宫寒不孕；或大便久泄不止，完谷不化，五更泄泻；或浮肿，腰以下为甚，按之没指，甚则腹部胀满，全身肿胀，心悸咳喘。

【辨证要点】腰膝酸冷，性欲低下，或夜尿频多，或久泄不止，或浮肿与阳虚症状共见。见图 8–54。

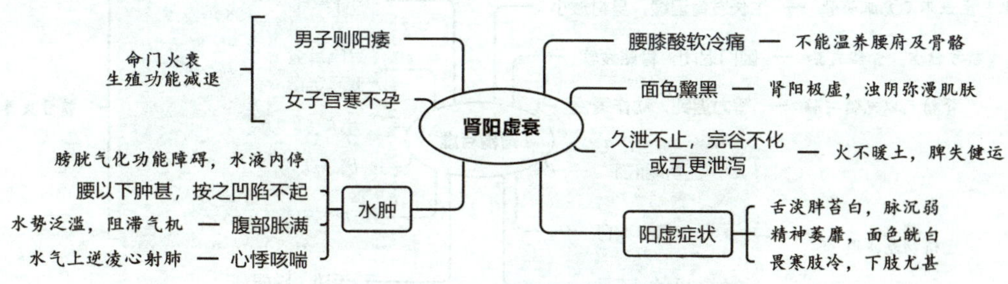

图 8–54　肾阳虚证证候分析

（二）肾阴虚证

【概念】肾脏阴液不足，失于濡养，虚热内扰，以腰膝酸软、头晕耳鸣、男子遗精、女子月经失调为主要表现的阴虚证。

【临床表现】腰膝酸痛，眩晕耳鸣，失眠多梦，男子遗精早泄，女子经少经闭，或见崩漏，形体消瘦，潮热盗汗，五心烦热，咽干颧红，溲黄便干，舌红少津，脉细数。

【辨证要点】腰膝酸软，头晕耳鸣，或男子遗精，或女子月经失调与阴虚症状共见。见图 8–55。

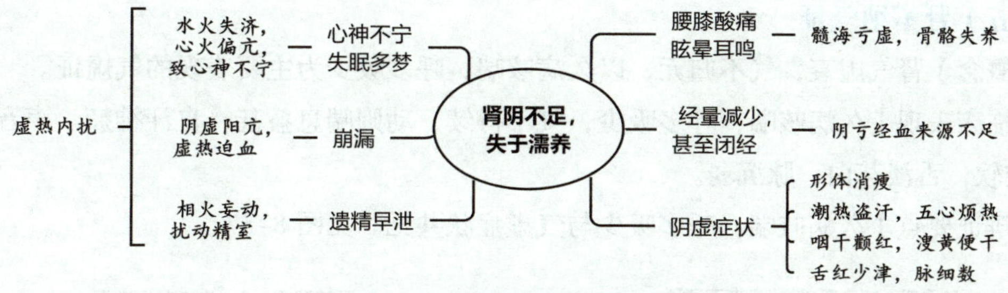

图 8–55　肾阳虚证证候分析

（三）肾精不足证

【概念】肾精亏虚，生长、发育与生殖功能减退，以生长发育迟缓、生育功能低下、早衰为主要表现的证。

【临床表现】小儿生长发育迟缓，身材矮小，智力和动作迟钝，囟门迟闭，骨骼痿软；成人男子精少不育，女子经闭不孕，性功能减退；早衰，发脱齿摇，耳鸣耳聋，健忘恍惚，动作迟缓，足痿无力，精神呆钝。舌淡，脉弱。

【辨证要点】小儿生长发育迟缓，成人生殖功能减退、早衰。见图 8–56。

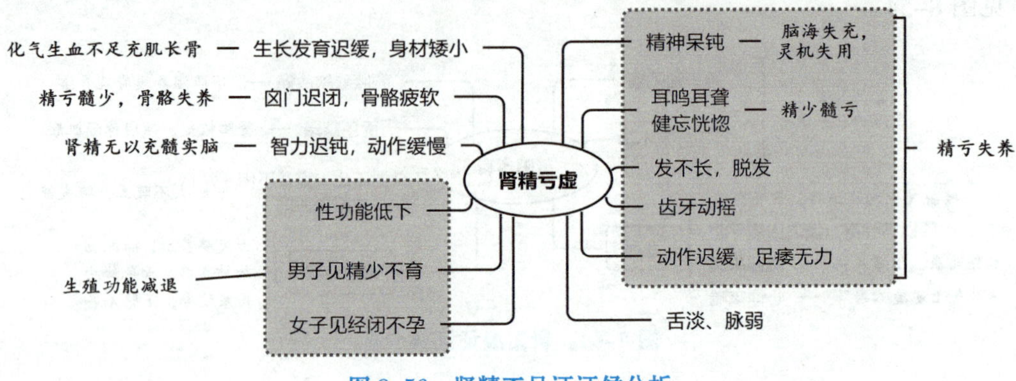

图 8-56　肾精不足证证候分析

（四）肾气不固证

【概念】肾气亏虚，固摄无权，以腰膝酸软、小便频数清长、滑精、滑胎、带下量多清稀为主要表现的气虚证。

【临床表现】神疲耳鸣，腰膝酸软，小便频数而清，或尿后余沥不尽，或遗尿失禁，或夜尿频多；男子滑精早泄，女子白带清稀，胎动易滑，舌淡苔白，脉沉弱。

【辨证要点】腰膝酸软、小便频数清长、滑精、滑胎、带下量多清稀与气虚症状共见。

（五）肾不纳气证

【概念】肾气虚衰，气不归元，以久病咳喘，呼多吸少为主要表现的气虚证。

【临床表现】久病咳喘，呼多吸少，气不得续，动则喘息益甚，自汗神疲。声音低怯，腰膝酸软，舌淡苔白，脉沉弱。

【辨证要点】久病咳喘，呼多吸少与气虚症状共见。见图 8-57。

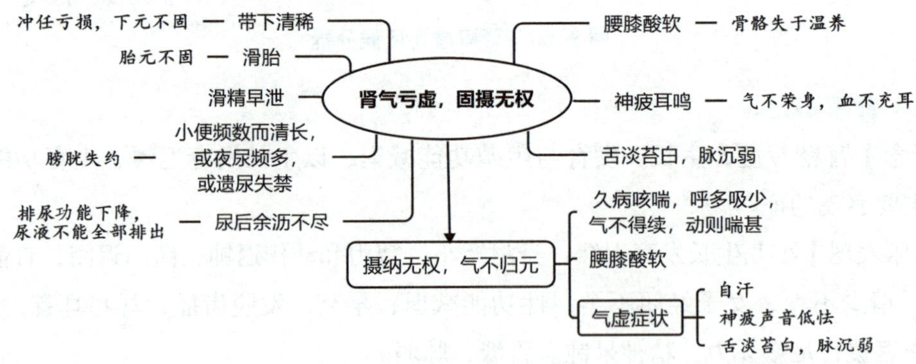

图 8-57　肾不纳气证证候分析

（六）膀胱湿热证

【概念】湿热蕴结膀胱，以尿频、尿急、尿痛、尿黄为主要表现的湿热证。

【临床表现】尿频尿急，排尿艰涩，尿道灼痛，尿黄赤浑浊或尿血，或有砂石，小腹痛胀迫急，或伴见发热，腰酸胀痛，舌红苔黄腻，脉滑数。

【辨证要点】尿频、尿急，尿痛、尿黄与湿热症状共见。见图 8-58。

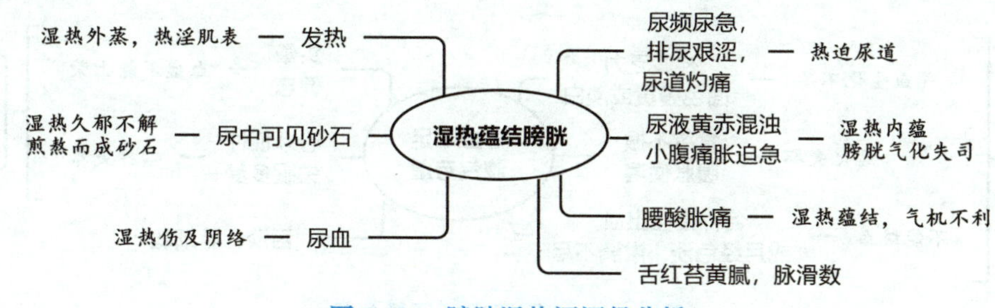

图 8-58　膀胱湿热证证候分析

六、脏腑兼证

两个或两个以上脏腑的病证同时并见，称为脏腑兼证。

发生兼证的脏腑在生理和病理上常有着密切联系，因此，辨证时必须注意辨析各相关症状的有无、先后、主次、因果等关系，明确其复杂的病理机制，以便临床辨证论治。

脏腑兼证在临床上非常多见，这里仅介绍常见的两个非表里关系的脏腑之间的相兼病证。

（一）心肾不交证

【概念】心肾水火既济的生理关系失调，以心烦、失眠、耳鸣、腰酸、梦遗为主要表现的虚热证。

【临床表现】心烦失眠，惊悸多梦，头晕，耳鸣，腰膝酸软，梦遗，口燥咽干，五心烦热，潮热盗汗，舌红少苔，脉细数。

【辨证要点】心烦、失眠、腰酸、耳鸣、梦遗与阴虚症状并见。见图 8-59。

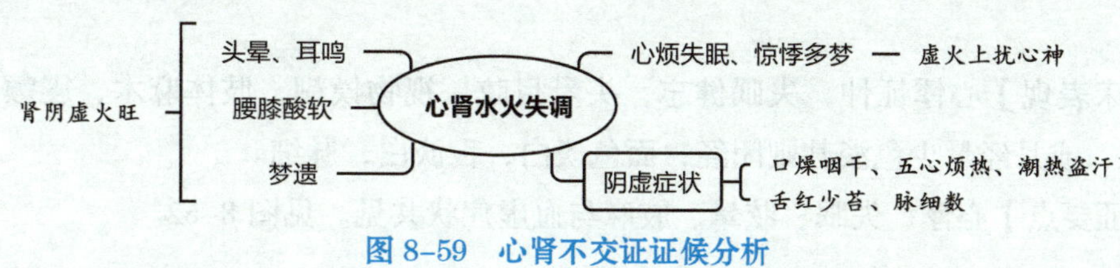

图 8-59　心肾不交证证候分析

（二）心脾两虚证

【概念】心血不足，脾气亏虚，以心悸、失眠、食少、腹胀、便溏为主要表现的虚弱证。亦称心脾气血虚证。

【临床表现】心悸怔忡，失眠多梦，头晕健忘，食欲不振，腹胀便溏，神疲乏力，面色萎黄或淡白，或见各种慢性出血，月经色淡、淋漓不尽，舌淡白，脉细弱。

【辨证要点】心悸、失眠、食少、腹胀，或兼慢性出血与气虚、血虚症状共见。见图8-60。

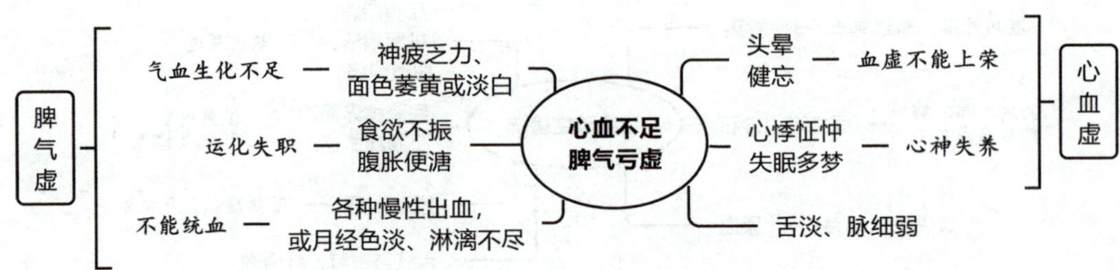

图8-60　心脾两虚证证候分析

（三）心肺气虚证

【概念】心肺两脏气虚，鼓动乏力，以心悸、咳喘为主要表现的气虚证。

【临床表现】心悸胸闷，咳喘气短，动则尤甚，咯痰清稀，神疲乏力，声低懒言，自汗，面色淡白，舌淡苔白，或唇舌淡紫，脉弱或结代。

【辨证要点】咳喘无力、心悸胸闷与气虚症状共见。见图8-61。

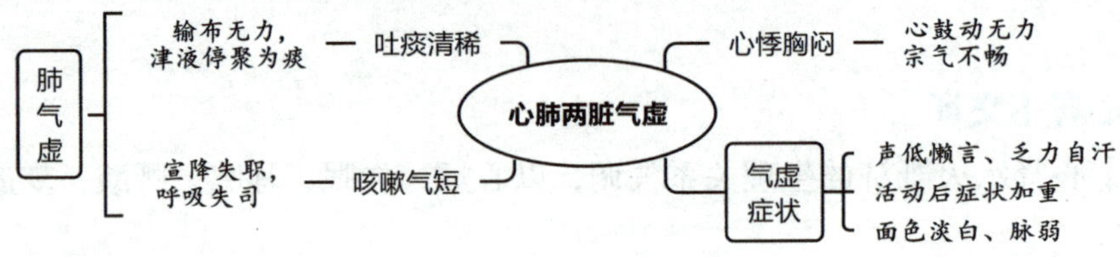

图8-61　心脾两虚证证候分析

（四）心肝血虚证

【概念】心肝两脏血虚，不能荣养，以心悸、失眠、头晕目眩、肢麻为主要表现的血虚证。

【临床表现】心悸怔忡，失眠健忘，头晕目眩，视物模糊，肢体麻木、震颤、拘挛，爪甲不荣，或月经量少色淡甚则闭经，面色淡白，舌淡白，脉细。

【辨证要点】心悸、失眠、眩晕、肢麻与血虚症状共见。见图8-62。

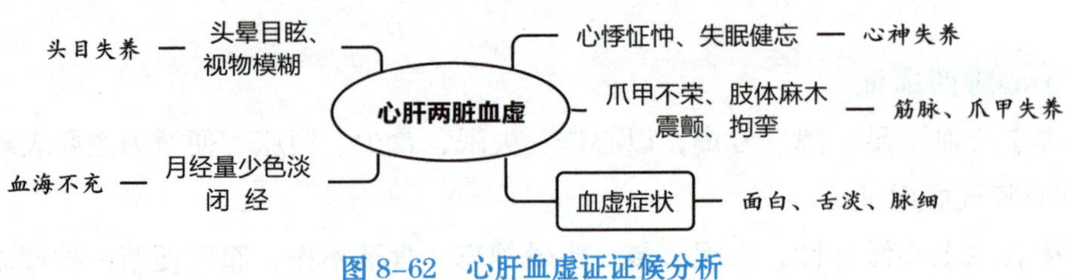

图8-62　心肝血虚证证候分析

（五）心肾阳虚证

【概念】心肾阳气亏虚，不能温煦，以心悸怔忡、腰膝酸冷、肢体浮肿为主要表现的虚寒证。

【临床表现】心悸怔忡，形寒肢冷，肢体浮肿，小便不利，神疲乏力，腰膝酸冷，唇甲青紫，舌淡紫，苔白滑，脉弱。

【辨证要点】心悸怔忡、腰膝酸冷、肢体浮肿与阳虚症状共见。其水肿明显者，可称为水气凌心证。见图 8-63。

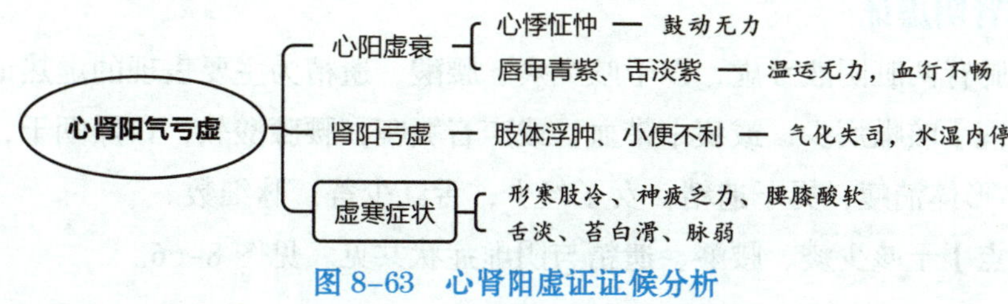

图 8-63 心肾阳虚证证候分析

（六）脾肺气虚证

【概念】脾肺两脏气虚，以咳喘、气短、咯痰清稀、食少、腹胀、便溏为主要表现的气虚证。

【临床表现】气短而喘，久咳不止，咯痰清稀，食欲不振，腹胀便溏，声低懒言，神疲乏力，或兼面部虚浮，下肢微肿，面白少华，舌淡，苔白滑，脉弱。

【辨证要点】咳喘、气短、咯痰清稀、食少、便溏与气虚症状共见。见图 8-64。

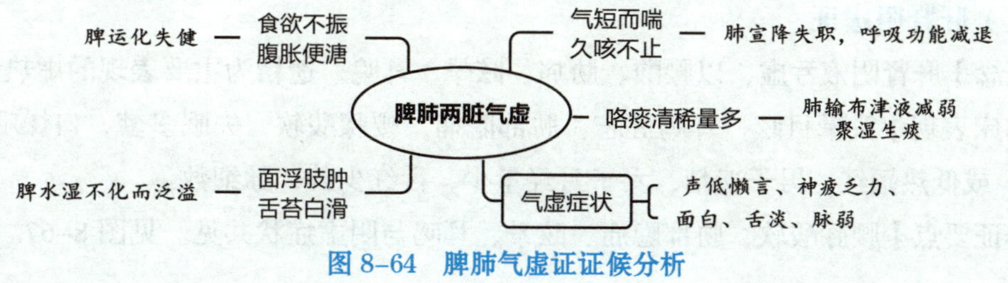

图 8-64 脾肺气虚证证候分析

（七）脾肾阳虚证

【概念】脾肾阳气亏虚，以久泻久痢、水肿、腰腹冷痛为主要表现的虚寒证。

【临床表现】形寒肢冷，腰膝、下腹冷痛，久泻久痢不止，或五更泄泻，完谷不化，便质清冷，或全身水肿，小便不利，面色㿠白，舌淡胖，苔白滑，脉沉迟无力。

【辨证要点】久泻久痢、水肿、腰腹冷痛与阳虚症状共见。见图 8-65。

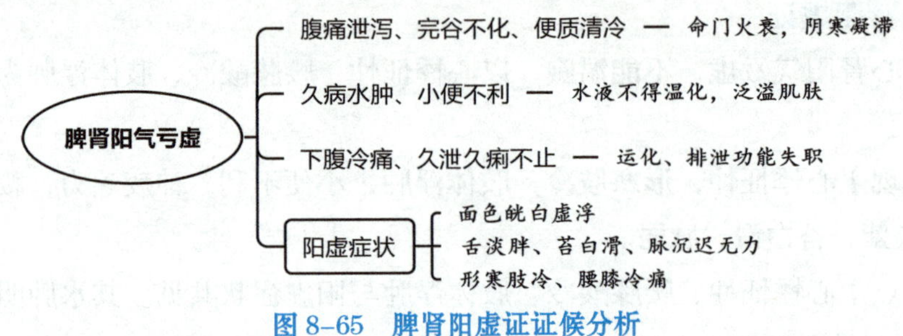

图 8-65　脾肾阳虚证证候分析

（八）肺肾阴虚证

【概念】肺肾两脏阴液亏虚，以干咳少痰、腰酸、遗精为主要表现的虚热证。

【临床表现】咳嗽痰少，或痰中带血，或声音嘶哑，腰膝酸软，口燥咽干，骨蒸潮热，盗汗，颧红，形体消瘦，男子遗精，女子经少，舌红少苔，脉细数。

【辨证要点】干咳少痰、腰酸、遗精与阴虚症状共见。见图 8-66。

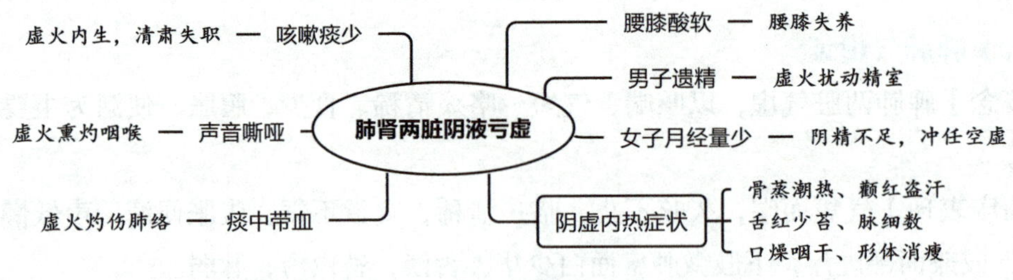

图 8-66　肺肾阴虚证证候分析

（九）肝肾阴虚证

【概念】肝肾阴液亏虚，以腰酸、胁痛、眩晕、耳鸣、遗精为主要表现的虚热证。

【临床表现】头晕目眩，耳鸣健忘，胁部隐痛，腰膝酸软，失眠多梦，口燥咽干，五心烦热，或低热颧红，男子遗精，女子月经量少，舌红少苔，脉细数。

【辨证要点】腰膝酸软、胁部隐痛、眩晕、耳鸣与阴虚症状共见。见图 8-67。

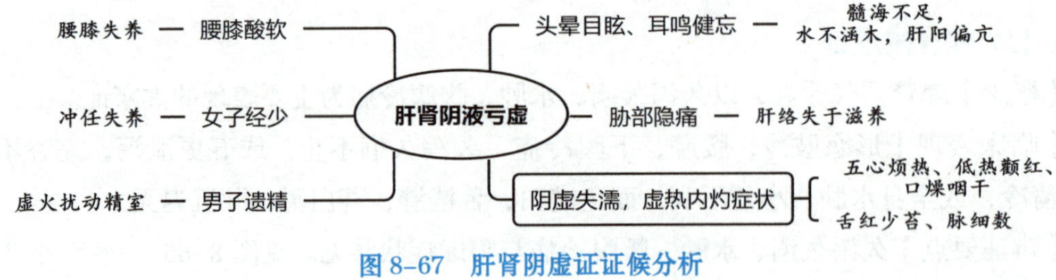

图 8-67　肝肾阴虚证证候分析

（十）肝脾不调证

【概念】肝失疏泄，脾失健运，以胸胁胀痛、情志抑郁、腹胀、便溏为主要表现的证。

【临床表现】胸胁胀满窜痛，善太息，情志抑郁，或急躁易怒，食欲下降，腹胀便溏，肠鸣矢气，或大便溏结不调，或腹痛欲泻，泻后痛减，舌苔白，脉弦或缓弱。

【辨证要点】胸胁胀痛、情志抑郁、腹胀、便溏症状共见。

（十一）肝胃不和证

【概念】肝气郁结，胃失和降，以脘胁胀痛、嗳气、吞酸、情绪抑郁为主要表现的气滞证。

【临床表现】胃脘、胁肋胀痛或窜痛，呃逆，嗳气，吞酸嘈杂，饮食减少，情绪抑郁，善太息，或烦躁易怒，舌淡红，苔薄白或薄黄，脉弦。

【辨证要点】脘胁胀痛、嗳气、吞酸、情绪抑郁症状共见。见图 8-68。

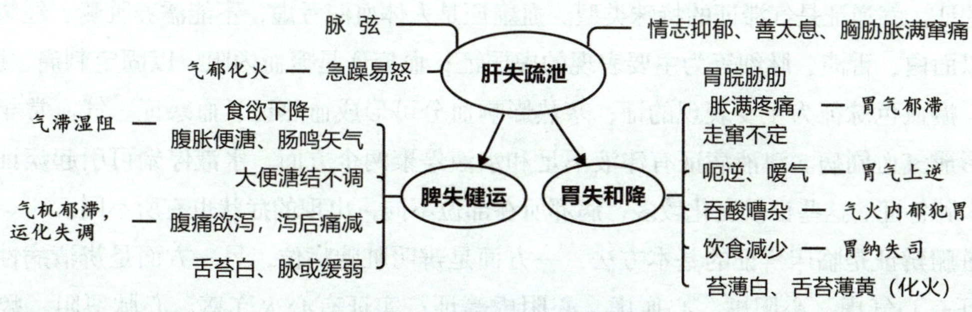

图 8-68　肝胃不和证证候分析

（十二）肝火犯肺证

【概念】肝经气火上逆犯肺，以咳嗽阵作、痰黄或咳血、胸胁灼痛、急躁为主要表现的实热证。

【临床表现】咳嗽阵作，痰黄稠黏，甚则咳血，胸胁灼痛，急躁易怒，头胀头晕，面红目赤，烦热口苦，舌质红，苔薄黄，脉弦数。

【辨证要点】咳嗽阵作、痰黄或咳血、胸胁灼痛、急躁与实热症状共见。见图 8-69。

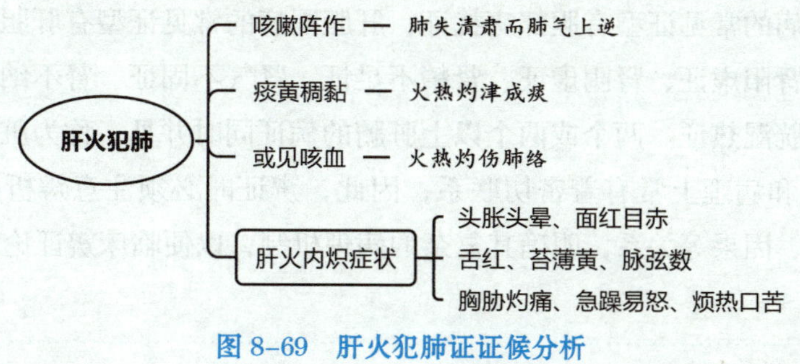

图 8-69　肝火犯肺证证候分析

小结

八纲辨证是中医各种辨证的总纲。表里是辨别病变部位、病情轻重和病势趋向的两个纲领，病变处于人体皮毛、肌腠、经络在外属表证，多表示疾病初起且较轻；病变处于五脏六腑在内属里证，脏腑受病表示病邪入里，且一般比较重，有表证、里证、半表半里证等证。寒热是辨别疾病性质的两个纲领，是阴阳偏盛偏衰的具体表现，有寒证、热证、寒热错杂证等证。虚实是以概括和辨别正气强弱和邪气盛衰的两个纲领，有虚证、实证、虚实夹杂证等证候。阴阳是概括病证类别的一对纲领，表证、热证、实证属阳证；里证、寒证、虚证属阴证，还有阳虚证、阴虚证等具体证候。八纲间证候可以相互叠加形成相对具体的证候。

气血津液辨证，是运用气血津液理论，判断其气、血、津液病机、证型的辨证方法。气虚证是元气不足，以气短、乏力、神疲、脉虚等为主要表现的虚弱证，气陷证是气虚的特殊类型；气滞证是人体某一脏腑，某一部位气机阻滞，运行不畅，以胀闷、疼痛、脉弦为主要表现的证，气逆证是气滞证的特殊类型。血虚证是人体血液亏虚，不能濡养脏腑、经络、官窍，以面白、舌淡、脉细等为主要表现的虚弱证；血瘀证是瘀血内阻，以固定刺痛、肿块、出血、瘀血色脉征为主要表现的证；寒热影响血分可形成血热证、血寒证。气血常相互影响，形成气血同病。津液病证有津液不足和水液停聚两个方面。水液停聚可引起痰证、饮证、水肿各证。这些证候变化较多，病邪所在部位不同，出现的症状也有所不同。

脏腑辨证是临床辨证的基本方法，一方面是辨明脏腑病位，另一方面是辨清病性。心病虚证有心气虚、心阳虚、心血虚、心阴虚等证；实证有心火亢盛、心脉痹阻、痰迷心窍、痰火扰神、瘀阻脑络等证。小肠病实证有小肠实热等证。肺病虚证多见气虚和阴虚，实证多见风寒燥热等邪气侵袭或痰湿阻肺，导致风寒、风热、燥邪犯肺证、肺热炽盛证、痰热壅肺证、寒痰阻肺证、饮停胸胁证与风水相搏证。大肠病证多由湿热内侵、津液不足或阳气亏虚等，可致大肠湿热证、大肠液亏证、肠虚滑泄证。脾病虚证有脾气虚证、中气下陷证、脾不统血证、脾阳虚证；实证可见寒湿困脾证、湿热蕴脾证。胃病虚证多见胃阴虚证；实证多见食滞胃脘证、胃寒证、胃热证。肝病实证多见肝郁气滞证、肝火炽盛证、肝经湿热证、寒滞肝脉证；虚证多见肝血虚证、肝阴虚证；虚实夹杂证多见肝阳上亢证、肝风内动证；胆病的常见证型有胆郁痰扰证；肝胆同病的常见证型有肝胆湿热证。肾病以虚证为多，可见肾阳虚证、肾阴虚证、肾精不足证、肾气不固证、肾不纳气证等；膀胱病的常见证型为膀胱湿热证。两个或两个以上脏腑的病证同时并见，称为脏腑兼证。发生兼证的脏腑在生理和病理上常有着密切联系，因此，辨证时必须注意辨析各相关症状的有无、先后、主次、因果等关系，明确其复杂的病理机制，以便临床辨证论治。

复习思考题

一、单项选择题

1. 产生表证的主要原因是（　　）

A. 虫兽所伤　　B. 六淫袭表　　C. 里邪出表
D. 劳倦所伤　　E. 外邪直中

2. 症见发热恶寒，头身痛，无汗，口渴，烦躁，尿黄，其证属（　　）
A. 表邪入里　　B. 表寒里热　　C. 表里俱热
D. 表寒里虚　　E. 里热

3. 下列各项中不属于虚证临床表现的是（　　）
A. 脉沉有力　　B. 面色淡白　　C. 大便稀溏
D. 身倦乏力　　E. 五心烦热

4. 某人恶热喜凉，面红目赤，口渴喜冷饮，烦躁不安，或神昏谵语，腹胀满痛拒按，大便秘结，尿少色黄，舌红苔黄燥，脉洪、滑、数、实等。属于（　　）
A. 实热证　　B. 虚热证　　C. 虚寒证
D. 实寒证　　E. 表实证

5. 以下哪项不是寒证与热证的辨证要点是（　　）
A. 面色赤白　　B. 口渴与否　　C. 小便短赤与清长
D. 舌色红淡　　E. 食量的多少

6. 某患者自觉脘腹部坠胀，子宫脱垂，少气倦怠，头晕眼花，舌淡脉弱，多属（　　）
A. 气虚证　　B. 气陷证　　C. 气滞证
D. 气脱证　　E. 气闭证

7. 下列哪一项不属血虚证表现（　　）
A. 面色淡白无华　　B. 头晕、眼花　　C. 心悸、失眠
D. 肢体麻木　　E. 两颧潮红

8. 患者月经经期错乱，经色紫暗，夹有血块，且少腹冷痛，形寒肢冷，舌紫暗，脉沉涩，多属（　　）
A. 血瘀证　　B. 气滞血瘀证　　C. 血寒证
D. 气虚血瘀证　　E. 气滞证

9. 下列哪一项不属于血瘀证的表现（　　）
A. 痛如针刺　　B. 肿块青紫，拒按　　C. 妇女经闭
D. 脉象细数　　E. 经色紫暗，夹有血块

10. 以下哪一项不是痰与饮的区别点（　　）
A. 痰质地较稠，饮质地较稀
B. 痰流动性大，饮流动性小
C. 痰致病广泛，饮致病局限
D. 痰性有寒热，饮性多偏寒

E. 饮可凝为痰，痰难化为饮

11. 心病的常见症状一般不包括（　　）

A. 心悸怔忡　　B. 咽喉肿痛　　C. 神昏神乱

D. 心烦失眠　　E. 胸闷胸痛

12. 心脉痹阻证中，胸痛以闷痛为特征的是（　　）

A. 瘀阻心脉　　B. 痰阻心脉　　C. 热郁心脉

D. 寒凝心脉　　E. 气滞心脉

13. 诊断肺病的主要依据是（　　）

A. 胸闷　　B. 少气　　C. 自汗

D. 咳喘　　E. 水肿

14. 肺气虚证的咳喘特点是（　　）

A. 咳喘痰多，色白清稀

B. 咳喘胸闷，喉中痰鸣

C. 咳喘痰少，不易咳出

D. 咳喘痰多，痰黏易咯

E. 咳喘无力，声低气短

15. 下列何证不具有表卫症状（　　）

A. 风寒犯肺证　　B. 风热犯肺证　　C. 痰湿阻肺证

D. 风热证　　E. 燥邪犯肺证

16. 脾病的常见临床表现不包括下列哪项（　　）

A. 嗳气　　B. 出血　　C. 腹胀

D. 便溏　　E. 内脏下垂

17. 脾病虚证的基础证型是（　　）

A. 脾不统血证　　B. 脾气虚证　　C. 脾胃气虚证

D. 脾虚气陷证　　E. 脾阳虚证

18. 下列哪一项不属于肝血虚证的常见临床表现（　　）

A. 肢体麻木　　B. 关节拘急　　C. 皮肤瘙痒

D. 肌肉瞤动　　E. 口眼㖞斜

19. 肾阳虚证的主要症状是（　　）

A. 腰膝酸软　　B. 形体消瘦　　C. 发脱齿摇

D. 小便余沥　　E. 形寒肢冷

20. 肾阴虚证的主要症状是（　　）

A. 健忘恍惚　　B. 形体消瘦　　C. 发脱齿摇

D. 小便余沥　　　　E. 形寒肢冷

21. 患者脘胁胀痛，走窜不定，吞酸嘈杂，不思饮食，烦躁易怒，舌红，苔薄黄，脉弦数。拟诊为（　　）

A. 肝气郁结证　　　　B. 肝火上炎证　　　　C. 肝胃不和证

D. 肝脾不调证　　　　E. 肝胆湿热证

22. 患者咳嗽气喘，心悸胸闷，动则尤甚，唇舌淡紫，神疲乏力，声低懒言，自汗，舌淡，脉弱。拟诊为（　　）

A. 心肺气虚证　　　　B. 心脾两虚证　　　　C. 肺肾阴虚证

D. 脾肺气虚证　　　　E. 心肾阳虚证

23. 下列哪两脏可同时出现血虚的证候（　　）

A. 肝脾　　　　B. 肺肾　　　　C. 肺脾

D. 心肝　　　　E. 肝肺

二、填空题

1. 虚证与实证有虚实夹杂、____ 等方面的关系。

2. 在八纲辨证中，表证、热证、实证均属阳证范畴，___、___、___ 均属阴证范畴。

3. 八纲中的辨表里是辨别疾病的 ____。

4. 气陷证以 ________ 为主要特点。

5. 气滞证以 _________ 为主要特点。

6. 血虚证的舌象常见 ____。

7. 气血同病常见证候有 ____、____、____、____、____。

8. 心血虚证以 ________ 与 ________ 症状共见为辨证要点。

9. 由于致病因素的不同，心脉痹阻证临床可分为 ____ 证、____ 证、____ 证、____ 证等。

10. 风热犯肺证以 _____、_____ 为主症。

11. 脾不统血证是脾气亏虚，不能 _____ 所表现的证候。

12. 寒湿困脾证是以 ________ 及 _____ 为辨证依据。

13. 肝阳上亢证指 _____，_____，_____，以眩晕耳鸣，头目胀痛，面红烦躁，腰膝酸软为主要表现的上盛下虚证。

14. 胆郁痰扰证以 _____、_____ 与 _____ 症状共见为辨证要点。

15. 肾不纳气证以 ________ 与 ____ 为辨证依据。

16. 脾肾阳虚证指脾肾阳气亏虚，以 ____、____、____ 为主要表现的虚寒证。

三、简答题

1. 寒热真假如何鉴别？

2. 如何鉴别虚证与实证？
3. 八纲证之间有何关系？
4. 何谓血瘀证？其临床表现有何特点？
5. 试述阳水水肿的特点。
6. 试述心的病变临床有哪些常见症状。
7. 试述心火亢盛证的概念及临床表现。
8. 风寒犯肺证与风热犯肺证有何异同？
9. 脾气虚证与脾阳虚证的临床表现有何异同？
10. 胃阴虚证和胃热证的临床表现有何异同？
11. 试述肝郁气滞证的概念及临床表现。
12. 肾阴虚证与肾精不足证的临床表现有何不同？
13. 试述肾与其他脏腑常见哪些兼证？
14. 试述肝火犯肺证的概念及临床表现。

第九章
养生、治未病与治疗原则

【学习目标】

掌握养生、治未病的概念与基本原则。

掌握正治与反治、治标与治本、扶正与祛邪、调整阴阳和三因制宜等治疗原则。

熟悉养生、治未病的关系，治疗原则、治疗方法的概念及其相互关系，治病求本的中医治疗学主导思想。

养生、治未病与治疗原则是保持健康，预防疾病发生，阻断疾病发展，或治疗疾病所遵循的基本原则，是在整体观念和辨证论治指导下制定的，反映中医规律和特色的理论知识，是中医理论体系的重要组成部分。

第一节　养生与治未病

文化导读

中医历来重视养生与治未病，在中医经典著作《黄帝内经》中就有诸多论述，初步形成了独具特色的中医养生与治未病的思想原则与方法，并充分体现出中国传统文化的特点。其中，防重于治、未病先防的治未病思想；天人合一、形神一体的整体观；注重调整阴阳的平衡观；动静结合的恒动观；养生方法中的辨证观等，突出体现了中国传统文化的本质。中医养生对强身、防病、益寿有着十分重要的意义。

养生，古代又称“摄生”“道生”“保生”，即调摄保养自身生命的意思，通过各种调摄保养，增强自身的体质，提高正气，增强对外界环境的适应能力和抗御病邪的能力，减少或避免疾病的发生，并通过调摄保养延缓衰老，达到延年益寿的目的。

治未病，是中医学的预防思想，即采取一定的措施，防止疾病的发生与发展。中医学历来注重预防，《黄帝内经》就提出“圣人不治已病治未病”，为中医预防理论奠定了基础。唐代孙思邈将疾病分为未病、欲病、已病三类，指出：“上医医未病之病，中医医欲病之病，下医医已病之病。”与西医学提出的三级预防的概念不谋而合。治未病，对于健康人来说，可增强体质，预防疾病的发生；对于患者而言，可防止疾病的发展与传变。“治未病”的内容主要包括未病先防、既病防变和病后防复。

一、养生的原则

（一）顺应自然

人与自然界是一个有机整体，人的生命活动要遵循自然界的客观规律进行，因此，客观正确地认识自然规律，按照四时阴阳的变化及寒暑季节的更替顺时养生，能够有效强壮人体的正气，避免有害邪气侵袭人体而发生疾病。《素问·四气调神大论》提出“春夏养阳，秋冬养阴”的顺时养生原则，使人体的生理活动与四时阴阳的变化周期同步，保持机体内外环境的协调统一。

（二）形神兼养

形神兼养是形体与精神保持协调统一、身心和谐的养生原则。人体是形神一体，人的精神与形体不可分离，形体是精神的物质基础，精神是形体的功能表现，形体与精神两者合一，相互为用，互为依存。

养形方式多样，重在运动，运动舒展能使气血流通。通过运动、散步、舞蹈、导引、按摩等形式疏通经络，调和气血，通利九窍，健身延年。养神即精神调养，重在养心，心静则神安，神安则体内真气和顺，疾病无从发生。做好调神养性，一方面要避免来自内外环境的不良刺激，二是要提高人体自身的调摄能力。只有身心统一，形神和谐，才能形与神俱，益寿延年。

（三）动静结合

动，以运动锻炼为主以养形体；静，指宁静、平心静气，保持心境的安宁、愉快和少私寡欲、淡泊安定的精神境界。动以养形，通过导引、按摩等各种运动形式疏通经络，调和气血。静以养神，通过清静养神，积精全神，修性怡神，气功炼神等加强精神修养。

养生不仅强调动以养形，静以养神，更强调以动静结合，动中有静，静中有动，外动内静的方法进行身心的调摄和保养。传统的运动养生，将意识活动、呼吸运动和形体运动密切配合，即“意守、调息、动形”三者的和谐统一，三者之中，意守尤为关键，只有精神专注，才能宁神平息，呼吸均匀，运动协调。运动养生虽以运动为外在表现形式，但内在的精神和呼吸调摄同步进行，其实质是通过运动的手段达到使身心内外舒畅，气血周流，整个机体得到全面活动调整的目的。

（四）调养脾肾

肾为先天之本，藏精化气，气能生神，神能御气御形。肾又内含有元阴元阳，为五脏阴阳之根本。保护肾精肾气对人体生命活动至关重要。护肾保精的主要养生方法是房室有节，另外还有运动保健、按摩固肾、食疗保肾、针灸药物调治等。

脾为后天之本，气血生化之源，脏腑经络、形体官窍、气血营卫，无不依靠脾胃化生气血供养，脾胃功能与人体生机之盛衰、生命之寿夭密切相关，故有“有胃则生，无胃则死，是以养生家当以脾胃为先”之说。养生当注意调摄饮食，定时定量，勿过饥过饱，有节制，清洁，谨和五味，克服偏嗜等。

二、治未病

治未病的内容包括未病先防、既病防变和病后防复三个方面。

（一）未病先防

未病先防是指在未病之前，采取各种措施，增强正气，消除有害因素的侵袭，以防止疾病的发生。疾病的发生是邪正盛衰的结果，正气不足是疾病发生的内在因素，邪气是发病的重要条件。未病先防必须从增强人体正气和防止病邪侵害两方面入手。

1. 扶助正气

《素问·上古天真论》说“上古之人，其知道者，法于阴阳，和于术数，食饮有节，起居有常，不妄作劳，故能形与神俱，而尽终其天年，度百岁乃去。”是对养生基本原则与基本方法的高度概括。

（1）法于阴阳　法，即效法、顺应之意。阴阳，指自然界的变化规律。在天人合一思想指导下，中医学认为，自然界四时气候以及昼夜晨昏的阴阳消长变化与人体阴阳的消长变化息息相关，自然界阴阳之变化必然影响到人体，使之发生相应的生理或病理反应。只有顺应自然的变化而摄生，能动地调节饮食起居，采取修身养性的方法，才能摄生防病。

（2）和于术数　和，调和。术数，此指养生的方法，如导引、按跻、吐纳等方法。和于术数，即恰当地运用各种养生的方法。古人养生注重“形神合一”“形动神静”。形动即加强形体的锻炼。适当的形体活动，可以促进气血流畅，肌肉筋骨强健，也可以调节精神情志活动，促进身心健康，能预防疾病。传统的健身术如太极拳、易筋经、八段锦以及一些偏于健身的武术等，均具有此特色。

（3）食饮有节　调摄饮食要注意饮食宜忌。一是提倡饮食有节律、有节制；二是注意饮食卫生；三是克服饮食偏嗜。正如《素问·藏气法时论》说：“五谷为养，五果为助，五畜为益，五菜为充。气味合而服之，以补益精气。”此外，药膳保健也是中医养生颇具特色的一种养生方法。

（4）起居有常　起居有常要求生活起居要有一定的规律。既要顺应四时和昼夜晨昏的阴阳变化，安排适当的作息时间，达到增进健康和预防疾病的目的，又要注意劳逸适度，弛张结合。劳逸过度则损害健康，过劳可耗伤气血，过逸易导致气血瘀滞，均能引起疾病的发生。

（5）调畅情志　情志内伤可以损害脏腑精气，影响脏腑气机。《素问·上古天真论》说："恬惔虚无，真气从之，精神内守，病安从来？"强调养生过程中内调精神的重要性。调节精神情志，使心情舒畅，心态平和，有利于身心健康。

2. 防止病邪侵害

（1）避其邪气　《素问·上古天真论》说："虚邪贼风，避之有时。"要谨慎躲避外邪的侵害。其中包括顺应四时，防六淫之邪的侵害，如夏日防暑，秋天防燥，冬天防寒等；避疫毒，防疠气的传染等。

（2）药物预防　通过药物提高机体的免疫功能，防止病邪的侵袭，起到预防疾病的作用。16世纪发明了人痘接种术预防天花，开人工免疫之先河，为后世的预防接种免疫学的发展做出了重要贡献。近年来，用板蓝根、大青叶预防流感、腮腺炎，用茵陈、贯众预防肝炎等，都是有效的预防方法。

（二）既病防变

1. 早期诊治

疾病的初期，病位较浅，病情多轻，正气未衰，因而传变较少，病情易于治疗。《素问·阴阳应象大论》说："善治者治皮毛，其次治肌肤，其次治筋脉，其次治六腑，其次治五脏。治五脏者，半死半生也。"

2. 防止传变

防止传变，要求在掌握疾病的发生发展规律及其传变途径的基础上，通过早期诊断与治疗以防止疾病的发展。防止传变包括阻截病传途径与先安未受邪之地两个方面。

（1）阻截病传途径　根据疾病传变规律和途径，及早采取措施以防止传变。如伤寒病的六经传变，病初多在太阳经，太阳病阶段的正确、有效的治疗，是截断外感病病势发展的最佳措施。如温病卫气营血传变，起始阶段多卫分证，宜辛凉解表治疗。但卫分证多短暂，易涉及气分，故温病初期的治疗，在辛凉解表的同时，宜兼清气分之邪，从而阻断病情发展。

（2）先安未受邪之地　《金匮要略·脏腑经络先后病脉证》说："见肝之病，知肝传脾，当先实脾。"临床上在治疗肝病的同时，常配以调理脾胃的药物，使脾气旺盛而不受邪致病，收到良效。温热病伤及胃阴时，其病变发展趋势将耗及肾阴，清代医家叶天士主张在甘寒养胃阴的方药中，加入咸寒滋养肾阴的药物，以防止肾阴的耗损。

（三）病后防复

病后防复，指的是疾病初愈、缓解或痊愈后，由于机体尚未完全恢复到正常状态，从生活、饮食、情志等方面调养防止疾病复发或病情反复。疾病初愈阶段，大多有邪气留恋之势，正气尚未完全恢复，这就要求在该阶段针对患者的具体情况，采取相应的措施，促进脏腑经络的功能尽快回复正常，达到邪尽病除，正气恢复，消除宿根，防止复发或病情反复。《素问·热论》在论述热病的饮食禁忌时说："病热少愈，食肉则复，多食则遗，此其禁也。"

第二节　治疗原则

案例导入

董某，男，45岁，已婚，职员，2015年7月9日初诊。自诉胃脘部疼痛反复发作2年。现症见胃痛隐隐，绵绵不休，冷痛不适，喜温喜按，空腹痛甚，得食则缓，食冷或受凉后疼痛发作或加重，泛吐清水，食少，神疲乏力，手足不温，大便溏薄，舌淡苔白，脉虚弱。

问题：请根据案例信息判断患者病变的脏腑，并结合本节内容分析适合的治疗原则有哪些？

治疗原则，是治疗疾病时所必须遵循的基本原则，简称治则。治则是在整体观念和辨证论治指导下制定的治疗疾病的准则，对临床确定治法、处方、用药、针灸等具有普遍的指导意义。

治疗方法，是在治则的指导下制定的针对疾病与证候的治疗方法和治疗措施，简称治法。如针对疾病而言，外感病一般用汗法，虚劳病用补法；针对具体证候而言，如风寒表证用辛温解表法，肝阳上亢用镇肝息风法等；治疗措施是治疗的具体技术、方式与途径，如药物、针灸、按摩、导引、熏洗等。

治则与治法既有联系又有区别。治则是治疗疾病的基本原则，具有原则性和普遍性意义；治法是在治则指导下确立的，从属于一定的治则，是治则的具体体现，具有针对性及可操作性，较为具体而灵活。治则与治法的运用，体现了中医治疗学原则性与灵活性的有机结合。

治病求本，是中医学治疗疾病的主导思想，是指在治疗疾病时，必须辨析疾病的病因病机，抓住疾病的本质，针对疾病的本质进行治疗。治病求本的"本"，是指疾病的病因病机，因其涵盖了病因、病性、病位、邪正关系、机体体质及机体反应性等，因而是疾病本质的概括。故“求本”实际上是辨清病因病机，确立证候，这是整体观念与辨证论治在治疗中的体现。

在“治病求本”的主导思想指导下，中医确立的基本治疗原则包括正治反治、治标治本、扶正祛邪、调整阴阳、三因制宜等。

一、正治与反治

在疾病过程中，有疾病本质与临床征象（主要指症状与体征）一致者，有本质与征象不一致者，故有正治与反治的不同。正治与反治，是从用药性质的寒热、补泻功效与疾病的本质、现象之间的相反或一致关系而提出的两种治法。

（一）正治

正治，是指采用与疾病的证候性质相对的方药进行治疗的治疗原则。方药与疾病证候性质相对、相逆，又称“逆治”。适用于疾病的征象与其本质一致的病证。

正治的内容包括以下几点。

1. 寒者热之

寒性病证表现寒象，用温热性质的方药来治疗，即以热药治寒证。如表寒证用辛温解表方药，里寒证用辛热温里的方药。

2. 热者寒之

热性病证表现热象，用寒凉性质的方药来治疗，即以寒药治热证。如表热证用辛凉解表方药，里热证用苦寒清里的方药。

3. 虚则补之

虚损性病证表现虚象，用具有补益作用的方药来治疗，即以补益药治虚证。如阳虚用温阳的方药，阴虚用滋阴方药，气虚用益气方药，血虚用补血方药。

4. 实则泻之

邪实病证表现实证征象，用攻逐邪实的方药来治疗，即以祛邪泻实药治实证。如食积用消食导滞的方药，血瘀用活血化瘀的方药。

（二）反治

反治，是指顺应病证的假象而确定的治疗原则。方药性质与病证表现出的假象的性质一致，又称“从治”，适用于疾病的征象与其本质不完全一致的病证。某些严重的、复杂的疾患，常有寒热或虚实的真象、假象并存的情形，反治即针对疾病过程中出现了临床假象的病证而确立的治则。

需要强调的是，反治用药虽然是顺从病证的假象，但却是逆其病证的本质，仍然是针对疾病的本质而进行的治疗。

反治的内容包括以下几点。

1. 寒因寒用

用寒凉性质的药物来治疗具有假寒征象的病证，即以寒治寒。适用于阳盛格阴的真热假寒证。如热厥证，由于里热盛极，阳气郁阻于内，不能外达于肢体，格阴于外而见手足厥冷，脉沉伏之假寒之象。患者虽手足逆冷，但躯干部却壮热，或见恶热、烦渴饮冷、小便短赤、舌红绛、苔黄等里真热的征象。其外在寒象是假，内热盛极才是病之本质，故须用寒凉药清其内热。

2. 热因热用

用温热性质的药物来治疗具有假热征象的病证，即以热制热。适用于阴盛格阳的真寒假热证。如阴盛格阳的寒厥证，由于阴寒充塞于内，逼迫阳气浮越于外，可见身反不恶寒，面赤如妆等假热之象，阴寒内盛是病本，故同时也见泻下清稀，四肢厥逆，脉微欲绝，舌淡苔白等真寒的表现。因此，当用温热方药以治其本。

3. 通因通用

用通利的药物来治疗具有通泻症状的实证，即以通治通。适用于实邪内阻出现通泄症状的真实假虚证。如食滞胃肠致腹痛泄泻，泻下臭如败卵，当消食导滞攻下，使食积去而泄自止。如瘀血内阻，血不循经所致的崩漏，当活血化瘀，瘀去则血自归经而出血自止。再如湿热下注而致小便滞涩的淋证，见尿频、尿急、尿痛等症，以利尿通淋而清其湿热，则小便通利。

4. 塞因塞用

用补益药物来治疗具有闭塞不通症状的虚证，即以补开塞。适用于体质虚弱，脏腑精气功能减退而出现闭塞症状的真虚假实证。如血虚而致经闭者，肾阳虚衰致便秘者，脾气虚弱出现纳呆、脘腹胀满、大便不畅等，主要是针对病证虚损不足的本质治疗，闭塞不通的症状自可消除。

二、治标与治本

（一）标本的概念

标本是相对而言，常用来概括说明事物的本质与现象，中医学中常用来概括病变过程中矛盾的主次先后关系。就邪正而言，正气为本，邪气为标；病机与症状而言，病机为本，症状是标；疾病先后言，旧病、原发病为本，新病、继发病是标。

掌握疾病的标本，就能从复杂的疾病矛盾中找出和处理其主要矛盾或矛盾的主要方面，分清主次，抓住治疗的关键。标本主次有不同，故治疗上有先后缓急之分。

（二）标本治则的运用

1. 急则治标

病证急重时的标本取舍原则是标病急重，则当先治、急治其标。标急的情况多出现在急重、甚或危重症中，或急病而病情非常严重时。如高热、剧痛、大出血、尿闭、抽搐、昏迷、虚脱等，均应先治急治。

如臌胀多在肝病基础上形成，肝血瘀阻为本，腹水为标，若腹水严重，腹部胀满，呼吸急促，二便不利时，则为标急，此时当先治标病之腹水，待腹水减退，病情稳定后，再治其肝病。如大出血患者，故不论何种原因的出血，均应紧急止血以治标，待血止，病情缓和后再治其病本。

2. 缓则治本

适用于病情缓和，病势迁延，暂无急重病状，如慢性病或急性病恢复期，当从疾病本质的治疗。如结核病肺肾阴虚之咳嗽，阴虚为本，咳嗽为标，当以滋养肺肾治本，而不宜单纯止咳治标，本病得到控制，标病自行缓解。如气虚自汗，气虚不摄为本，汗出为标，单纯以止汗难以奏效，当补气治其本，气足则自能收摄汗液。

3. 标本兼治

当标本并重，俱为急重或俱不急重时，当标本兼治。如脾虚水肿，脾虚为本，水湿为标，治可补益脾气与祛湿利水同用。如素体气虚，抗病力低下，反复感冒，如单补气则易留邪，纯发汗解表则易伤正，此时治宜益气兼解表。

三、扶正与祛邪

疾病的过程，是邪正斗争的过程。邪正斗争的盛衰决定着疾病的发生、发展、变化与转归，因此，治疗疾病当扶助正气，祛除邪气，使疾病向好转或痊愈的方向转化。

（一）扶正祛邪的概念

扶正，即扶助正气，增强体质，提高机体的抗病祛邪及康复能力的一种治疗原则。适用于各种虚证，即“虚则补之”。常用方法有益气、养血、滋阴、温阳等。

祛邪，即祛除邪气，消解病邪的侵袭和损害的一种治疗原则。适用于各种实证，即所谓“实则泻之”。根据邪气的不同，治疗方法各异。常用方法有发汗、涌吐、攻下、消导、化痰、活血、散寒、清热、祛湿等。

扶正与祛邪相互为用，相辅相成。扶正增强了正气，有助于祛除病邪，即“正胜邪自去”；邪气被除的同时，减轻了对正气的侵害，即“邪去正自安”。

（二）扶正祛邪的运用

1. 运用原则

扶正祛邪的临床运用应遵循以下三个原则：一是攻补应用合理，即扶正用于虚证，祛邪用于实证。二是把握先后主次，对虚实错杂证，应根据虚实的主次与缓急，决定扶正祛邪运用的先后与主次。三是扶正不留邪，祛邪不伤正。

2. 具体运用

（1）单独运用　①扶正：适用于虚证。扶正的运用，当分清虚证所在的脏腑经络部位，精气血津液阴阳的种类，还应注意用药的峻烈与和缓、剂量、疗程适度。②祛邪：适用于实证。祛邪的运用，当辨清病邪性质、强弱、所在病位，还应注意中病则止，避免用药太过而伤正。

（2）同时运用　攻补兼施，适用于虚实夹杂的病证。据虚实主次不同，分为两种情况。①扶正兼祛邪：正虚为主的虚实夹杂证。如脾虚水肿病证，以脾虚为主要表现者。②祛邪兼扶正：邪实为主的虚实夹杂证。如热病伤阴病证，以热邪亢盛为主要表现者。

（3）先后运用　也适用于虚实夹杂证。根据虚实的轻重缓急而变通使用。①先扶正后祛邪：适用于正虚为主，机体不能耐受者。此时兼顾祛邪会更伤正气，故当先扶助正气，正气能耐受攻伐时再予以祛邪。②先祛邪后扶正：适用于邪盛为主，扶正易助邪者。

四、调整阴阳

调整阴阳，即指纠正疾病过程中机体阴阳的偏盛偏衰，损其有余、补其不足，恢复人体阴阳的相对平衡的治疗原则。

（一）损其有余

损其有余，即“实则泻之”，适用于阴阳偏盛的实证。

“阳胜则热”的实热证，根据阴阳对立制约原理，宜用寒凉药以泻其偏盛之阳热，即“热者寒之”。

“阴胜则寒”的寒实证，根据阴阳对立制约原理，宜用温热药以消解其偏盛之阴寒，此即“寒者热之”。

（二）补其不足

补其不足，即“虚则补之”，适用于阴阳偏衰的虚证。主要的补虚方法有以下几种。

1. 阴阳互制的补虚方法

（1）阴虚之虚热证　宜滋阴以制约相对亢盛的阳气，《素问·阴阳应象大论》称为“阳病治阴”，唐代王冰解释为“壮水之主，以制阳光”。

（2）阳虚之虚寒证　宜扶阳以抑制相对亢盛的阴气，《素问·阴阳应象大论》称为“阳病治阴”，唐代王冰解释为“益火之源，以消阴翳”。

2. 阴阳互济的补虚方法

（1）阴虚之虚热证　根据阴阳互根互用的原理，补阴时适当佐以补阳药的治法，为“阳中求阴”。

（2）阳虚之虚热证　根据阴阳互根互用的原理，补阳时适当佐以补阴药的治法，为“阴中求阳”。

3. 阴阳并补

对阴阳两虚则可采用阴阳并补之法治疗。根据阴虚阳虚的主次有所侧重。

4. 回阳救阴

适用于阴阳亡失者。亡阳者，当回阳以固脱；亡阴者，当救阴以固脱。

五、三因制宜

三因制宜是因时、因地和因人制宜的统称，指在治疗疾病时要根据时令、地域、患者等具体情况，制定适宜治疗方法的原则。

（一）因时制宜

根据时令气候节律特点，来制定适宜的治疗原则，称为“因时制宜”。因“时”，一是指自然界的时令气候特点，二是指年、月、日的时间变化规律。

如夏季炎热，当此阳盛之时，机体腠理疏松开泄，则易于汗出，即使感受风寒而致病，辛温发散之品亦不宜过用，以免伤津耗气或助热生变。寒冬时节，人体阴盛而阳气内敛，腠理致密，同是感受风寒，则辛温发表之剂使用时应相对加量；但此时若病热证，则当慎用寒凉过度，以防损伤阳气。

以月令而言，治疗疾病时须考虑每月的月相盈亏圆缺变化规律，这在针灸及妇科的月经病治疗中较为常用。

以昼夜而言，某些病证，如阴虚的午后潮热，湿温的身热不扬而午后加重，脾肾阳虚之五更泄泻等，也具有日夜的时相特征，亦当考虑在不同的时间实施治疗。

（二）因地制宜

根据不同的地域环境特点，来制定适宜的治疗原则，称为“因地制宜”。如我国东南一带，气候温暖潮湿，阳气容易外泄，居民腠理较疏松，易感外邪而致感冒，且一般以风热居多，故常用桑叶、菊花、薄荷一类辛凉解表之剂，且剂量宜轻。西北地区，气候寒燥，阳气内敛，居民腠理闭塞，若感邪则以风寒居多，以麻黄、桂枝之类辛温解表多见，且剂量也较重。

（三）因人制宜

根据患者的年龄、性别、体质等不同特点，来制定适宜的治疗原则，称为“因人制宜”。

1. 年龄

小儿脏腑娇嫩，气血未充，发病则易寒易热，易虚易实，病情变化较快，因而治疗小儿疾病，药量宜轻，疗程宜短，忌用峻剂。青壮年则气血旺盛，脏腑充实，多实证，可侧重于攻邪泻实，药量亦可稍重。老年人生机减退，气血日衰，脏腑功能衰减，病多表现为虚证或虚中夹实，因而多用补虚之法或攻补兼施，用药量应比青壮年少，中病即止。

2. 性别

妇女有经、带、胎、产的生理特点，故以血为本，以肝为先天。月经期、妊娠期用药时当慎用或禁用峻下、破血、重坠、开窍、滑利、走窜及有毒药物；产后诸疾则应考虑是否有恶露不尽或气血亏虚，进而采用适宜的治法。

男子生理上则以精气为主，以肾为先天，病理上精气易亏而有精室疾患及男性功能障碍等特有病证，如阳痿、早泄、遗精、滑精以及精液异常等，宜在调肾基础上结合具体病机而治。

3. 体质

体质有强弱，强者耐受攻伐，药可重；弱者不耐攻伐，药宜轻。

体质有阴阳偏颇，偏阳盛或阴虚之体，当慎用温热之剂；偏阴盛或阳虚之体，则当慎用寒凉之品。

小结

养生，通过各种调摄保养，增强自身的体质，减少或避免疾病的发生，延缓衰老。养生应遵守顺应自然、形神兼养、动静结合、调养脾肾的原则。治未病，是中医学的预防思想，即采取一定的措施，防止疾病的发生与发展，包括未病先防、既病防变和病后防复三个方面。未病先防应从辅助正气、防止病邪侵害着手，既病防变包括早期诊治、防止传变，病后防复从生活、饮食、情志等方面调养防止疾病复发或病情反复。

治则是治疗疾病时所必须遵循的基本原则，治法是在一定治则指导下制定的针对疾病与证候的治疗方法和治疗措施。治病求本是中医学治疗疾病的主导思想，基本治则包括正治反治、治标治本、扶正祛邪、调整阴阳、三因制宜等。

复习思考题

一、选择题

1. 中医学治疗疾病的主导思想是（　　）

A. 正治与反治　　B. 治标与治本　　C. 调整阴阳

D. 治病求本　　E. 三因制宜

2. 下列适用于“急则治标”治则的是（　　）

A. 二便不通　　B. 肺肾阴虚咳嗽　　C. 阴虚便秘

D. 体虚外感　　E. 慢性胃痛

3. 扶正祛邪先后运用的适应证是（　　）

A. 虚实夹杂证　　B. 真虚假实证　　C. 真实假虚证

D. 虚证　　E. 实证

二、填空题

1. 治未病的内容包括 ______、______ 和 ______。
2. 未病先防的主要措施有 ______ 和 ______。
3. 三因制宜包括 ______、______ 和 ______。
4. 调整阴阳治则中损其有余包括 ______ 和 ______。

三、名词解释

1. 养生
2. 治未病
3. 未病先防
4. 病后防复
5. 治则
6. 治病求本
7. 正治
8. 标本
9. 调整阴阳
10. 三因制宜

四、简答题

1. 简述养生的基本原则。
2. 既病防变的主要措施有哪些?
3. 治则与治法的关系?
4. 中医学的治疗原则主要包括哪些?
5. 简述反治的概念、适应证及主要内容。
6. 如何运用治标与治本治则?
7. 扶正祛邪治则如何运用?

第十章

体质学说

【学习目标】

掌握体质的概念、构成要素、特点，体质三分法、九分法。

掌握体质学说在疾病病机、辨证、治疗中的作用。

熟悉体质形成的影响因素。

熟悉体质学说在疾病病因、发病中的作用。

了解体质的分类方法，体质学说在养生中的作用。

体质学说，是研究正常人体体质的概念、形成、特征、类型、差异规律，及其对疾病发生、发展、演变过程的影响，从而应用于指导疾病的预防、诊治、康复与养生。

体质学说既是养生防病的理论支撑，又是个性化诊疗的理论基础。中医学讲的“因人制宜”，指在强调在诊治疾病时因个人的体质差异而做相应的调整。

第一节 体质学说的基本内容

体质学说的内容包括体质的概念、构成要素、影响因素，以及体质的特点和分类等内容。

一、体质的概念

体质，又称禀赋、形质、气质等，是人体生命过程中，在先天因素和后天获得的基础上所形成的形态结构、生理功能和心理状态方面综合的、相对稳定的固有特质，是人类在生长、发育过程中所形成的与自然、社会环境相适应的人体个性特征。

体质通过人体形态、功能的差异性表现出来，在生理上表现为功能、代谢以及对外界刺激反应的差异；在病理上表现为对某些病因和疾病的易感性和易罹性，以及产生病变的类型与疾病传变转归中的某种倾向性。

二、中医体质的构成要素

（一）体型

体型指个体形体特征。它与躯体的形态和功能特点，及内脏结构有一定的关系。体型差异为直观，一望便知，故备受重视。

（二）脏腑

各项生理活动离不开脏腑，因此，脏腑的形态和功能特点是构成个体体质的要素。

（三）精、气、血、津液

精、气、血、津液均为维持生命活动，并决定生理特点的重要物质，也可影响体质。

（四）生理功能

机体的防病抗病能力、新陈代谢、自我协调，以及功能偏盛偏衰的基本状态等，都是生理功能的表现和结果，它们都是构成体质的要素。古代医家常说的“阳体”（阳质）、“阴体”（阴质）等，大多是从生理功能的特点来认识或对体质进行分类的。

三、体质的影响因素

体质的形成受先天、年龄、性别、情志、饮食营养、地理环境、疾病等众多因素的影响。

（一）先天因素

先天因素即“禀赋”，是指子代出生以前在母体内所禀受的一切，包括父母生殖之精的质量，父母血缘关系所赋予的遗传性，父母生育的年龄，以及在母体内孕育过程中母亲是否注意养胎和妊娠期疾病所给予的一切影响。

先天禀赋是体质形成的基础，是决定体质强弱的前提条件。

（二）性别因素

由于男女在遗传性征、身体形态、脏腑结构等方面的差别，因而体质上存在着性别差异。

男性多禀阳刚之气，脏腑功能较强，体魄健壮魁梧，能胜任繁重的体力，性格多外向，粗犷，心胸开阔；女性多禀阴柔之气，脏腑功能较弱，体形小巧苗条，性格多内向，细腻，多愁善感。

男子以肾为先天，以精、气为本；女子以肝为先天，以血为本。男子多用气，故气常不足；女子多用血，故血常不足。男子病多在气分，女子病多在血分。男子之病，多由伤精耗气；女子之病，多由伤血。

（三）年龄因素

不同体质会随年龄增加而逐渐成熟、定型、演变，这也是中医学“恒动观念”的重要表现。年龄因素对于体质的影响，大致经历了五个阶段，即小儿期、青年期、中年期、更年期、老年期。

小儿体质特点：小儿为稚阴稚阳之体，易虚易实、易寒易热；小儿多肝常有余，心火有余；脾常不足，肺脏娇嫩，肾常亏虚。

青年体质特点：肾气旺盛，机体发育渐趋成熟。

中年体质特点：脏腑功能减退，阴阳气血失调。

更年期体质特点：全身各系统的功能衰退，生理活动转向低谷。

老年体质特点：精血亏虚，气血运行不畅。

（四）地理环境因素

不同地区具有不同的地理特征，这些特征影响着不同地域人群的饮食结构、居住条件、生活方式、社会民俗等，从而导致其在形态结构、生理功能上的差异。同时，人类具有能动的适应性，由于自然环境条件不同，人类各自形成了与其生存环境条件相协调的自我调节机制和适应方式，从而产生并形成了不同自然条件下的体质特征。如西北方人形体多壮实，腠理致密；东南方人体体多瘦弱，腠理疏松等。中医学在诊断和治疗上强调“因地制宜”，所谓“善疗疾病者，必先别方土”，即是此意。

（五）饮食营养因素

饮食物各有不同的成分或性味特点，长期的饮食习惯和固定的膳食品种质量，日久可因体内某些成分的增减发生变化而影响体质。如果饮食品种多样，搭配合理，定时定量，五味调和，加之脾胃健运，则水谷精气充足，脏腑组织得养，有利于形成良好的体质。如果长期饮食不节，则必然给体质带来不利的影响，如饮食量少，精气血津液化生不足，则会导致体质虚弱；嗜食肥甘厚味，助湿生痰，易形成痰湿体质；嗜食辛辣则易化火灼津，形成阴虚火旺体质；饮食无度，日久损伤脾胃，易形成形盛气虚体质。

（六）情志因素

七情的变化，可以通过影响脏腑精气的变化，而影响人体的体质。情志和调，则气血调畅，脏腑功能协调，体质强健；反之，长期、强烈的情志刺激，超过了人体的生理调节能力，可致脏腑精气的不足或紊乱，对体质造成不良影响。

（七）疾病因素

疾病是促使体质改变的一个重要因素。一般来说，疾病改变体质多是向不利方面变化，如大病、久病之后，常体质虚弱；某些慢性疾病（如慢性肾炎等）迁延日久，患者的体质易表现出一定的特异性。而感染邪气，罹患某些疾病（如麻疹等）之后，还会使机体具有相应的免疫力，使患者终生不再罹患此病。

总之，体质禀赋于先天，受制于后天。在先、后天诸多因素的共同作用下，形成个体不同的体质特征。

四、体质的特点

（一）体质的遗传性

先天因素是体质形成的基础，父母的先天给予决定了体质形成的前提条件，故遗传性是体质的必然特征。

（二）体质的普遍性和多样性

体质差异是普遍存在的。不同个体之间表现出复杂的多样性。体质学说的任务就是揭示其规律，并就体质做出合理的分类。

（三）体质的稳定性和可变性

成年后个体生理特性相对稳定，体质特征一般不会骤然剧变。但也存在着一定的可塑性和可变性。年龄递增、慢性疾病的病理损害，以及自身持之以恒的修养心身行为等，对于体质的好坏变化均有影响。

（四）体质的连续性和可预测性

在不同个体身上，体质的存在和演变具有一定的连续性。偏于某种体质类型者，在初显端倪之后，多具有循着这类体质固有的发展演变规律缓慢地演化趋势，从而为及早采取措施，防止恶化于未然。

五、体质的分类

古今医家从不同角度对体质进行了划分。《黄帝内经》曾提出过阴阳分类法、五行分类法、体型分类法、心理特征分类法（包括刚柔分类法、勇怯分类法、形志苦乐分类法）等，明代张介宾采用藏象阴阳分类法，清代叶天士以阴阳属性分类，中华民国章虚谷则以阴阳虚实分类。

现代医家在古代体质分类方法基础上，结合临床实践，对现代人常见体质类型进行了分类，方法有三分法、四分法、五分法、六分法、七分法、九分法、十二分法等。

（一）三分法

根据人体阴阳平衡、盛衰的关系将正常体质分为阴阳平和、偏阳、偏阴等三种体质的分类方法。

1. 阴阳平和质

阴阳平和质是较为协调的体质类型。具有这种体质的人，不易感受外邪，很少生病。即使患病，多为表证、实证，且易于治愈，康复亦快，有时会不药而愈。如果后天调养得宜，无暴力外伤、慢性疾患及不良生活习惯，其体质不易改变，易获长寿。阴阳平和质是每个人应追求的理想体质。

2. 偏阳质

偏阳质是具有亢奋、偏热、多动等特点的体质类型。此体质类型的人，对风、暑、热等阳邪的易感性较强，其发病后多表现为热证、实证，并易化燥伤阴；皮肤易生疖疮；内伤杂病多见火旺、阳亢或兼阴虚之证；容易发生眩晕、头痛、心悸、失眠及出血等病证。

3. 偏阴质

偏阴质是具有抑制、偏寒、多静等特点的体质类型。具有这种体质特征的人，对寒、湿等阴邪易感性较强，受邪发病后多表现为寒证、虚证；表证易传里或直中脏腑；冬天易生冻疮；内伤杂病多见阴盛、阳虚之证；容易发生湿滞、水肿、痰饮、瘀血等病证。

（二）五行分类法

五行分类法见于《灵枢·阴阳二十五人》，根据人群中皮肤颜色、形态特征、生理功能、行为习惯、心理特征、对环境的适应调节能力、对某些疾病的易罹性和倾向性等各方面的特征，归纳总结出木、火、土、金、水五种基本类型。在五行属性分类的基础上，又与五音（角、徵、宫、商、羽）相结合，根据五音太少、阴阳属性以及手足三阳经的左右上下、气血多少之差异，将上述木、火、土、金、水五型中的每一类型再分为五类，即成为五五二十五种体质类型。

（三）九分法

由北京中医药大学王琦教授创立，《中医体质分类与判定》将人体体质分为9种基本类型，具体如下。

1. 平和质

阴阳气血调和，以体态适中、面色红润、精力充沛等为主要特征的体质状态。

2. 气虚质

元气不足，以疲乏、气短、自汗等气虚表现为主要特征的体质状态。

3. 阳虚质

阳气不足，以畏寒怕冷、手足不温等虚寒表现为主要特征的体质状态。

4. 阴虚质

阴液亏少，以口燥咽干、手足心热等虚热表现为主要特征的体质状态。

5. 痰湿质

痰湿凝聚，以体型肥胖、腹部肥满、口黏苔腻等痰湿表现为主要特征的体质状态。

6. 湿热质

湿热内蕴，以面垢油光、口苦苔黄腻等湿热表现为主要特征的体质状态。

7. 血瘀质

血行不畅，以肤色晦暗、舌质紫暗等血瘀表现为主要特征的体质状态。

8. 气郁质

气机郁滞，以神情抑郁、忧虑脆弱等气郁表现为主要特征的体质状态。

9. 特禀质

先天失常，以生理缺陷、过敏反应等为主要特征的体质状态。

第二节 体质学说的应用

体质的特殊性由脏腑之盛衰、气血之盈亏所决定，反映了机体阴阳运动形式的特殊性。由于体质的特异性、多样性和可变性，形成了个体对疾病的易感倾向、病变性质、疾病过程及其对治疗的反映等方面的明显差异。因此，体质与病因、发病、病机、辨证、治疗及养生预防均有密切的关系，体质学说在临床诊疗中具有重要的应用价值。

一、体质与病因

中医病因学对体质决定某种致病因素和某些疾病的易感性、耐受性这一现象早有认识。“同气相求”就是不同体质对某些病因和疾病有着特殊易感性，如偏阳质者易感受风、暑、热之邪而耐寒；偏阴质者易感受寒湿之邪而耐热；肥人多痰湿，善病中风；瘦人多火，易得咳嗽等疾病；年老肾衰，多病痰饮咳喘；小儿气血未充，稚阴稚阳之体，常易感受外邪或因饮食所伤而发病。不同脏腑虚实盛衰的改变，形成个体情志特点的潜在环境，使人对外界刺激的反应性增强，使情志症状的产生有一定的选择性和倾向性。如《素问·宣明五气》指出：“精气并于心则喜，并于肺则悲，并于肝则忧，并于脾则畏，并于肾则恐。”凡此种种，均说明了体质的偏颇是造成机体易于感受某病的根本原因。

二、体质与发病

体质强弱决定着发病与否及发病情况。邪正交争是疾病发生的基本原理，疾病发生与否，主要取决于正气的盛衰，而体质正是正气盛衰的反映。

一般而言，体质强壮者，正气旺盛，抗病力强，邪气难以侵入致病；体质羸弱者，正气虚弱，抵抗力差，邪气易于乘虚侵入而发病。

发病过程中又因体质的差异，或即发，或伏发，或时而复发，且发病后的证候类型也因人而异。

三、体质与病机

体质因素决定病机的从化。在中医学中，病情随体质而变化，称之为从化。人体遭受致病因素的作用时，由于体质的特殊性，病理性质往往发生不同的变化，不同的体质类型具有不同的病变特点。六气之邪，有阴阳的不同，其伤人也不同，又随人身阴阳强弱变化而为病。如同为感受风寒之邪，阳热体质者得之往往从阳化热，而阴寒体质者则易从阴化寒。又如同为湿邪，阳热之体得之，则湿易从阳化热，而为湿热之候；阴寒之体得之，则湿易从阴化寒，而为寒湿之证。因禀性有阴阳，脏腑有强弱，故机体对致病因素有化寒、化热、化湿、化燥等区别。从化的一般规律是：素体阴虚阳亢者，功能活动相对亢奋，受邪后多从热化；素体阳虚阴盛者，功能活动相对不足，受邪后多从寒化；素体津亏血耗者，易致邪从燥化；气虚湿盛者，受邪后多从湿化。

体质因素决定疾病的传变。患者体质不同，其病变过程也迥然有别。传变并非一成不变，一切都因人而异。体质主要从两个方面对疾病的传变发生作用：一是正气的强弱决定发病和影响传变，如体质强壮则正能抗邪而病自愈，而体质虚弱者则病情多变，甚至发生重证或危证；二是病邪的“从化”影响传变。如素体阳盛阴虚者，感邪多从阳化热，疾病多向实热或虚热方面演变；素体阴盛阳虚者，则邪多从阴化寒，疾病多向实寒或虚寒方面转化。总之，疾病传变与否，虽与邪之盛衰、治疗得当与否有关，但主要还是取决于体质因素。

四、体质与辨证

体质是中医辨证的基础，体质决定临床证候类型。所谓“异病同证”和“同病异证”，在一定程度上以体质学说为依据。

同病异证是指同一致病因素或同一种疾病，由于患者体质各异，其临床证候类型会有阴阳表里寒热虚实之别。如同样感受寒邪，因患者体质的不同和所感风寒之邪的偏重，有人表现为表虚证，有人表现为表实证。同病异证的决定因素，不在于病因而在于体质。又如外感病的传变途径一般是由表证太阳而阳明，转入半表半里，然后传入三阴。为何有人热化，有人寒化？其原因就在于，从热化者素体阴虚，从寒化者素体阳虚。

异病同证亦与体质有关。感受不同的病因或患不同的疾病，而体质在某些方面具有共同点时，常常可表现为相同或类似的证候类型。如阳热体质者，感受暑、热邪气势必出现热证，但若感受风寒邪气，亦可郁而化热，也表现出热性证候。

由于体质的特殊性决定着发病后证候类型的倾向性，证候的特征中包含着体质的特征，故临床辨证应特别重视体质因素，将判别体质状况视为辨证的前提和重要依据。

五、体质与治疗

体质是中医治疗的重要依据。在疾病的防治过程中，按体质论治即是“因人制宜”的重要内容，又是中医治疗学的特色。临床所见同一种病，同一治法对此人有效，对他人则不但无效，反而有害，其原因就在于病同而人不同，体质不同，故疗效不一。体质与治疗有着密切的关系，体质决定着治疗效果。由于体质受先天禀赋、年龄、性别、生活条件及情志所伤等多种因素的影响，故"因人制宜"核心应是区别体质，把"审机论治""辨证论治""辨病论治"有机地结合起来，同时还要考虑到"因时制宜""因地制宜"的体质治疗的基本原则，从而获得较好的疗效。

六、体质与养生

中医学的养生方法很多，如顺时摄养、调摄精神、起居有常、劳逸适度、饮食调养及运动锻炼等贯穿于衣食住行的各个方面。然而要做好养生，无论选择何种调摄方法，都应兼顾个体的体质特点。如在饮食调养方面，体质偏阳者，饮食宜凉而忌热；体质偏寒者，饮食宜温而味厚忌寒；形体肥胖者，饮食宜清淡而忌肥甘；阴虚火旺者，食宜甘凉滋润而忌辛热，阳虚之体宜多食温补之品。在精神调摄方面，也是根据个体体质特征，采用各种心理调节方法，如气郁质之人，应注意情志的调节，避免其不良情绪刺激。在体育锻炼方面，要因人而异，不同体质的人，应根据自身的体力和爱好，选择适宜的锻炼方法和强度。在音乐娱心养性时，要因个体心理特征的不同，而选择适宜的乐曲。

《中医体质分类与判定》对现代九种基本体质的调节方法也做了详细的阐述，为体质养生，就饮食、运动等方面提出相应的建议。

平和质：饮食有节制，不要常吃过冷、过热，或不干净的食物，粗细粮食要合理搭配。

气虚质：多食用具有益气健脾作用的食物，如黄豆、白扁豆、鸡肉等。少食空心菜、生萝卜等。

阳虚质：平时可多食牛肉、羊肉等温阳之品，少食梨、西瓜、荸荠等生冷寒凉食物，少饮绿茶。

阴虚质：多食瘦猪肉、鸭肉、绿豆、冬瓜等甘凉滋润之品，少食羊肉、韭菜、辣椒、葵花子等性温燥烈之品。适合太极拳、太极剑、气功等项目。

痰湿质：饮食应以清淡为主，可多食冬瓜等。因体形肥胖，易于困倦，故应根据自己的具体情况循序渐进，长期坚持运动锻炼。

湿热质：饮食以清淡为主，可多食赤小豆、绿豆、芹菜、黄瓜、藕等甘寒的食物。适合中长跑、游泳、爬山、各种球类、武术等。

血瘀质：多食山楂、醋、玫瑰花等，少食肥肉等滋腻之品。可参加各种舞蹈、步行健身法、徒手健身操等。

气郁质：多食黄花菜、海带、山楂、玫瑰花等具有行气、解郁、消食、醒神作用的食物。气郁体质的人不要总在家里，要多参加群众性的体育运动项目。

特禀质：多食益气固表的食物，少食荞麦、蚕豆等。居室宜通风良好。保持室内清洁，被褥、床单要经常洗晒，可防止过敏。

总之，中医体质学作为一门应用性学科，源于临床，最终也要服务于临床，并从临床实践中获得自身的发展。中医体质学的贡献，不仅在于生命科学，更在于临床医学，它将更全面、本质地揭示人类健康与疾病的关系，从而更有效地指导医学实践。

小结

体质是形态结构、生理功能和心理状态方面综合的、相对稳定的固有特质，它的构成要素有体型、脏腑、精气血津液及相关的生理功能，受先天禀赋、性别、年龄、地理环境、饮食营养、情志、疾病等因素的影响，具有遗传性、普遍性和多样性、稳定性和可变性、连续性和可预测性的特点，常见的体质分类有三分法、九分法等，在判断病因、发病，推断病机，诊断证候、指导治疗和调摄养生方面均有应用。

复习思考题

一、单项选择题

1. 体型肥胖、腹部肥满、口黏苔腻，属体质九分法中的哪种体质特征（　　）

A. 阳虚质　　B. 湿热质　　C. 痰湿质

D. 气虚质　　E. 气郁质

2. 下列哪项体质影响因素体现了中医“因地制宜”的治疗原则（　　）

A. 地理因素　　B. 情志因素　　C. 疾病因素

D. 先天因素　　E. 年龄因素

3. 以下除哪项外，都是小儿的体质特点（　　）

A. 脏腑娇嫩　　B. 形气未充　　C. 易虚易实

D. 易寒易热　　E. 代谢缓慢

4. 某人身体强壮、胖瘦适中，饮食无偏嗜，二便通调，面色红润，性格开朗随和，精力充沛，举动灵活，睡眠良好。属于（　　）

A. 偏阳质　　B. 偏阴质　　C. 阴阳平和质

D. 阳亢质　　E. 痰湿质

5. 某人形体偏瘦，面色红润，食欲旺盛，喜饮冷水，易出汗，性格外向，喜动好强，自制力较差。属于（　　）

A. 偏阳质　　B. 偏阴质　　C. 阴阳平和质

D. 气郁质　　E. 阳虚质

二、填空题

1.______影响因素，是体质形成的基础。

2. 男子以____为先天，以____为本；女子以____为先天，以____为本。

3. 理想的体质应是______之质。

三、词语解释

1. 体质

2. 偏阳质

3. 偏阴质

四、思考题

1. 试述男、女、老、幼的体质特点。

2. 何谓同病异证、异病同证？其与体质的关系如何？

3. 试述体质与养生的关系。

附 篇

附一 十四经脉循行

十四经脉循行路径，是脏腑气血、功能达于其部的重要通路，是中医外治法（如针灸、贴敷、艾灸、中医推拿、刮痧等）产生作用的重要理论支撑。

一、手太阴肺经

手太阴肺经起自中焦（脾胃、上腹部），向下联络大肠，返回向上沿着胃的上口，贯穿膈肌联属于肺脏，从肺系（气管、喉咙）横行出胸廓外上方，走向腋下，在手少阴心经和手厥阴心包经的前面，沿上臂前外侧、桡骨内侧缘下行到寸口（太渊穴、脉诊寸部，掌后高骨内侧），又沿着手掌大鱼际外缘白肉际直出拇指桡侧端。

它的支脉，从手腕后高骨（桡骨茎突）分出，经手背虎口部直走食指桡侧末端。见附篇图 1。

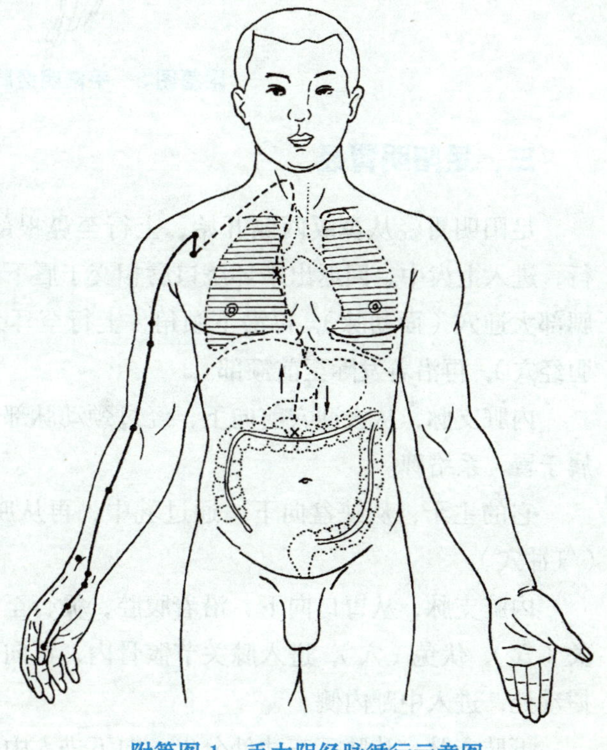

附篇图 1 手太阴经脉循行示意图

二、手阳明大肠经

手阳明大肠经自食指桡侧末端开始，沿着食指桡侧缘、虎口部，进入腕上两筋（拇长伸肌腱和拇短伸肌腱）凹陷中，再沿着前臂外缘、肘外侧缘、上臂外侧循行至肩部，经过肩峰前缘，向上到达背上的大椎穴，再折向前下，进入缺盆，向下系络肺脏，再穿过膈肌，联属于大肠。

它的面部支脉，从缺盆向上沿着颈部的侧面，通过脸颊进入下齿中，再回绕至上唇，交会于人中处，在此左右交叉，左脉走右、右脉走左，上行于鼻孔两侧。见附篇图 2。

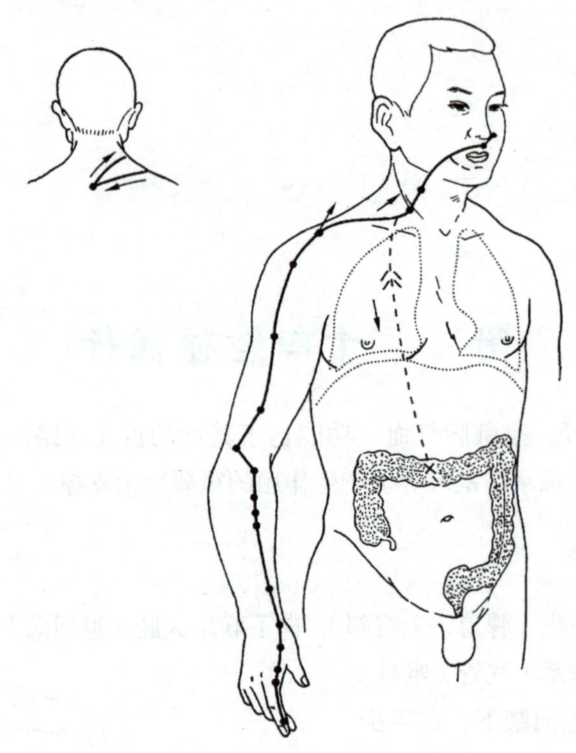

附篇图 2　手阳明经脉循行示意图

三、足阳明胃经

足阳明胃经从鼻翼两侧开始，上行至鼻根部，与足太阳膀胱经交会，沿着鼻两侧下行，进入上齿中，回返出来环绕口唇相交于唇下正中任脉的承浆穴，再返回来沿着下颌出腮部大迎穴（面动脉），再沿下颌角，上行至耳朵前方，经过客主人穴（上关穴、足少阳胆经穴），再沿着发际至前额部。

内脏支脉，从大迎穴前向下，经过颈动脉部，沿着喉咙进入缺盆，向下通过膈肌，联属于胃，系络脾。

它的主干，从缺盆向下，通过乳中，再从脐两旁下行，进入耻骨毛际两侧的气街部（气冲穴）。

内脏支脉，从胃口向下，沿着腹腔，循行至气街部，与它的主干会合后下行，经过髀关（穴）、伏兔（穴），进入膝关节髌骨内，再向下沿着小腿前骨（胫骨）外侧至足背动脉搏动处，进入中趾内侧。

下肢支脉，从膝下三寸处分出，向下进入中趾外侧。

足部支脉，从足背分出，进入大趾趾缝，出大趾末端。见附篇图 3。

四、足太阴脾经

足太阴脾经经从足大趾内侧末端开始，沿大趾内侧边缘（白肉际），经过核骨（大趾内后高骨，即第一跖趾关节），向上沿着内踝前缘、小腿腓肠肌内、胫骨后方上行，在内踝上八寸与足厥阴肝经相交，循行到它的前面，向上经过膝关节内侧前缘、大腿内侧前缘，进入于腹部，联属于脾，系络胃，再上行通过膈肌，夹食管上行至舌根部，分散于舌下。

它的支脉，从胃部分出，上行通过膈肌，进入心中。见附篇图 4。

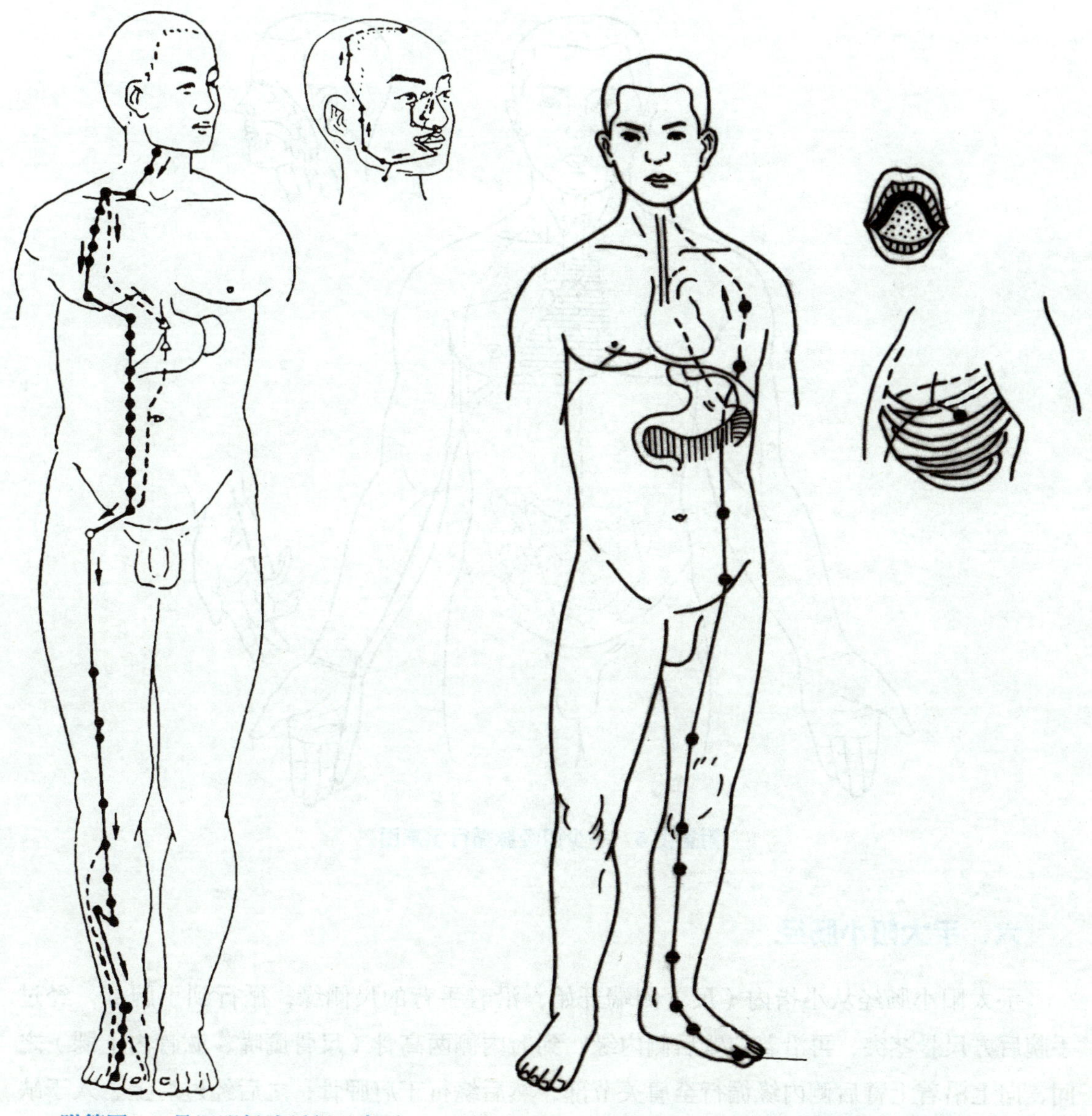

附篇图 3　足阳明经脉循行示意图　　附篇图 4　足太阴经脉循行示意图

五、手少阴心经

手少阴心经起自心中，出于联属的心系（心脏及其相关脉络），下行通过膈肌，系络小肠。

头部支脉，从心系，夹咽喉上行，联系目系（眼球内连于脑的脉络）。

它的主干，从心系上行到肺，再行走到腋下，于手太阴肺经、手厥阴心包经的后面，沿着上臂内侧前缘向下，经过肘关节内侧、前臂内侧前缘，到小指侧掌根处高骨（豌豆骨），再经过手掌小鱼际，沿着小指桡侧缘到小指末端。见附篇图 5。

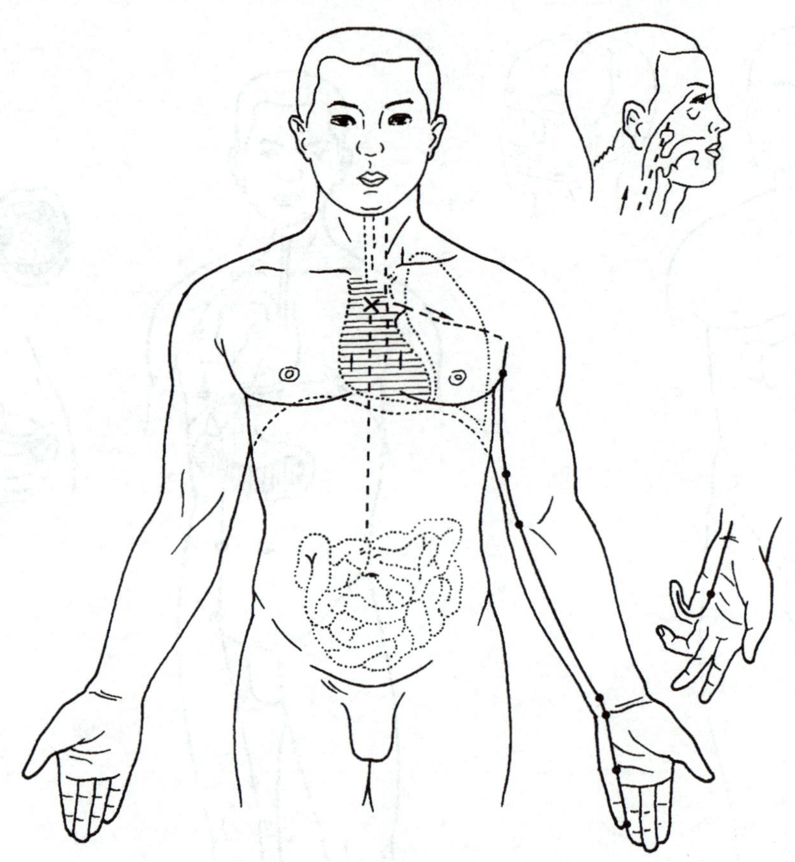

附篇图 5　手少阴经脉循行示意图

六、手太阳小肠经

手太阳小肠经从小指内（尺）侧端开始，沿着手背的尺侧缘，循行到手腕部，经过手腕后方尺骨茎突，再沿着前臂后侧内缘，到肘内侧两高骨（尺骨鹰嘴、肱骨内上髁）之间，向上沿着上臂后侧内缘循行至肩关节部，然后绕行于肩胛骨，之后经过肩上，入于缺盆，系络于心，向下沿着咽喉下行，通过膈肌到达胃部，再向下联属于小肠。

头部支脉，从缺盆沿着颈部上行通过脸颊，到外眼角后，转入耳内。

面部支脉，从脸颊分出，斜经颧部，过眼下眶，抵鼻部到内眼角。见附篇图 6。

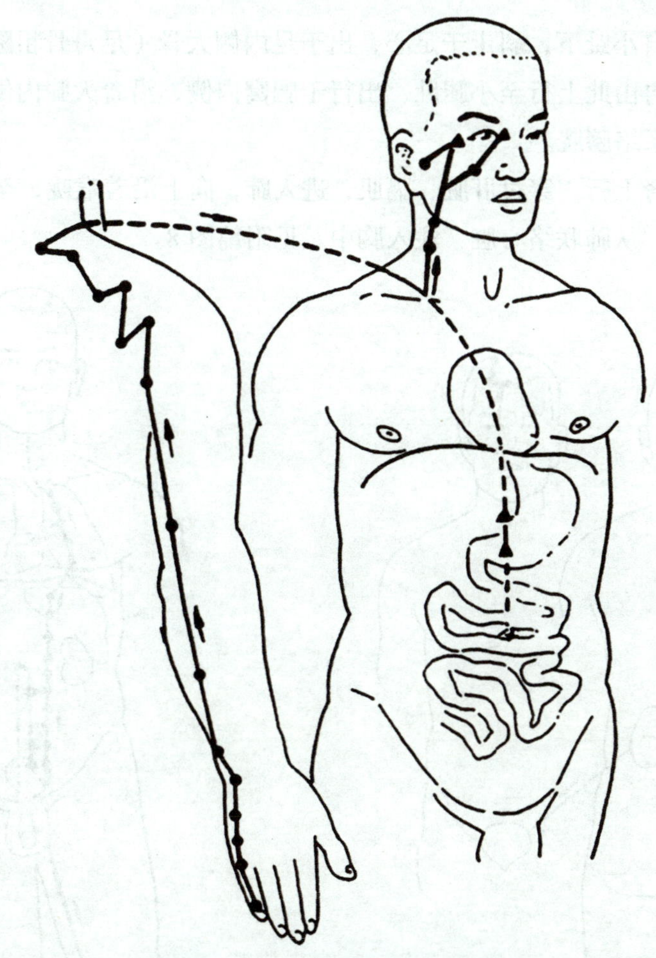

附篇图 6 手太阳经脉循行示意图

七、足太阳膀胱经

足太阳膀胱经起自内眼角，向上经过额头，两侧交汇于头颠顶部。

它的头部支脉，从头颠顶部循行至耳上角。

它的主干，从头颠顶部进入颅内联络大脑，然后出于颅外下行至颈后部，夹着脊柱两侧，沿肩胛内侧和脊柱两旁的肌肉到腰部，进入深层系络肾脏，联属于膀胱。

腰部支脉，从腰部夹着脊柱下行，再经过臀部，进入腘窝中。

背部体表支脉，从肩胛部分出直下，经过髀枢，沿着大腿后外侧到达腘窝，与腰部支脉相会合后，下行于小腿腓肠肌内，再出于外踝后方，经足外侧高骨（第五跖骨粗隆），沿着足外缘到小趾外侧末端。见附篇图 7。

八、足少阴肾经

足少阴肾经起自小趾下，斜走于足心，出于足内侧大骨（足舟骨粗隆）下方，沿着内踝后方转入足跟，再由此上行至小腿肚，出行于腘窝内侧，沿着大腿内侧后缘上行，贯穿脊柱，联属于肾，系络膀胱。

它的主干，从肾上行，穿过肝脏、膈肌，进入肺，向上沿着喉咙，至舌根两侧。

它的内脏支脉，从肺联络心脏，注入胸中。见附篇图 8。

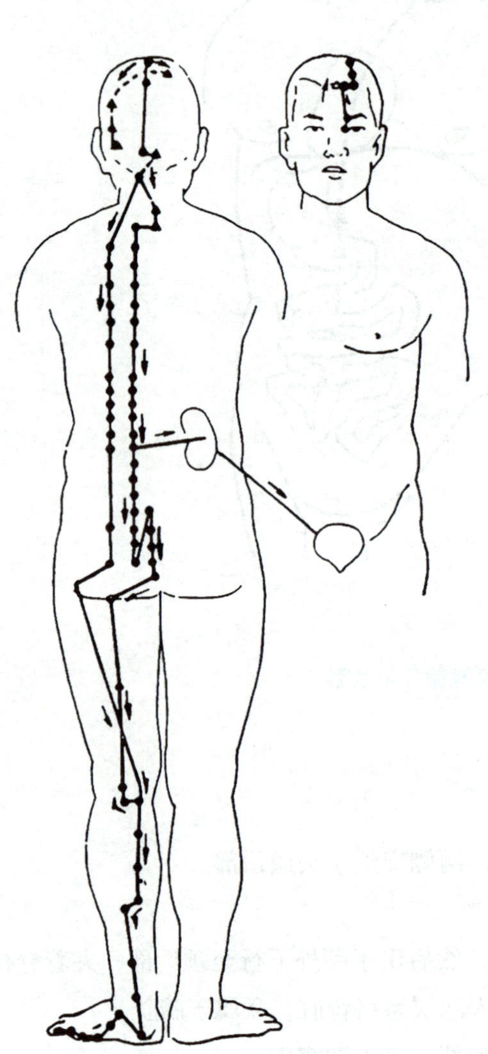

附篇图 7　足太阳经脉循行示意图

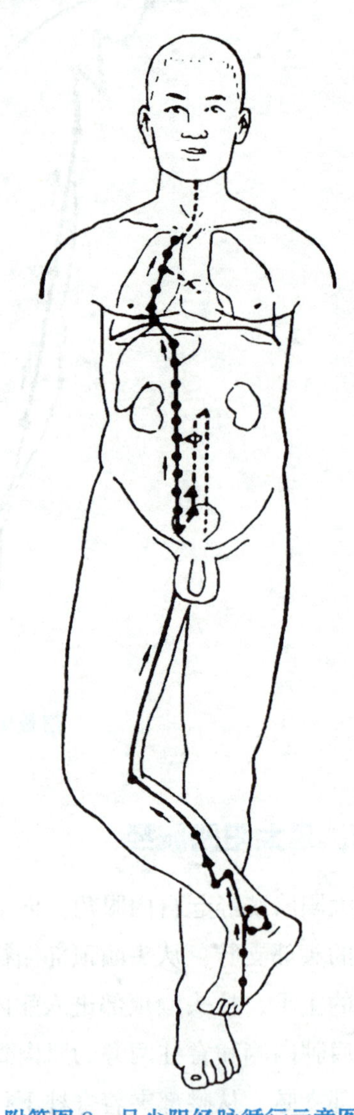

附篇图 8　足少阴经脉循行示意图

九、手厥阴心包经

手厥阴心包经起自胸中，外出联属心包络，通过膈肌，依次系络上、中、下三焦。

它的体表支脉，从胸中出于胁部，从胁部的腋下三寸处上行至腋窝，在手太阴肺经、手少阴心经之间，向下沿着上臂前侧，经过肘中，行于前臂前面两筋（掌长肌腱、桡侧腕屈肌腱）之间，进入手掌中，再沿着中指到中指末端。

头部支脉，在手掌中分出，沿着无名指循行到末端。见附篇图 9。

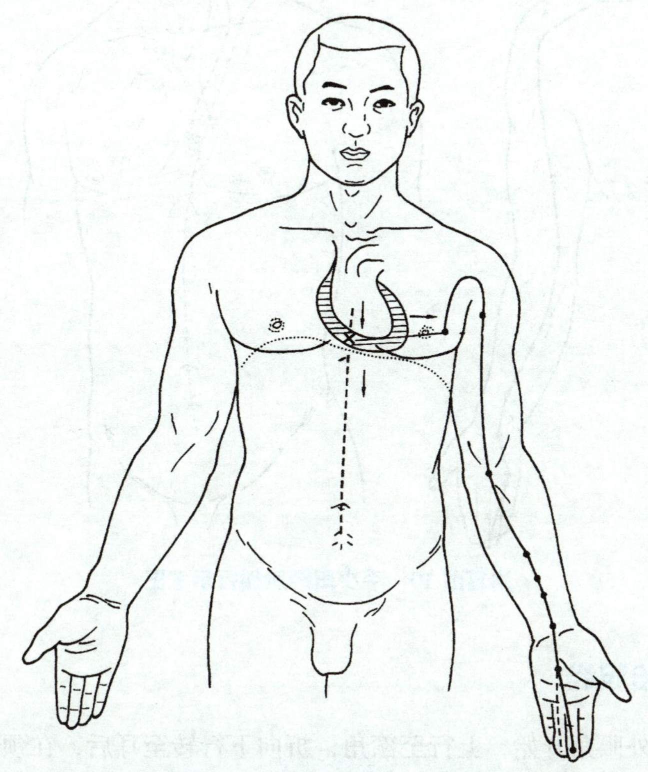

附篇图 9 手厥阴经脉循行示意图

十、手少阳三焦经

手少阴三焦经从无名指尺侧端开始，沿着无名指和小指之间，经过手背，到手腕部，再沿着前臂后侧两骨（尺骨、桡骨）之间，向上经过肘部、上臂后侧，上达于肩部的足少阳胆经后侧，之后进入缺盆，分布膻中，系络心包，通过膈肌，依次联属于上、中、下三焦。

它的体表支脉从膻中向上出缺盆，沿着项部、耳后直向上行，出于耳上角后，再环曲下行绕颊部至眼眶下。

头部支脉，从耳后进入耳中，再出于耳前，经过客主人穴（即足少阳胆经的上关穴）前方，与前一条支脉相交于颊部后，行至外眼角。见附篇图 10。

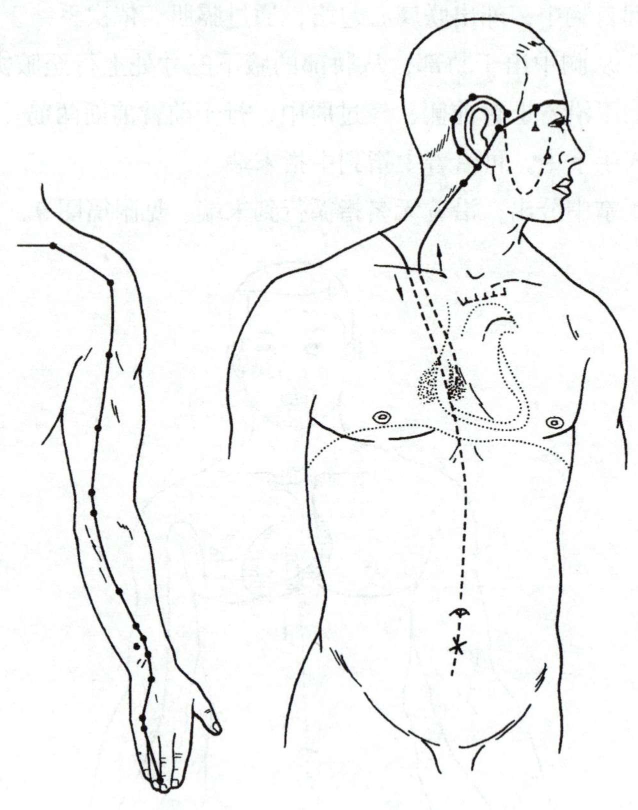

附篇图 10 手少阳经脉循行示意图

十一、足少阳胆经

足少阳胆经自外眼角开始，上行至额角，折向下行转至耳后，在颈部沿手少阳三焦经前面下行至肩上，又交叉到手少阳三焦经的后面，进入缺盆。

耳部支脉，从耳后进入耳中，再出行于耳前，循行到外眼角后方。

内脏支脉，从外眼角分出，下行至大迎穴，会合于手少阳三焦经后，循行至眼眶下部，再下行至颊车穴，沿颈部下行到缺盆后，和本经前入缺盆之脉相合，然后下行至胸中，穿过膈肌，系络于肝，联属于胆，由胆沿胁部内里下行，出于气街部（气冲穴，足阳明胃经穴），绕阴毛边缘，横入于环跳中。

它的主干，从缺盆走腋下，沿侧胸部过季胁向下，与前一支脉合于环跳中，由此向下沿着大腿外侧、膝关节外侧、小腿外辅骨（腓骨）前侧到达悬钟穴，再向下出于外踝前，沿着足背进入足小趾与第四趾之间。

足部支脉，从足背分出，走向足大趾，经过足大趾、足二趾的骨缝，到达足大趾的末端，又回返穿过趾甲，出于趾甲后的丛毛处。见附篇图 11。

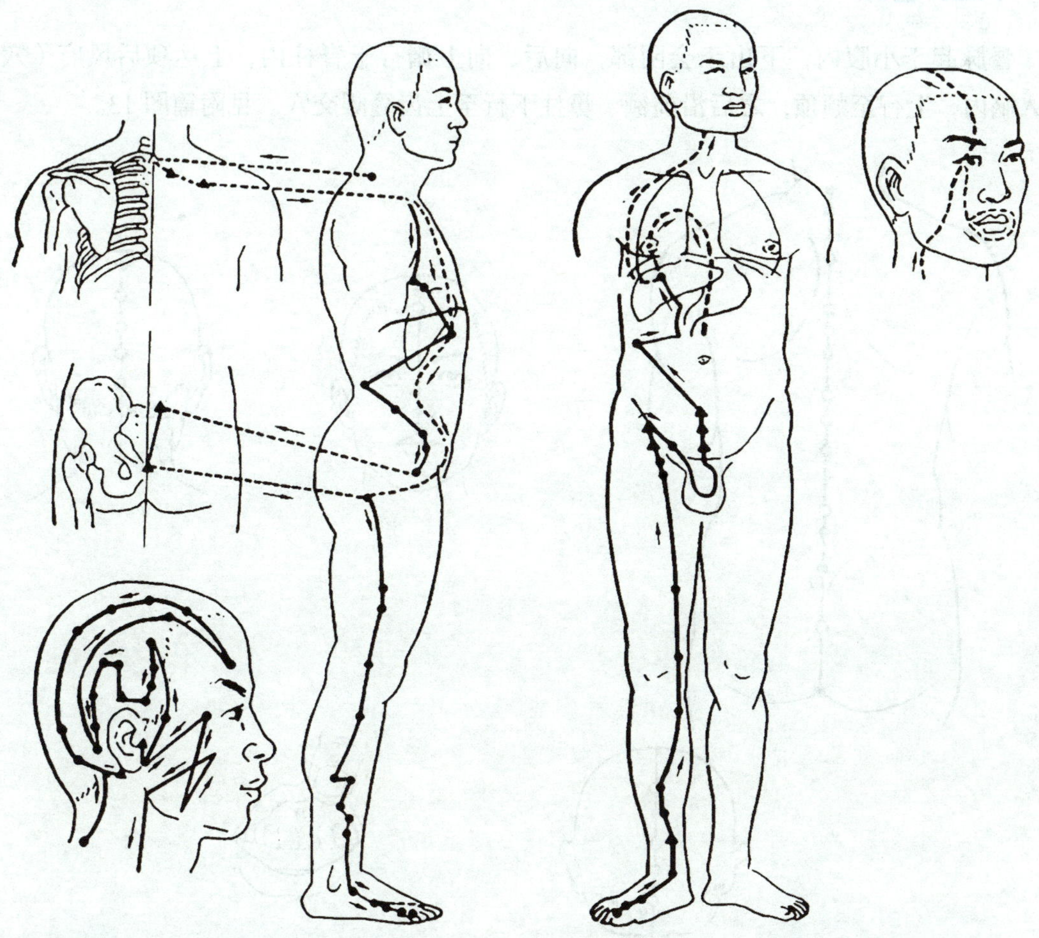

附篇图 11 足少阳经脉循行示意图　　附篇图 12 足厥阴经脉循行示意图

十二、足厥阴肝经

足厥阴肝经从足大趾丛毛的边缘开始，沿足背上缘行经内踝前一寸，上行至内踝上八寸处，与足太阴脾经相交后，循行于它的后面，然后沿着腘窝内侧、大腿内侧上行，进入阴毛中，通过阴器，上抵小腹，再向上夹行于胃旁，联属于肝，系络于胆，向上通过膈肌，散布于胁肋，再沿喉咙后面，经过鼻咽部，联络目系，上出额头，与督脉交会于头颠顶。

面部支脉，从目系下行于脸颊内，再环行于唇内。

另一支脉，从肝分出，穿过膈肌，上注于肺。见附篇图 12。

十三、督脉

督脉起于小腹内，下出于会阴部，向后、向上循行于脊柱内，上达项后风府（穴），进入脑内，上行至颠顶，之后沿前额、鼻柱下行至上齿缝龈交穴。见附篇图13。

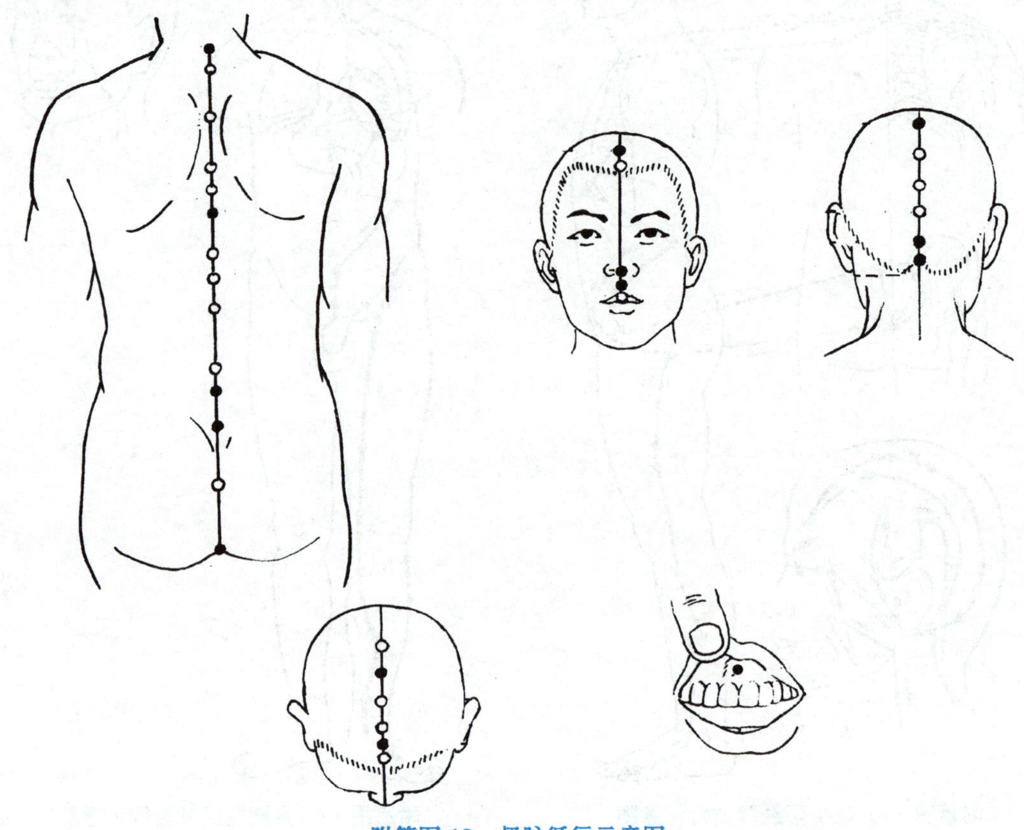

附篇图13 督脉循行示意图

十四、任脉

任脉起于小腹内，下出于会阴部，向前、向上循行经腹部、胸部，上至咽喉，达于下颌部承浆穴，再左右分出环绕口唇后，经面部上入于目。见附篇图14。

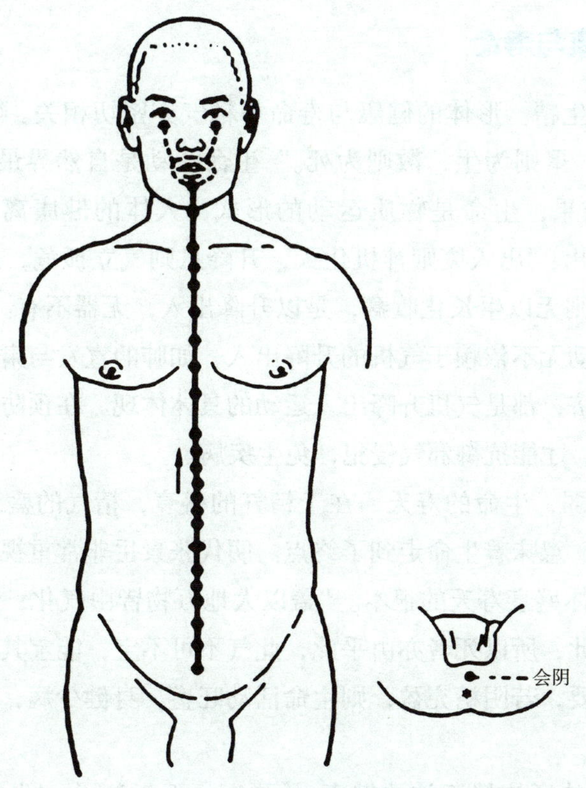

附篇图 14　任脉循行示意图

附二　中医学对生命过程的认识

一、生命的孕育与出生

中医学认为，精是构成人体和维持生命活动的最基本的物质。如《灵枢·经脉》说："人始生，先成精，精成而脑髓生，骨为干、脉为营、筋为刚、肉为墙、皮肤坚而毛发长。"这段话说明了生命来源于父母的生殖之精，精是生命的本源。人体的产生先从精始，由精而后生成身形五脏，皮肉筋骨脉等。不仅如此，人出生之后，还要依靠阴精的充盈，维持人体的正常的生命活动。

中医将生命按照时间顺序分为了先天和后天。出生前的胚胎和孕育时期称为先天；出生之后，称为后天。先天之精可以化生元气，促进胚胎的生长和发育。人在出生以后，不断地从外界摄取水谷精微，补充先天之精气。

二、形体的健康与寿命

精能化气，气能生精。形体的健康与寿命与精气亦密切相关。《庄子·知北游》说："人之生，气之聚也，聚则为生，散则为死。"生命活动是自然界最根本的物质气的聚、散、离、合运动的结果，生命是物质运动的形式，人体的健康离不开气的运动。《素问·六微旨大论》指出："出入废则神机化灭，升降息则气立孤危，故非出入，则无以生长壮老已；非升降，则无以生长化收藏，是以升降出入，无器不有。"因此，在生理上人体脏腑经络的功能活动无不依赖于气机的升降出入，如肺的宣发与肃降，脾的升清与胃的降浊，心肾的水火相济，都是气机升降出入运动的具体体现。在预防疾病方面，同样要保持人体气机升降正常，才能抗御邪气侵犯，免生疾病。

人体生命力的强弱，生命的寿夭，在于精气的盛衰，精气的盛衰决定着人生命的长短。精气全部耗散时，意味着生命走到了终点。明代张景岳非常重视气在防病延年中的重要意义，指出气是人体盛衰寿夭的根本。"盖以大地万物皆由气化；气存数亦存，气尽数亦尽，所以生者由乎此，所以死者亦由乎此，此气不可不宝，能宝其气，则延年之道也"。同时，阴精也十分重要，若阴精充盈，则生命活动旺盛，身健少病；若阴精衰虚，则生命活动减退，早衰多病。

此外，生命的维持还依赖于神的健康。《灵枢·天年》说："失神者死，得神者生。"可见，神的得失关系到生命的存亡。从人体来说，神是机体生命活动的总称，整个人体生命活动的外在表现，无不属于神的范围。它包括精神意识、运动、知觉在内，以精血为物质基础，是气血阴阳对立的两个方面共同作用的产物。

三、男女生理功能的区别

《素问·阴阳应象大论》说："阴阳者，血气之男女也。"男子属阳，女子属阴，男子阳中有阴，女子阴中有阳。《广嗣要语·男女服药论》说："男子以阳用事，从乎火而主动，动则诸阳生。女子以阴用事，从乎水而主静，静则众阴集。"。男女气血强弱及升降变化的不同，使男女在外在体貌和生理特点方面表现出明显的差别。正如《血证论·男女异同论》所云："男子以气为主，气主阳而上行，故血不从下泄而随气上行，循冲、任脉上绕唇颐，生为髭须，是髭须者，即所以泄血之余也。所以女人有月信，上遂无髭须；男子有髭须，下遂无月信。所主不同，升降各异，只此分别而已矣。"

精气充盈和衰减规律的不同也造成了男女在生、长、壮、老发展的差异。古代医家通过长期对男女生理现象的观察，认为男子的生长过程以八作为基数、女子则以七作为基数。女子七岁左右，随着肾中精气的逐渐充盛，更换乳牙，头发开始茂盛；十四岁左右，月经来潮，具备生育能力；二十一岁时，牙齿长全。二十八岁，肾中精气达到顶峰，身体最为强壮；三十五岁左右，阳明经脉气血衰减，面部出现皱纹，头发开始脱落；四十二岁时，面部憔悴失去光泽，头发开始变白；四十九岁时月经停止来潮，失去了生育能力。男子八岁左右更换乳牙；十六岁左右具备生殖能力；二十四岁真牙生出；三十二岁时，肾中精气达到顶峰；四十岁开始出现衰老表现；四十八岁时面部开始出现皱纹，头发变白；五十六岁时，肝气衰弱，筋的活动不能灵活自如；六十四岁，牙齿头发脱落，形体衰惫。

综上所述，人体的形成以及生命过程，是以精气为根本的。精气是生命的本源以及维持生命活动的物质基础。精气充足，脏腑气血阴阳平衡，人体才会健康无病，不易衰老，寿命才能得以延续。精气不足，则体弱多病，早衰甚至亡失。此即《素问·生气通天论》中“阴平阳秘，精神乃治；阴阳离决，精气乃绝”的道理所在。

主要参考书目

[1] 陈家旭，邹小娟 . 中医诊断学 .3 版 . 北京：人民卫生出版社，2016.
[2] 储全根，胡志希 . 中医学概论 . 北京：中国中医药出版社，2016.
[3] 邓铁涛，郭振球 . 中医诊断学 . 上海：上海科学技术出版社，1984.
[4] 邓铁涛 . 中医诊断学 . 北京：人民卫生出版社，1987.
[5] 费兆馥 . 中医诊法学 . 上海：上海中医学院出版社，1987.
[6] 高思华，王键 . 中医基础理论 .3 版 . 北京：人民卫生出版社，2016.
[7] 郭姣 . 中医药学概论 . 中国医药科技出版社，2015.
[8] 何建成，潘毅 . 中医学基础 . 上海：人民卫生出版社，2013.
[9] 李灿东 . 中医诊断学 .4 版 . 北京：中国中医药出版社，2016.
[10] 李德新，刘燕池 . 中医基础理论 .2 版 . 北京：人民卫生出版社，2011.
[11] 李乃民 . 中国舌诊大全 . 北京：学苑出版社，1995.
[12] 利顺欣 . 中医学基础 .2 版 . 北京：中国中医药出版社，2018.
[13] 吕志平 . 中医基础理论 . 上海：科学出版社，2016.
[14] 马烈光 . 中医养生学 .2 版 . 北京：中国中医药出版社，2012.
[15] 马淑然 . 中医基础理论讲稿 . 中国医药科技出版社，2016.
[16] 马淑然 . 中医学概论 . 天津科技翻译出版公司，2009.
[17] 潘年松，温茂兴 . 中医学 . 北京：人民卫生出版社，2014.
[18] 沈凤阁 . 诊法学 . 上海：上海科学技术出版社，1989.
[19] 沈雪勇 . 经络腧穴学 .4 版 . 北京：中国中医药出版社，2016.
[20] 司富春，崔姗姗 . 中医理论基础 . 郑州：河南科学技术出版社，2016.
[21] 孙广仁 . 中医基础理论 . 北京：中国中医药出版社，2002.
[22] 王键，张光霁 . 中医基础理论 . 上海：上海科学技术出版社，2018.
[23] 王敏勇，陈建章 . 中医基础理论 .2 版 . 北京：中国中医药出版社，2018.
[24] 王农银 . 中医诊断学 .2 版 . 北京：中国中医药出版社，2018.
[25] 王新华 . 中医基础理论 . 北京：人民卫生出版社，2001.
[26] 吴承玉，王天芳 . 中医诊断学 . 上海：上海科学技术出版社，2018.
[27] 吴敦序 . 中医基础理论 . 上海：上海科学技术出版社 .1995.
[28] 谢宁，张国霞 . 中医学基础 .4 版 . 北京：中国中医药出版社，2016.
[29] 印会河 . 中医基础理论 . 上海：上海科技出版社，1984.
[30] 张登本 . 中医学基础 .2 版 . 北京：中国中医药出版社，2010.

[31] 张树生，肖相如 . 中华医学望诊大全 . 太原：山西科学技术出版社，1994.

[32] 张挹芳 . 中医藏象学 . 北京：中国协和医科大学出版社，2004.

[33] 郑洪新 . 中医基础理论 .4 版 . 北京：中国中医药出版社，2016.

[34] 中华中医药学会 . 中医体质分类与判定 . 北京：中国中医药出版社，2009.

[35] 朱文锋 . 中医诊断学 . 北京：人民卫生出版社，2006.